Computer: Aufgaben im Gesundheitswesen

Computer: Aufgaben im Gesundheitswesen

Kolloquien
„Computer in der Medizin –
Ergebnisse und künftige Entwicklungen"
18. – 20. November 1970 in Bad Salzuflen
„Zukünftige Strukturen im Gesundheitswesen"
6. – 8. Oktober 1971 in Hannover

Herausgegeben von

N. Hollberg, B. Pleuss und H. Rittersbacher

Mit Beiträgen von
H. Auernhammer · J. Fehler · W. Giere · H. Gillmann
G. Grabner · G. Griesser · R. Großmann
P. Koeppe · B. Leiber · A. Proppe · P. L. Reichertz · O. Schäfer
D. Schulte · K. Überla · G. Wagner · H. G. Wolters

Mit 36 Abbildungen

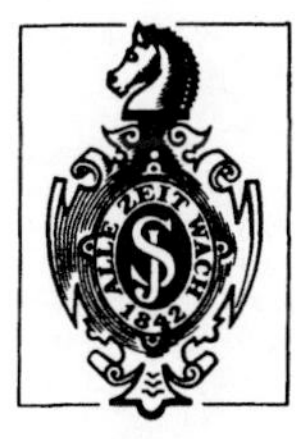

Springer-Verlag Berlin · Heidelberg · New York 1973

ISBN-13: 978-3-540-06284-4   e-ISBN-13: 978-3-642-61961-8
DOI: 10.1007/ 978-3-642-61961-8

Zum Geleit

Der Zuwachs des Wissensstandes im Bereich der Medizin vollzieht sich in immer schnellerem Tempo. Die Arbeitsbelastung unserer klinischen Laboratorien ist seit Ende des letzten Krieges etwa alle 5 Jahre auf das Doppelte angestiegen. Das Gesamtvolumen des überhaupt vorliegenden und verfügbaren Wissens soll sich - wie amerikanische Wissenschaftshistoriker schätzen - etwa alle 10 Jahre verdoppeln. Viel stärker als alle seine Vorfahren muß der Mensch von heute sich einem ständigen Wechsel der Umweltstrukturen anpassen. Anders als seine Vorfahren muß er zeitlebens ständig weiterlernen, um im Kampf ums Dasein bestehen zu können.

Die zunehmende Komplexität der Medizin drängt nach Methoden der Rationalisierung, nach Systemen zur Bewältigung der Fülle anfallender Daten und Informationen. Gerade die praktische Medizin hat viele Züge eines Informationssystems. Sie befaßt sich zu einem guten Teil mit der Gewinnung, Aufzeichnung, Speicherung, Übermittlung, Zusammenfassung, Analyse und Verwertung von Daten und Befunden. Für alle diese Teilaspekte der ärztlichen Tätigkeit bieten sich als einziger Ausweg aus dem bereits sehr fühlbar werdenden Dilemma des Erstickens in einer Datenflut die elektronischen Datenverarbeitungsanlagen an.

Es ist kein Zweifel, daß diese Maschinen mehr und mehr Eingang in die Medizin finden werden. Der Arzt von morgen wird sich daran gewöhnen müssen, mit dem Computer zu leben. Allerdings wird sich der Umgang mit dem "Kollegen Computer" für unsere Nachfahren sehr viel zwangloser und selbstverständlicher vollziehen als für die heutige Generation. Vermutlich dürfte der zwanglose Dialog zwischen dem Arzt und einer zentralen Datenbank - etwa über ein Bildschirm-Terminal auf dem Schreibtisch - schon in etwa 10 - 15 Jahren ebenso problemlos eingespielt sein, wie es für uns selbstverständlich geworden ist, mittels der Steckdose Anschluß an das öffentliche Elektrizitätsnetz zu bekommen.

In der Klinik von morgen werden sich biomedizinische Technik und Elektronik weiter verbreiten. Die Ansprüche des Patienten an Diagnose, Behandlung und Pflegeaufwand nehmen ständig zu. Die Krankenhausbehandlung wird in Zukunft noch sehr viel effektiver aber auch sehr viel teurer werden. Englische und amerikanische Prognosen kommen zu dem Ergebnis, daß die Gesamtkosten für den Gesundheitsdienst bis in die 90er Jahre unseres Jahrhunderts sehr viel schneller ansteigen werden als das Bruttosozialprodukt.

Man wird fragen, wo in einem so kompliziert gewordenen System der Medizin noch Platz für den praktischen Arzt sein wird. In der Tat verurteilen fast alle futurologischen Prognosen den Arzt in der freien Praxis - sei er Allgemeinpraktiker oder Facharzt - zum baldigen Aussterben. Zum Ende unseres Jahrhunderts soll es danach keine privatärztliche Behandlung im heutigen Sinne mehr geben; die Ärzte sollen dann Angestellte der Weltstaaten sein und von einem Pauschalgehalt leben, während sich die Behandlung der Kranken in einer Art automatisiertem "Fließbandbetrieb" abwickeln soll.

Wir können nur hoffen, daß unsere Nachfahren von einer solchen Entwicklung verschont bleiben mögen! Wenn wir sie verhindern wollen, dann sollten wir uns aber schon heute überlegen, wie wir die Effektivität des frei praktizierenden Arztes verbessern, wie wir ihn in die Lage versetzen können, mit den Problemen von morgen fertig zu werden. Derartige Bemühungen sollten in erster Linie darauf abzielen, auch den in der Praxis tätigen Arzt in den Genuß der Vorteile der Automatisation kommen zu lassen, insbesondere ihn von langwierigen und langweiligen geistigen Routinearbeiten zu entlasten, so daß er wieder mehr Zeit für den Patienten und seine persönlichen Probleme gewinnt.

Allerdings werden uns die gebratenen Tauben nicht von selbst in den Mund fliegen. Es wird noch eines gerüttelten Maßes an vorbereitender Kleinarbeit bedürfen, bis der Computer dem Arzt in der Praxis eine echte Hilfe sein kann. Nicht zuletzt gehören zu solchen vorbereitenden Bemühungen auch einerseits eingehende Feldstudien über die Bedürfnisse und Ansprüche des praktischen Arztes an die Daten- und Informationsverarbeitung und andererseits die Übermittlung ganz klar definierter Vorstellungen und Wünsche an die Computerindustrie.

Wenn in dieser Hinsicht die vorliegende Veröffentlichung über Fachveranstal-
tungen der IBM Deutschland Anregungen und Anstöße gibt, so hat sie ihren Zweck
erfüllt.

Prof. Dr. med. Gustav Wagner

Vorsitzender der Deutschen Gesellschaft
für Medizinische Dokumentation und Statistik
Heidelberg

Vorwort

"Messen, was meßbar ist,

Meßbar machen, was nicht gemessen werden kann".

(GALILEO GALILEI, 1633)

Der atavistische Wunderglaube der 60er Jahre an die Zauberwelt der Computermedizin ist heute einer wohltuenden Ernüchterung gewichen.

Während in der Vergangenheit überwiegend die Einsatzmöglichkeiten der elektronischen Datenverarbeitung diskutiert wurden, beschäftigt man sich heute in Wissenschaft und Verwaltung und der Computerindustrie mit der schrittweisen Realisierung. Dabei stehen neben noch offenen Hard/Softwarefragen die organisatorischen und psychologischen Voraussetzungen im Mittelpunkt.

Colloquien und Seminare über "Computer in der Medizin", die in den letzten beiden Jahren unter der Regie der Herausgeber stattfanden, waren Podium für Erfahrungs- und Forschungsberichte über INFORMATIONSSYSTEME IN DER MEDIZIN, INFORMATIONSSYSTEME IM GESUNDHEITSWESEN und ZUKÜNFTIGE STRUKTUREN IM GESUNDHEITSWESEN. Spezialisten aus dem Bereich der Hochschulen und der Computerindustrie, Klinikdirektoren, Medizininformatiker und Gesundheitspolitiker kamen in Bad Salzuflen und Hannover zusammen, um über Stand und künftige Entwicklungen zu diskutieren. Grundlage waren ausgewählte Referate und Systemvorführungen.

Zusammenfassend kann man feststellen, daß sich Schwerpunkte für die Entwicklung des Einsatzes der elektronischen Datenverarbeitung im Klinikbereich und im Gesundheitswesen zeigen. Dabei liegen über Anwendungen wie on-line-Patientenaufnahme, Leistungserfassung und -abrechnung, Laborautomation und medizinischer Bereich bereits reichhaltige Erfahrungen vor. Konzepte zur stufenweisen Integration von Einzelanwendungen sind über die Planungsphase hinaus gediehen: Ziel sind integrierte Krankenhaus-Informations-Systeme und integrierte regionale medizinische Informationssysteme.

Die Bedeutung und Aktualität der Thematik dieser Tagungen läßt es nützlich erscheinen, Referate und Erfahrungsberichte der Autoren zu einem Werk zusammenzufassen und einem größeren Kreis von Interessierten aus Medizin, Wissenschaft und Verwaltung zugänglich zu machen.

Den Herren Autoren sei an dieser Stelle für ihre Mitarbeit sehr herzlich gedankt.

Die Herausgeber

Inhalt

Mitarbeiterverzeichnis

AUERNHAMMER, H., Dr., Bundesministerium des Inneren, Bonn

FEHLER, J., Medizinisches Zentrum Verwaltungsgesellschaft mbH, Büro Köln

GIERE, W., Dr., Deutsche Klinik für Diagnostik AG, Wiesbaden

GILLMANN, H., Prof. Dr., Städtische Krankenanstalten Ludwigshafen, Ludwigshafen

GRABNER, G., Prof. Dr., II. Medizinische Klinik der Universität Wien, Wien

GRIESSER, G., Prof. Dr., Institut für Medizinische Statistik und Dokumentation
der Universität Kiel, Kiel

GROSSMANN, R., Datenzentrale Schleswig-Holstein, Kiel

KOEPPE, P., Prof. Dr., Strahlenklinik und -institut im Klinikum Steglitz der
Freien Universität Berlin, Berlin

LEIBER, B., Prof. Dr., Dokumentations- und Forschungsabteilung für klinische
Nosologie und Semiotik an der medizinischen Fakultät der Universität,
Frankfurt

PROPPE, A., Prof. Dr., Hautklinik der Universität Kiel, Kiel

REICHERTZ, P. L., Prof. Dr., Dep. für Biometrie und Med. Informatik, Abt. für
klinische Informatik an der Medizinischen Hochschule Hannover

SCHÄFER, O., Dr., Facharzt für Innere Krankheiten, Kassel

SCHULTE, D., Ministerium für Soziales, Gesundheit und Sport des Landes Rheinland-Pfalz, Mainz

ÜBERLA, K., Prof. Dr., Abteilung für Medizinische Statistik, Dokumentation und
Datenverarbeitung der Universität Ulm

WAGNER, G., Prof. Dr., Institut für Dokumentation, Information und Statistik,
Deutsches Krebsforschungszentrum, Heidelberg

WOLTERS, H. G., Prof. Dr., Senator für Gesundheit und Umweltschutz, Berlin

Datenverarbeitung und Medizin
Ein Überblick

A. Proppe

Das historische Beispiel für die Bedeutung, die eine schnelle Information besitzen kann, ist das Geschäft an der Londoner Börse, das Nathan ROTHSCHILD (1777 - 1836) gemacht hat, als sich 1815 die Schlacht bei Waterloo entschied. Das Gegenstück zu einer schnellen ist die umfassende Information. Im Fall akuter Lebensnot ist für den Arzt eine ebenso schnelle wie umfassende Information wünschenswert.

Für das optimale physische Lebensinteresse des Menschen in seiner Umgebung, in seinem Biotop, dessen Wahrnehmung meist als allgemeiner Gesundheitsdienst bezeichnet wird, ist eine schnelle Information in der Regel nicht notwendig. Aus der Warte eines Gesundheitsdienstes sind gleichsinnig erhobene Daten von möglichst vielen Orten der Erde - nicht etwa nur in der Begrenzung auf die zufällig gegebene Fläche eines Nationalstaates - interessant. Ohne Kenntnis solcher weltweiten Daten ist es unmöglich, die Umweltfaktoren zu erkennen und zu bewerten, die mit der Zeitdauer ihrer an sich unterschwelligen Einwirkungen die Gesundheit beeinflussen. In seiner Rede über "Computers and Iatrocomplexities" 1965 in Poughkeepsie hat Lee Edward FARR in einem historischen Überblick die epochale Bedeutung herausgehoben, die in Ansehung des zivilisatorischen Fortschritts die moderne medizinische Auffassung über die Krankheitsentstehung durch die zunächst nicht erkennbaren Wirkungen der Umweltbedingungen - "incremental hazards" - besitzt. Summieren sich diese Insulte mit der Zeit auf, so ist eines Tages die Leistungsfähigkeit reparativer und adaptiver Mechanismen erschöpft. Ein neuer, an sich vielleicht ebenfalls unterschwelliger Insult seitens der Umwelt wird dann in zufälliger Weise zum "Definite Insult", der - der erschöpften Regenerationskraft wegen - einen in der Folge sich von selbst verschlimmernden, meist nicht mehr aufzuhaltenden chronisch destruktiven Prozeß einleitet. In dieser Sicht ist eine moderne Umweltmedizin allerdings auf universelle Daten einer geographischen Medizin und auf eine maschinelle Art der Datenauswertung angewiesen.

Ein anderes, sich aus der These des "Incremental Insult" ergebendes Informationsproblem des Gesundheitswesens besteht auch in der gegenwärtigen Unkenntnis der Faktoren, die überhaupt erst aus ihren Wirkungen in der Zukunft erkannt werden können. Ich spreche dies hier besonders deshalb an, weil man aus dem Anschein des Sinns und der Vernunft von heute nicht schließen kann, welche Faktoren sich morgen als wesentlich erweisen werden. Für die praktische Arbeit in der Dokumentation medizinischer Daten ergibt sich daraus der Schluß, die Frage einer Datenauswahl mit etwas mehr Gelassenheit als bisher zu diskutieren; denn wie auch immer dabei das Ergebnis ausfällt, in bezug auf unser weitgestecktes, futurologisches Ziel würde es notwendigerweise immer irreal sein.

Wir haben weiterhin die räumliche Ausbreitung der Information zu betrachten. Auf dieser Ebene haben sich früher schnelle und umfassende Informationen gegenseitig ausgeschlossen. Die umfassende Information erhielt man nur bei körperlicher Präsenz - als Augenzeuge, wie man sagen konnte, solange die rethorische Figur des Augenzeugen - pars pro toto - einen eindeutigen Begriff bildete. Je schneller die Informationen über große Strecken weitergegeben werden sollten, desto mehr mußte man sich auf den Informationsgehalt eines Bits - der Entscheidung ja oder nein - beschränken. Die ursprünglichen Feuersignale und Rauchsignale sind ein Beispiel. Die technische Entwicklung - Verkehrstechnik, Lichtsignale, Fackelalphabet, Morsen, Telefon, Funkübertragung, Nachrichtensatelliten - hat inzwischen die alternative Ausschließlichkeit zwischen informativer Geschwindigkeit und informativer Vollständigkeit in hohem Grade aufgehoben. Bis zur unmittelbaren Inaugenscheinnahme sich auf dem Mond bewegender Menschen können praktisch alle Ereignisse von allen Menschen umfassend wahrgenommen werden, soweit nicht politische und - allerdings auch zwingende - ökonomische Grenzen gesetzt sind.

Schließlich bleibt die Fortentwicklung zu erwähnen, die die Konservierung von Informationen erfahren hat, von den Felsenbildern über Schriftzeichen in Stein und auf Papier, über den Buchdruck und die Schallplatte, über die Fotographie und die Kinematographie, über magnetische Aufzeichnung bis zum Kassetten-Fernsehen. Der flüchtige Augenblick kann festgehalten werden, ist reproduzierbar geworden.

Insgesamt führt diese Entwicklung immer schneller zu einer bisher nie da gewesenen Fülle von Daten und Informationen. Die bisher daraus entstandene Situation ist schon jetzt exzeptionell. Man kann sie nicht für den Bereich der Medizin isoliert betrachten, denn diese Nachrichtenflut über die physischen und metaphysischen Elemente in dieser Welt und über die Beziehungen zwischen diesen untereinander bricht nahezu auswahllos über jedermann herein. Die nivellierende Wirkung auf die Unterschiede zwischen dem Wissen der Sachverständigen und dem der Laien ist nicht zu übersehen.

Eine der schwerwiegenden Folgen der auf jedermann einstürmenden Datenfülle besteht darin, daß selbst die einfachen Sachverhalte kompliziert erscheinen. Fast immer ist man - statt einem - einer großen Mannigfaltigkeit von Aspekten über denselben Gegenstand gegenübergestellt. Wir stehen - wollen wir nicht vor einem drohenden Informationschaos resignieren - vor der Aufgabe, eine solche Datenfülle überschaubar und die darin enthaltenen Informationen verstehbar und nutzbar zu machen. Hier ist der Platz für den modernen Formalismus der mathematischen Logik und die Technik der Datenverarbeitung.

Zur Veranschaulichung scheint mir ein Hinweis auf die Universalität dieser Entwicklung nützlich. Sieht sich auch jedermann der Komplexität der Sachverhalte gegenübergestellt, so gibt es doch keine dementsprechend allgemeine Erfahrenskenntnis oder Unterrichtung über die Methodik, mit der komplexe Sachverhalte in ihrer Struktur zu verstehen und zu beurteilen sind.

Um an einem aktuellen, der Praxis entnommenen Beispiel dartun zu können, daß in der Tat in einer elektronischen Datenverarbeitung die einzige zur Zeit vorstellbare Möglichkeit besteht, die explosive Kraft des Meinungschaos durch umfassende, die Komplexität des Sachverhaltes auflösende und dadurch allgemein verstehbare und überzeugende Darstellung der Zusammenhänge zu entschärfen, kam mir die seinerzeit im Bundestag gestellte Frage nach der Bedeutung der modernen Waschmittel für die jüngst vielfach beklagte Brüchigkeit der Nägel sehr gelegen. Zufälligerweise gehört an der Hautklinik Kiel zu den maschinengerecht als vorhanden oder nicht vorhanden zu dokumentierenden Merkmalen der Kranken auch die Brüchigkeit der Nägel. So ließ sich als Ergebnis der Analyse zeigen, daß man sehr einfach erscheinende Fragen zwar stellen, aber der Komplexität der Zusammenhänge wegen nur mit Hilfe aller modernen Mittel der Computertechnik beantworten kann. Natürlich ist ein Einfluß der Waschmittel auf die Häufigkeitstrends der Onychorrhexis dabei nicht ans Tageslicht gebracht worden. Die Phantasie reicht nicht dazu aus, sich alle bei einer Datenerhebung wirksam werdenden Einflußgrößen vorzustellen, geschweige denn in ihrer Größenordnung abzuschätzen.

Etwa um 1960 herum hatte man auf die Leistungsfähigkeit der elektronischen Da-

tenverarbeitung allgemein und in aller Hinsicht sehr große Hoffnungen gesetzt. Das
Problem in der Beherrschung der Datenmassen stellte sich nur noch in der einmal
zu programmierenden und damit automatisierten raschen Selektion der aktuell notwendigen Informationen und in der rechnerischen Reduktion auf repräsentative Parameter, Faktoren oder Trends dar. Das dazu notwendige mathematisch-statistische
Rüstzeug stand bereit; einige der modernen theoretisch konzipierten Methoden wurden durch die Entwicklung der elektronischen Datenverarbeitung überhaupt erst
praktisch anwendbar. Als rein technisch-ökonomisches Problem erschien die Beseitigung der Redundanz in der Datenübertragung und Speicherung.

Unverständlich blieb in dieser Zeit nur, daß die Ärzte kaum an die Nutzung der
elektronischen Datenverarbeitung heranzubringen waren, obgleich der Datenanfall
im Bereich der Medizin in allen Disziplinen schon immer einen vergleichsweise ex-
orbitant großen Umfang besessen hat. Die Gründe für diese Verhaltensweise sind
jedoch - wie ich, ursprünglich anderer Meinung, jetzt einsehe - nicht vorwiegend
bei den Ärzten zu suchen. Es ist gewiß auch Sache des Arztes, in einem Flußdiagramm zu formulieren, was er unter gegebenen Voraussetzungen aus den von ihm
angesammelten maschinell auswertbaren Daten zu erfahren wünscht; jedoch gehört
es nicht zu seinem Handwerk, für einen Computer Programme zu schreiben, ihn
aus Datenspeichern zu füttern und zu Operationen zu bewegen. Für den Arzt gibt es
bisher noch keinen in der Praxis brauchbaren Datenverarbeitungsservice. Es bleibt
zu untersuchen, ob in einem solchen speziellen ärztlichen Datenverarbeitungsservice der Schlüssel zu sehen ist, der dem Arzt endlich die Tür für den Eintritt in die
Abteilung der Computer-Medizin öffnet.

Es ist kein Geheimnis: So überspannt vor 10 Jahren die Erwartungen an die Com-
puter-Technik waren, so breit haben jetzt Ärger und Enttäuschung über die ver-
meindlichen Mängel und die Kostspieligkeit dieser Erfindung bei denen Platz gegrif-
fen, die inzwischen ohne Alternative auf die elektronische Datenverarbeitung angewiesen sind. Man hat hier jedoch zu bedenken, daß die Enttäuschungen mit der Leistungsfähigkeit der Maschinen nichts zu tun haben. Die Enttäuschungen beruhen auf
der Unerfüllbarkeit der Schreibtischträumereien, auf den völlig unrealistischen
Vorstellungen über die notwendigen Entwicklungsschritte, nicht zuletzt auf der Ver-
kennung des Wesens der Computer, die eben nicht lediglich technisch vervollkomm-
nete Rechenmaschinen sind. "Nicht die Dinge beunruhigen die Menschen" hatte
schon EPIKTET (50 - 138 nach Chr.) gesagt, "sondern ihre Meinung über die Dinge".
In einem Referat über die mögliche zukünftige Computer-Anwendung in der Medizin
("Computer Usage in Future Health Care System") von Carlos VALLBONA auf einer

Tagung der International Federation for Information Processing in Lyon 1970 findet
sich eine kennzeichnende Kritik der gegenwärtigen Situation. Um aus der wissenschaftlichen Literatur, so hat VALLBONA ausgeführt, die bisherige Entwicklung
abschätzen zu können, hat ein Rezensent - wenn ihn die Lektüre nicht schon völlig
verwirrt hat - mühsam zu knobeln, weil viele erst geplante Anwendungen als bereits vollendete Untersuchungen dargestellt worden sind.

In dieser Hinsicht ließe sich eine Reihe von nutzlosen Tätigkeiten geradezu als
Hindernisse auf dem Weg zu einer modernen Datenverarbeitung in der Medizin beschreiben. Man hört nicht auf, aus theoretischen Vorstellungen ohne praktische
Auswertungserfahrungen Erhebungsbögen für eine Befunddokumentation zu konstru-
ieren. Endlos sind dabei die Diskussionen über die besondere Berücksichtigung des
letzten Grenzfalls, obwohl diesem statistisch natürlich niemals eine Bedeutung zukommt. Praktikable Möglichkeiten werden nicht akzeptiert, weil über ihre Beziehungen zu irgendwelchen umstrittenen medizinischen Theorien keine Einigkeit erzielt werden kann. In Wirklichkeit dürfte es sich bei diesen vergeblichen Beschäf-
tigungen jedoch um typische Vakuum-Tätigkeiten äußerst interessierter und enga-
gierter Ärzte handeln. Die Ärzte arbeiten im leeren Raum geträumter Vorstellungen, weil sie keinen - ich meine auch keinen indirekten - Zugang zur Technik des
Daten-Retrieval besitzen.

Ich beharre auf diesem Punkt, weil ich ihn für das Moment halte, das die Weichen für die zukünftige Entwicklung stellt.

Auf Seiten der Systemprogrammierer oder in den richtunggebenden Kalkülen der
industriellen Planung mag der Glaube gut begründet sein, daß man für den Arzt
Programme von sehr allgemeiner Formulierung - allgemein verständlich, speziell
medizinorientiert also - entwickeln könnte, die den Bereich medizinischer Frage-
stellungen in praktisch immerhin befriedigender Weise abdecken. Soweit man hierunter die medizinische Routine versteht, entspricht die Tendenz dieser Entwicklung
auch durchaus der immer stärker drängenden Notwendigkeit, die Erledigung vieler
ärztlicher Aufgaben endlich zu automatisieren. Das ärztliche Berichtswesen, das
Checkup einer gründlichen Vorsorgeuntersuchung und die Patientenüberwachung in
der Krankenpflege könnten bei allgemeiner Einführung des Verfahrens wesentlich
entlastet und grundsätzlich zuverlässiger gestaltet werden. Die Sorge vor einer un-
menschlichen Schematisierung ist dabei weniger begründet als die Furcht vor einer
sturen Verhaltensweise der Menschen im Routinebetrieb. Aber eben nur ein kleine-
rer Teil der praktischen Medizin ist Routine; und auch der andere größere Teil könn-

te durch die elektronische Datenverarbeitung gefördert werden. Man argumentiert oft, daß man die praktische Routine automatisieren sollte, um dem Arzt die Zeit für die geistige Bewältigung seiner eigentlichen Aufgaben zu retten, als ob die komplexen Momente in den individuellen und persönlichen Bereichen der ärztlichen Praxis und in den wissenschaftlichen Konzeptionen der medizinischen Forschung nicht auch durch die Leistungen einer elektronischen Datenverarbeitung wesentlich besser als bisher erschlossen werden könnten. Diesen Slogan vom besonderen Zuschnitt des Computers gerade für die Routine sollte man wirklich nur bei denen vorbringen, die noch am 100. Todestag von Charles BABBAGE (18. Oktober 1971), das heißt also von Natur aus, nicht begreifen können, daß dem Konstruktionsprinzip eines Computers der Formalismus der mathematischen Logik zugrunde liegt.

In der bisherigen Entwicklung der elektronischen Datenverarbeitung in der Medizin ist dieser wesentliche Teil des ärztlichen Aufgabenbereichs offensichtlich verkümmert. In der Sicht der Hardware-Konstruktion und in der Konzeption von möglichst allgemein anwendbaren Programmpaketen werden die Aufwendungen unterschätzt, die die einschlägigen methodischen Ansätze und Datenselektionen in der Medizin erfordern. Vor allem wird verkannt, daß die Flexibilität, die die elektronische Datenverarbeitung in der Anwendung auf die wechselnden Probleme der ärztlichen Praxis, sowohl in der Sprechstunde und am Krankenbett, als auch im allgemeinen Gesundheitsdienst, interessant macht, in der Tat auch voll benötigt wird. Mag die Mitwirkung von Ärzten bei der Entwicklungsarbeit von Routineprozeduren überflüssig, vielleicht sogar hinderlich sein, so ist deren Beitrag für den Fortschritt der Computertechnik in der eigentlichen ärztlichen Tätigkeit in der Sprechstunde, in der klinischen Diagnostik und Therapie, sowie in den Erhebungen für einen Gesundheitsdienst unerläßlich. Hier ist die praktizierende Ärzteschaft in die Entwicklung aktiv miteinzubeziehen, denn aus diesem Kreise können bei praktischer Erfahrung im Umgang mit elektronischer Datenverarbeitung neue Ideen geboren werden.

Einzurechnen ist hier auch die unerläßliche Mitarbeit der praktischen Ärzteschaft an der Entwicklung einer geographischen Medizin, die übrigens - außer für die Zusammenhangsforschung von Umwelteinflüssen und Verschleißkrankheiten - auch für die Untersuchungen über die touristischen Gefahren notwendig ist. Über eine geographische Medizin kann man aber die wesentlichen Erfahrungen ebenso wenig wie im Falle der Umweltmedizin in Laboratorien gewinnen. Sie ergeben sich aus der Analyse der von möglichst vielen praktischen Ärzten zusammengetragenen Daten über die Häufigkeiten beobachteter Krankheiten. Für die Entwicklung einer geo-

graphischen Medizin muß man daher auf eine Ärzteschaft zurückgreifen können, die
Erfahrung in maschinengerechter Datendokumentation und im ärztlichen Berichtswesen besitzt.

Nach meiner Überzeugung kommt die elektronische Datenverarbeitung in der Medizin, wie sie für die Betreuung der Kranken und für die Führung des allgemeinen
Gesundheitsdienstes wünschenswert wäre, unter Bedingungen in das richtige Ge-
leise, die es erlauben, ein Experimentierfeld für Praxis ausübende Ärzte in der
Form eines Service zur Verfügung zu stellen, der von Medizinern mit Verständnis
für formalistische Logik und von Informatikern mit Verständnis für die eigentüm-
liche Art der Datendokumentation in der Medizin wahrgenommen wird.

Will man sich über die in einem solchen Experimentierfeld zu behandelnden Ge-
genstände ein Bild machen, so sprechen meine Erfahrungen dafür, an irgend einem
Ende in völlig pragmatischer Weise mit den am einfachsten erscheinenden Aufgaben
zu beginnen. Den zweiten Schritt habe ich immer erst geplant, wenn die Erfahrungen des ersten vorlagen.

Allerdings hat man sich mit zwei äußerst harten Hypotheken der Vergangenheit
auseinander zu setzen, was immer und wie immer auch man im Bereich der ärztlichen Praxis anfangen will. Es handelt sich um die Probleme eines allgemein gülti-
gen Krankheitsverzeichnisses und einer Personenidentifikationsziffer, die beide
bisher ungelöst geblieben sind. Die praktische ärztliche Tätigkeit aber ist nun einmal auf Person und Diagnose bezogen. Es bleibt daher nichts anderes übrig, als
jeweils eigene Systeme zu entwerfen. Man bedenke dabei, daß eine Personenidentifikationsziffer lebenslang unverwechselbar bestehen bleiben muß, und daß Verzeich-
nisse von Krankheiten, die wie das Internationale Todesursachenverzeichnis alle
10 Jahre geändert werden, von vornherein unbrauchbar sind. Vor über 75 Jahren
hat Jonathan HUTCHINSON in seiner Präsidialansprache zur Eröffnung des Interna-
tionalen Dermatologen-Kongresses in London (1896) darauf hingewiesen, daß eine
der vordringlichsten Aufgaben der Medizin in unserer Zeit des schnell wachsenden
Informationsaustausches darin bestehe, die Probleme der Nomenklatur und Klassi-
fikation der Krankheiten im Interesse einer allgemeinen Verständigung zu lösen.

In der Sprechstunde und am Krankenbett ist der unmittelbare Nutzen der elektronischen Datenverarbeitung zunächst nur in bescheidenen Hilfen zu sehen. Man kann
sich mittels weniger Schlüsselworte Befunde oder Berichte schreiben lassen; man
wird dabei die Zeitersparnis am Kostenaufwand bewerten müssen. Ökonomische
Gründe werden den Zusammenschluß von Arztgruppen zur Verwendung einheitlicher

Schemata für die Befunddokumentation und die Auswertungsprogramme begünstigen. Am ehesten dürfte das in der Praxis übliche Abrechnungsblatt, das die Personalien, die Zeitmarken, die Diagnose und die ärztlichen Leistungen enthält, die Grundlage für den Anfang abgeben, zumal die kassenärztlichen Vereinigungen ohnehin schon seit langer Zeit die Leistungen ihrer Mitglieder in bezug auf den sogenannten Regelbetrag mittels der Methoden maschineller Datenverarbeitung kontrollieren.

Die Automatisierung einer Quartalsabrechnung lohnt unmittelbar den Einsatz, nur sollten bei ihrer Einführung - wie die Erfahrung gelehrt hat - Störungen des Abrechnungssystems durch vorbereitende Simulation eben in einem Experimentierfeld vermieden werden.

Der wirkliche Beginn einer elektronischen Datenverarbeitung in der Medizin auf dieser Grundlage ist aber erst dann vollzogen, wenn man die in den dokumentierten Daten enthaltenen, den allgemeinen Gesundheitsdienst interessierenden Informationen - etwa Häufigkeitsverteilungen der Geschlechter und Altersklassen, der Diagnosen, der jahreszeitlichen Periodik, der Trends, um nur einige Daten anzusprechen - analysiert, ausgewertet und die Ergebnisse einerseits dem Arzt, andererseits dem Gesundheitsdienst zugänglich gemacht hat. Diese naheliegende Möglichkeit bisher nicht wahrgenommen zu haben, ist ein seit Jahren nicht mehr entschuldbares Versäumnis. Richtet man der Umweltverschmutzung wegen einen Appell an Handel und Gewerbe, erhebliche Leistungen und Verzichte im Interesse des Gemeinwohls aufzubringen, so hängt die Waage der Justitia schief, wenn man nicht zugleich auch darauf hinweist, daß die praktizierende Ärzteschaft eine Verpflichtung zur Mithilfe besitzt, durch geeignete Ausbildung des Berichtswesens eine geographische Medizin zu einem Instrument zu machen, mit dem man die gesundheitliche Bedeutung der Umweltverschmutzung auch beurteilen kann. Die Verpflichtung leitet sich dabei aus der nicht übertragbaren Sachverständigkeit des Arztes für die Krankheitsfeststellung ab. Die Öffnung eines Datenverarbeitungsservice für interessierte Ärzte müßte dementsprechend bei aller Freiheit für die Erprobung individueller Varianten von vornherein mit der Auflage verbunden sein, einige Daten, die für einen allgemeinen Gesundheitsdienst von Interesse wären, in weltweit vorgeschriebener immer einheitlicher Form aufzunehmen.

Dies ist das Moment, das die gesamte Entwicklung entscheidet. Im vielfältigen individuellen Spiel mit den Daten werden die noch verborgenen Möglichkeiten offenkundig gemacht und die Verfahrensweisen für die Praxis optimiert. Die dabei herauskommenden Ergebnisse sind durch Nachdenken am Schreibtisch nicht annähernd zu erreichen. Im Zwang, einige Daten nach vorgegebenen Prozeduren zu behandeln, wird dagegen darauf hingewirkt, daß die Kompatibilität von Informationen über den Gesundheitszustand eines Menschen, die zu verschiedener Zeit und an verschiedenen Orten gewonnen werden, zu beachten ist. FARR sagt: "It is clearly desirable, if not absolutely necessary, to obtain similar data at points widely separated in geography, but using the same experimentel design and therefore generating data with the same validity".

Im Interesse eines Kranken ist in der Datenverarbeitung die Ausrichtung eigener Ideen auf ein übergeordnetes System unerläßlich. Der Kompatibilität von Daten, die im Bereich der praktischen Medizin gesammelt und ausgewertet werden, Genüge leisten, bedeutet zugleich, die Voraussetzung erfüllen, von der die Errichtung eines Informationssystems des gesamten Gesundheitswesens abhängt.

Es gibt zwei psychologisch unterschiedliche Wege, zur Einheitlichkeit einer Datenerfassung zu gelangen. Bei der Auflage, bestimmte Daten im allgemeinen Interesse einheitlich zu dokumentieren, hat nur ein Minimalprogramm Aussicht auf Erfolg. Den überlasteten Arzt kann man nicht durch Aufbürdung vermehrter Schreibarbeit gewinnen. Jede zusätzliche Dokumentation wird nur dann akzeptiert werden, wenn sie auch mit einer zusätzlichen, im Interesse des Arztes liegenden Leistung des Datenverarbeitungsservice honoriert wird. Aus unserer Erfahrung ergibt sich, daß die zusätzliche regelmäßige Aufnahme nur eines einzigen Datums in der Erhebung der Anamnese oder des Befundes tatsächlich eine für unwahrscheinlich gehaltene Mehrbelastung eines Routinebetriebes bedeutet. Dagegen besteht gegenüber festgewurzelten Traditionen eine völlig andere Verhaltensweise. Zur Veranschaulichung greife ich nur ein Beispiel heraus; Um die Erhebung der Vorgeschichte und des Befundes vollständig erscheinen zu lassen, wird seit den prähistorischen Zeiten einer Krankenblattdokumentation bei Frauen, gleichgültig in welcher Fachklinik sie aufgenommen sind, das Menarchealter, wie selbstverständlich so klaglos, aufgeschrieben. Es war völlig dunkel, welchen Zwecken diese regelmäßige Notiz im Krankenblatt einer Hautklinik etwa dienen sollte. Sie blieb jedenfalls ungenutzt im Archiv vergraben. In solchem Falle braucht man jedoch die Dokumentation des Menarchealters unter Verminderung der Schreibarbeit durch geeigneten Vordruck nur in maschinengerechter Weise durchführen zu lassen, um so nebenbei - eben in einer Hautklinik - aus den bis dahin sinnlos gesammelten Notizen bemerkenswerte Informationen zu gewinnen.

Der Sinn der Konstruktion eines Datenverarbeitungsservice als eines Experimentierfeldes auf dem Gebiet der praktischen Medizin besteht also in der Sammlung

stichprobenartiger, breitgestreuter Erfahrungen zur Vorbereitung der allgemeinen
Einführung eines maschinellen Datenverarbeitungssystems, das sowohl für die ärztliche Praxis als auch für den allgemeinen Gesundheitsdienst von Nutzen ist. Es wäre
einfach idiotisch - "utterly preposterous" - sagte VALLBONA in Lyon, die zukünftige Entwicklung eines Gesundheitsdienstes heute noch ohne den Einsatz von Computern zu planen.

Lassen wir schließlich die Institutionen und Organisationen an uns vorüber ziehen, auf die wir zurückgreifen können, um die Idee eines elektronischen Datenverarbeitungsservice für den praktizierenden Arzt zu verwirklichen. Konkretisieren
wir zu diesem Zweck die Idee als ein Praktikum für den angehenden Arzt, so hätte
es sich - tempi passati - um eine Universitäts-Einrichtung gehandelt. Aber in der
gegenwärtigen Situation hat die Universität das Vertrauen verloren, noch die unge-
stüme Kraft zu besitzen, deren die Förderung unserer futurologisch ausgerichteten
Aufgabe bedarf. Die medizinische Ausbildung bietet - auch in ihrer neuen Fassung -
überhaupt keine Anhaltspunkte, um den ärztlichen Nachwuchs mit der Bedeutung der
elektronischen Datenverarbeitung in der Medizin anhand praktisch exerzierter Beispiele vertraut zu machen. In der interessierten niedergelassenen Ärzteschaft begegnen wir dem exakten Schluß des Kreises:
Wir erwarten von ihr für den Start eines Datenverarbeitungsservice vergebens die
Übermittlung gerade der praktischen Erfahrungen, die sie just von uns in dieser
Sache erhalten will. So bliebe als Ictus für die Entwicklung nur ein Verwaltungsakt,
ein Dekret, wo die Spontaneität aus der ärztlichen Praxis eigentlich zu optimalen
Lösungen führen sollte.

Es ist jedoch nicht zuletzt der finanzielle Aufwand, der die organisatorischen
und verwaltungstechnischen Fundamente des Vorhabens kompliziert erscheinen läßt.
Die gegenwärtig mangelnde Anschaulichkeit der Leistungen einer elektronischen Datenverarbeitung in der Medizin der Zukunft, die - eben der derzeit weithin fehlenden
praktischen Erfahrung wegen - unzureichende Vorstellungskraft für die Erfordernisse der kommenden Zeit machen die Schritte für die heute bereits überfällige Inan-
griffnahme der Entwicklung verständlicherweise unsicher. Aber es wäre einfach
lächerlich, würde man nicht am Ende trotz aller Schwierigkeiten ein praktisches
Experimentierfeld und Ausbildungsforum für die Anwendung der elektronischen Datenverarbeitung in der ärztlichen Praxis und im allgemeinen Gesundheitsdienst auf-
bauen können.

Dabei führen mehrere Wege nach Kiel. Es wird einen geben, den man am bequemsten gehen kann. Aber die wachsende und auch nicht unbegründete Furcht vor einer Beeinträchtigung optimaler Lebenschancen durch die fortschreitende Zivilisation, die Bedrohung der Gesundheit durch die zivilisatorisch bedingte Deterioration der Lebensbedingungen - schlagwortartig: durch "Umweltverschmutzung" - läßt es zweckmäßig erscheinen, den schnellsten Weg zu wählen. Ohne die Möglichkeiten elektronischer Datenverarbeitung, so FARR 1965, würde die Umweltmedizin vollkommen hilflos sein. Am 29. Oktober 1972 hat sich zum 25. Mal der Tag gejährt, an dem ich mir zum ersten Mal bei der damaligen Hollerithgesellschaft Informationen über maschinell auswertbare Datendokumentation eingeholt habe. Inzwischen hat GRIESSER die Vorbereitungen für den Start eines Krankenhausinformationssystems im Kieler Klinikum abgeschlossen. Die Errichtung seines Instituts hatte ich am 7. Januar 1952 beim Kurator der Universität beantragt. Meinen Vortrag über "20-jährige klinische Erfahrungen mit der maschinengesteuerten Datendokumentation" habe ich bereits im vergangenen Jahr gehalten. Auf was eigentlich - im Namen eines zu errichtenden Informationssystems des gesamten Gesundheitswesens - wartet man heute dann noch?

<u>Literatur</u>

1. FARR, L. E.: Computers and Iatrocomplexities. Method. Inform. Med. $\underline{5}$, 167-171 (1966).

2. PROPPE, A.: 20-jährige klinische Erfahrungen mit der maschinengesteuerten Datendokumentation. Arzneim. Forsch. (Drug Res.) $\underline{21}$, 167-173 (1971).

3. PROPPE, A.: Erfahrungen über ausschließlich durch maschinelle Datenverarbeitung zu gewinnende Ergebnisse in der Medizin - oder Die Frage des Zusammenhangs zwischen Onychorhexis und modernen Waschmitteln. Therapiewoche $\underline{21}$, (1971).

4. VALLBONA, C.: Computer Usage in Future Health Care Systems. In Working Conference on Information Processing of Medical Record's, Committee TC 4 der International Federation for Information Processing, 5. -10. April 1970 in Lyon.

Forderungen an Informationssysteme im Gesundheitswesen

P. L. Reichertz

Bei dem Versuch, die Forderungen eines Informationssystems im Gesundheitswesen und die Anforderungen an ein solches Informationssystem zu definieren, wird schnell deutlich, daß es sich hier um weitgefaßte Begriffe handelt, die zu unterschiedlichen Konzeptionen führen müssen, je nachdem, wie der Schwerpunkt der Aufgaben gesehen wird.

Der Begriff des Gesundheitswesens ist ebenso vage wie der eines Informationssystems. Unter beiden Begriffen ist eine Vielzahl von Einzelvorstellungen zu subsumieren, die in sich ihre Berechtigung haben, aber zwangsläufig zu unterschiedlichen Auffassungen und Konzepten führen.

Unter Gesundheitswesen soll zunächst die Gesamtheit aller sich um die Wiederherstellung oder Erhaltung der Gesundheit von Individuen bemühenden Einheiten verstanden werden. Hierbei unterscheidet die amerikanische Terminologie den "provider", also den Versorger und den "consumer", also denjenigen, der die Einrichtungen des Gesundheitswesens zur Erhaltung oder Wiederherstellung seiner Gesundheit in Anspruch nimmt. Bei dem Versorger kann es sich sowohl um Individuen (niedergelassene Ärzte) als auch um Organisationen (Krankenhaus, Gruppenpraxen) handeln. Eingeschlossen in das Gesamtsystem des Gesundheitswesens sind nach diesen Vorstellungen auch die Träger (carrier), welche Versorgungseinrichtungen unterhalten können oder auch nur individuelle Versorgungsakte finanzieren.

Die volkswirtschaftliche Bedeutung des Gesundheitswesens ergibt sich

a) einerseits aus der Bedeutung gesundheitspolitischer und gesundheitsfördernder Maßnahmen für das Individuum und der damit verbundenen Kosten für die gesundheitsfördernden Maßnahmen im direkten Sinn und

b) andererseits aus der Kumulation von individuellen Einkommens- und korporativen Produktionsverlusten bei Krankheitsausfall.

Betrachtet man die statistische Entwicklung der Kosten für das Gesundheitswesen, so sind die Angaben über die Vereinigten Staaten recht aufschlußreich und exemplarisch (1).

So stiegen die Ausgaben für die Gesundheitsversorgung von rund 12 Milliarden Dollar im Jahre 1950 auf 75 Milliarden Dollar im Jahre 1971. Verglichen mit dem Bruttosozialprodukt, das in der gleichen Zeit von 284 Milliarden Dollar auf 1,04 Billionen Dollar anstieg, bedeutet dies einen vergleichsweise stärkeren Anstieg von 4,6 auf 7,4%. Die Ursachen dieser verstärkten Ausgaben für die Gesundheitsversorgung sind zu suchen in einer allgemeinen Preissteigerung (47%), einer Bevölkerungsvermehrung (17%) und einer stärkeren Inanspruchnahme der Einrichtungen der Gesundheitsversorgung (36%). Die Steigerungen der letzten Kategorie sind verursacht einmal durch die Zunahme kostspieliger Maßnahmen und zum anderen durch die stärkere Zuwendung der Bevölkerung zu Einrichtungen der Gesundheitsversorgung.

Diese Zahlen machen den großen Bedarf deutlich und die Notwendigkeit, durch Informations- und Steuerungsmaßnahmen bei gleichbleibender oder verbesserter Befriedigung der Bedürfnisse eine Kostensenkung zu erreichen. Zumindest sollte vermieden werden, daß sich die Kostensteigerungen weiterhin in diesem Ausmaße fortsetzen.

Die Integration der Information ist wichtig für die Koordination der eine Region betreffenden Maßnahmen im Gesundheitswesen, um eine Multiplikation des Kostenanstiegs zu vermeiden. Es wird auch bei der zunehmenden Differenziertheit der Verfahren für den Patienten immer wichtiger, daß seine Informationen dann zur Verfügung stehen, wenn er in ärztliche Behandlung kommt und es ferner vermieden werden kann, daß kostspielige Doppeluntersuchungen vorgenommen werden, die auch kumulative Schädigungswirkungen für den Patienten haben können.

Die sich aus diesen vielfältigen Anforderungen ergebenden Characteristica der für die Erledigung der Aufgaben im Gesundheitswesen notwendigen Information reichen daher von einer zusammenfassenden und kategorischen Art bis zu den Detaildaten eines bestimmten Patienten, die für eine Optimierung seiner Behandlung notwendig sind.

In der Diskussion über die Möglichkeiten zur Verbesserung der Gesundheitsversorgung werden oft strukturelle Änderungen als Voraussetzung für eine Steigerung der Leistungsfähigkeit und Qualitätsverbesserung angesehen. Eine funktionelle Integrierung aller Elemente des Gesundheitssystems ist aber im Prinzip auch durch die Methoden der Informationsverarbeitung möglich im Sinne einer engen "kooperativen" Zusammenarbeit, ohne daß die individuellen Elemente ihre Eigenständigkeit verlieren.

Wird in diesem Zusammenhang von einem Informationssystem gesprochen, so hat es sich an den Zielrichtungen zu orientieren, für die es erstellt wird. Grundsätzlich ist zu beachten, daß ein Informationssystem vom Benutzer her als Entscheidungshilfssystem angesehen wird, in sich daher die Charakteristica eines Management-Systems trägt. Einige der Hauptfunktionen sind:

1. Berichterstattung

Unter Berichterstattung ist die Zusammenstellung von Daten unter unterschiedlichen Gesichtswinkeln zu verstehen. Tabellierungen, Übersichten und Statistiken sind die üblichen Ergebnisse dieser Funktion.

2. Analysen

Dies ist die Auswertung der gewonnenen Zusammenstellung einschließlich der Aufzeichnung von Trends und Abweichungen von einer vorgegebenen Zielrichtung.

3. Überwachung

Die Überwachung beobachtet bestimmte Informationscharakteristica, z. B. das Auftreten von Epidemien oder meldepflichtigen Erkrankungen (z. B. Tollwut oder die Entwicklung von Geschlechtskrankheiten), um hieraus rechtzeitig notwendige Maßnahmen zu erkennen oder Warnmeldungen abzugeben.

4. Integration

Dies bedeutet die Zusammenführung von Informationen aus den verschiedenen Quellen und ihre kumulative Betrachtung. Sie umfaßt auch die Extraktion von Informationsqualitäten aus Detaildaten, um die so kondensierte Information weiteren Bearbeitungen zuzuführen.

5. Simulation

Die gewonnenen Informationen werden in mathematische Modelle eingegeben, die Entwicklungen voraussagen und über so gewonnene Prognosen rechtzeitig Gegenmaßnahmen bzw. Förderungsmaßnahmen einleiten lassen.

Zur Definition der Zielrichtungen für die einzelnen Aufgaben erscheint es sinnvoll, nach gemeinsamen Charakteristica zu suchen und Systemkonzepte zu erstellen. Dabei kann von dem Systemkonzept für ein Krankenhaus ausgegangen werden, dessen verschiedene Bereiche bereits früher beschrieben worden sind (2, 3, 4, 5).

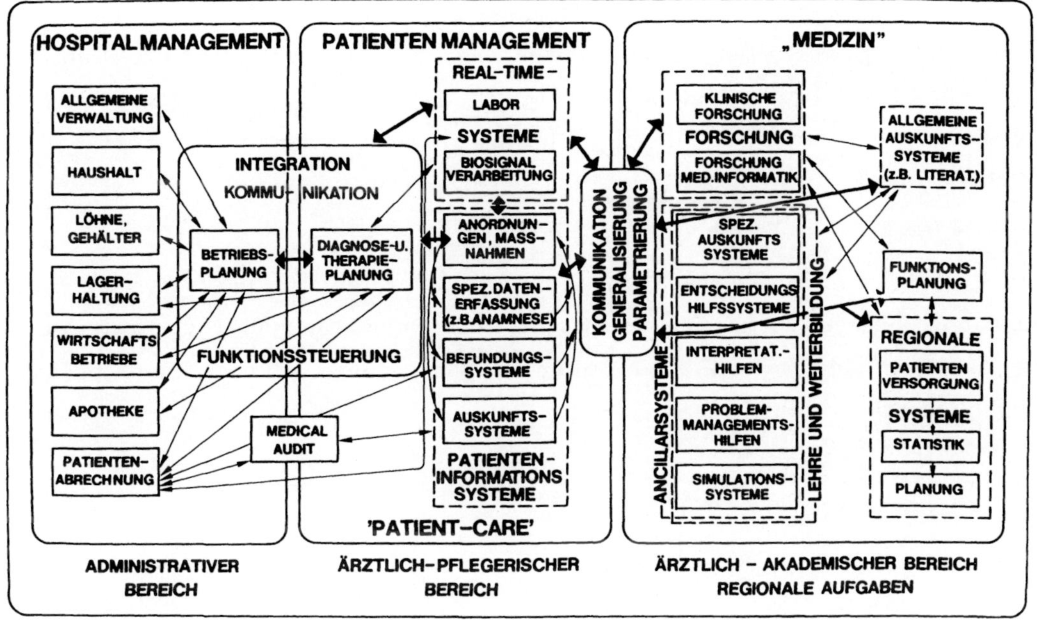

Abb. 1. Bereiche und Module in einem Hospitalinformationssystem
(2, 3, 4, 5). Die einzelnen Bereiche sind über die Zentralfunktion der Integration, Kommunikation und der Funktionssteuerung miteinander verbunden. In diesen zentralen Bereichen ist das computerunterstützte Informations- und Management-System anzusiedeln

Abb. 1 zeigt in gedrängter Form die einzelnen Bereiche:

1. Administrativer Bereich

In ihm finden sich die Verwaltungsaufgaben, aber auch solche Funktionen, die eine wertende Zusammenstellung der für den Patienten getroffenen Maßnahmen unter betriebswirtschaftlichen Gesichtspunkten im engeren und übertragenen Sinne enthalten.

2. Ärztlich-pflegerischer Bereich

Hier finden sich die eigentlichen Aufgaben der Patientenversorgung, des "patient care", mit den Merkmalsträger-orientierten Datenbanken und den Echtzeitdaten verarbeitenden Subsystemen.

3. Ärztlich-akademischer Bereich

Hierunter werden die eigentlichen Aufgaben des Arztes verstanden, die mit Hilfssystemen unterstützt werden können. Abb. 1 zeigt hier spezielle Auskunftssysteme, Systeme zur Entscheidungshilfe, Interpretationshilfen etc. sowie die Bereiche der klinischen und Informatik-Forschung.

4. Regionale Aufgaben

Die in den regionalen Bereich reichenden Aufgaben nehmen in letzter Zeit an Bedeutung zu. Dies ist mitbedingt durch das stärkere Interesse an prophylaktischen Maßnahmen. Als Grundlage regionaler Planung werden von den individuellen Informationen Abstraktionen und Zusammenfassungen vorgenommen mit dem Ziel der Steuerung der regionalen Gesundheitsversorgung.

Ähnlich wie beim Krankenhaus lassen sich auch vergleichbare Bereiche für die regionale Gesundheitsversorgung aufzeigen. Es ist vorstellbar, daß (Computer)-Systeme hier nach gleichem Prinzip arbeiten und gegebenenfalls die im Krankenhaus entwickelten Modulen benutzen.

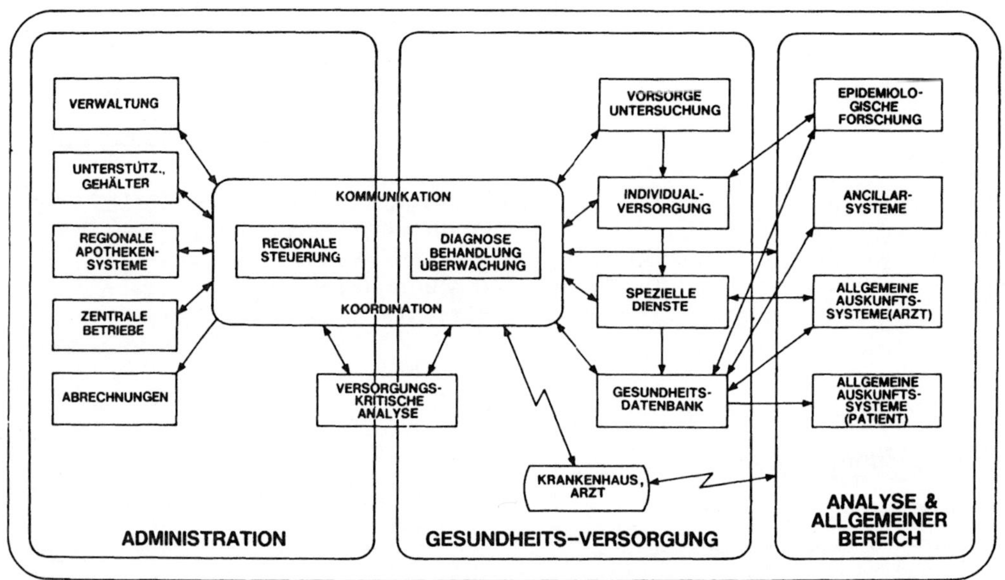

Abb. 2. Modell eines Informationssystems im Gesundheitswesen. Auch hier sind - wie in Abb. 1 - die Bereiche der Administration, der Gesundheitsversorgung und der medizinisch-wissenschaftlichen Analyse zu erkennen (vgl. 5, 17)

Abb. 2 liegt eine solche Auffassung zugrunde. Auch hier finden sich die Bereiche:

Administration

Hier sind die allgemeinen Verwaltungsaufgaben und die (nicht-medizinische) Betreuung der Personen im regionalen Bereich zusammengefaßt.

Gesundheitsversorgung

Hierunter werden alle Funktionen verstanden, die sich mit der Ausübung oder Ver-

mittlung von prophylaktischen oder curativen Heilmaßnahmen an Individuen befassen. Logischerweise sind auch hier die Verbindungen zum Krankenhaus und
zum niedergelassenen Arzt zu sehen wie auch die Aufgaben einer allgemeinen
Gesundheits-Datenbank.

Allgemeiner Bereich

In diesem Bereich ist die Analyse der Daten anzusiedeln. Einzuordnen sind auch
hier Systeme, die bei der Durchführung ärztlicher Maßnahmen helfen können im
näheren oder weiteren Sinne. Es sind dies Auskunftssysteme, bei denen sich der
Arzt im Bedarfsfalle Hinweise holen kann. Es ist aber auch an solche Auskunftssysteme zu denken, zu denen der Patient Zutritt hat und bei denen er sich über
seine spezielle (chronische) Erkrankung informieren und Hinweise für seine Le-
bensführung abrufen kann.

Systeme, die auf den niedergelassenen Arzt ausgerichtet sind, können - unter
Benutzung von time-sharing- und tele-procressing-Techniken - etwa die in Abb. 3
wiedergegebenen Aufgaben erfüllen. Es handelt sich hierbei vorwiegend um Mana-
gement-Hilfen für den individuellen Patienten, aber auch um Auskunftssysteme (Literatur, Symptomenkonstellationen, Vergiftungen) und administrative Programme
sowie um solche Module, die Konsiliarbefunde aufzeichnen, dokumentieren und übertragen können. Die Verbindung zu den regionalen Bereichen ist in Abb. 3 gestrichelt
angedeutet und bedarf sorgfältiger Definition.

Ist somit die Vielfalt der Aufgaben und die Notwendigkeit der Aufteilung in Subsysteme erwiesen, so ergibt sich doch die Frage, inwieweit solche Subsysteme
nicht eine gemeinsame Schnittmenge haben, die groß genug ist, den Plan regionaler
Zentren für das Gesundheitswesen ins Auge zu fassen. Bei der Konzeption solcher
Zentren käme es dabei darauf an, die einzelnen Aufgabenbereiche so zu definieren,
daß ihre Schnittstellen einen Informationsfluß ermöglichen, der den spezifischen
(auch Schutz-) Bedürfnissen der einzelnen Untersysteme gerecht wird.

Die sich anbietende Lösung ist die Parametrisierung oder Abstraktion. Die einzelnen Einheiten der Gesundheitsversorgung sollen auch weiterhin verantwortlich
bleiben für die Detaildaten und den Schutz der darin enthaltenen Information. Es
wird sich von System zu System jeweils die Informationskategorie angeben lassen,
die aus den Datenbanken extrahiert und weitergeleitet werden kann. Dabei ist es
vielfach nicht notwendig, die genaue Identität des Patienten anzugeben und oft sehr
gut denkbar, daß nach den Grundsätzen der hierarchischen Datenbankstrukturen

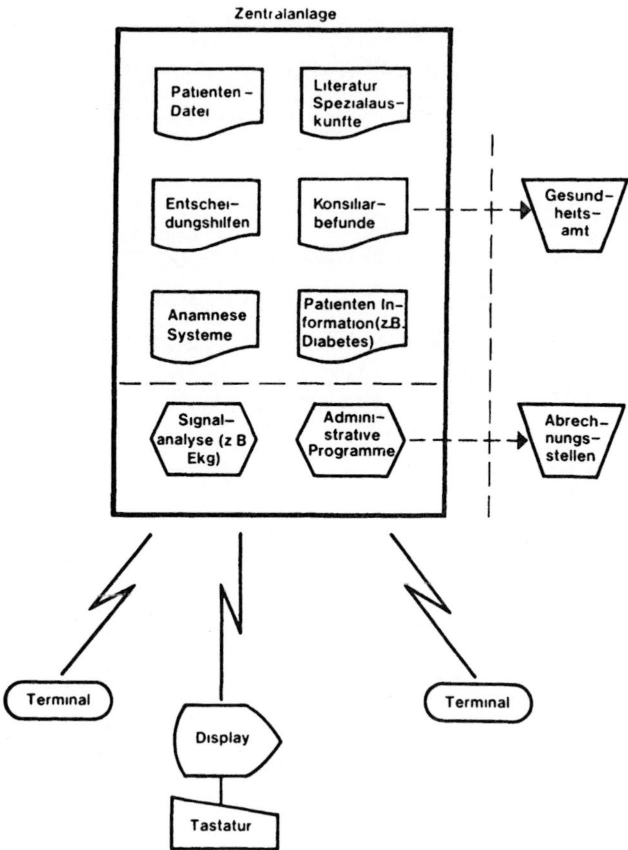

Abb. 3. Modell eines (time-sharing-)Systems für niedergelassene Ärzte mit den hauptsächlichen Funktionen (entnommen aus 6 und 7)

auch mehrere Subsysteme in einem größeren Rechner Platz haben und hier unabhängig voneinander über bestimmte Schnittstellen so miteinander in Verbindung treten, daß die gegenseitigen Schutzbedürfnisse gewahrt werden, ohne die notwendige Funktion zu beeinträchtigen und den erforderlichen Informationsfluß zu behindern.

Das Konzept der hierarchischen Datenbanken läßt es zu, systematisierte Bereiche verschiedenen Systemen so zuzuweisen, daß nur bestimmte Anteile hieraus dem einzelnen Benutzer zur Verfügung gestellt werden. Er arbeitet so, als ob er sich auf eine eigene, für seinen speziellen Zweck definierte Datenbasis bezöge. Es ist somit denkbar, daß im regionelen Bereich größere Rechenzentren nach diesen modernen Techniken der Informatik arbeiten. Trotz einer gemeinsamen Datenbank können so zielgerichtete Systeme einzelnen Benutzerkreisen zur Verfügung stehen, wobei Informationsaustausch und Extraktion über die gemeinsame Datenbank möglich werden.

Solche Zentren werden auch Aufgaben aus der zunehmend prophylaktischen Ausrichtung der Medizin übernehmen. Begleit- und Überwachungssysteme für Patienten mit bestimmten Risiken und Benachrichtigungssysteme für Immunisierung und Vorsorgeuntersuchungen können nur auf breiter Basis rationell sein und zu Arbeitsersparnis führen.

Es ist in diesem Zusammenhang auch an die Überlegungen von GARFIELD (8) zu erinnern. Er versucht, dem steigenden Bedarf an Gesundheitsversorgung dadurch zu begegnen, daß er nach Maßnahmen sucht, nur die ernsthaft oder submanifest Erkrankten der ärztlichen Versorgung zuzuführen und die aus Überwachungsgründen untersuchten Gesunden oder "beunruhigt Gesunden" (Patienten mit psycho-vegetativen oder Verhaltensstörungen), an entsprechende, nicht-medizinische Behandlungseinheiten zu verweisen.

Es fragt sich, inwieweit eine solche Differenzierung auf übergeordneter Ebene durchgeführt werden kann oder inwieweit es sich hierbei vorwiegend um Aufgaben dedizierter Zentren der Gesundheitsversorgung handeln muß. In diesen Bereich gehören auch breit angelegte Vorsorgeuntersuchungen mit Massenauswertung der gewonnenen Ergebnisse. Der Gedanke wird in den Vereinigten Staaten vor allen Dingen von den sogenannten HMO's, den Health Maintenance Organizations, aufgegriffen und verfolgt. Es handelt sich hier um (große)Gruppenpraxen mit Pauschalversicherungssystem.

Die aus den dargestellten Systemkonzepten sich ergebenden Anforderungen im technischen Sinne sind durch die Bedürfnisse des on-line-Zugriffs sowie des großen Bedarfs an externem Speicher charakterisiert. Die gleichzeitige Bedienung vielfältiger Systeme ist heute möglich auf dem Boden des virtuellen Maschinenkonzepts, das für das Medizinische System Hannover bereits 1969 eingeführt wurde (3).

Im einzelnen sind die Anforderungen vergleichbar mit denjenigen, die für ein medizinisches Computerzentrum im Bereich eines Krankenhauses definiert worden sind (9, 10).

In Zukunft wird sich noch eine große Anzahl technologischer Möglichkeiten ergeben. Zu nennen sind hier der Ausbau der Telefonkommunikation und die Benutzung von Sprachübermittlung als Datenausgabe. Weiterhin ist zu überlegen, ob ungenutzte Fernsehkanäle für die Zusammenschaltung von Subsystemen und für Datenübertragungen verwendet werden können und es ist zu prüfen, ob die Fernsehtechnik im örtlichen Bereich für Bildschirmübertragungen anwendbar ist.

In größerem Ausmaß als in der relativ geschützten Einheit des Krankenhauses sind Datenschutzanforderungen an regionale Systeme zu stellen. Es muß aber auch vermieden werden, daß durch allzu restriktive Gesetzgebung und entsprechende Maßnahmen ein sinnvoller Informationsaustausch be- oder sogar verhindert wird. Eine mögliche Lösung ist, derartige regionale Zentren eindeutig unter medizinische Kontrolle zu stellen und den Begriff des medizinischen Fachmanns auf dem Gebiet der Informatik weiter zu pflegen, eventuell mit dem Ziel, hier zu einer Facharzt-anerkennung zu kommen. Auf diese Weise wäre es möglich, das erforderliche Wissen aus den medizinischen Bereichen und der Informatik zu vereinen und gleichzeitig auch die notwendigen Überwachungsmechanismen zu garantieren. Von Fall zu Fall könnte dann eine auf medizinisches Fachwissen gegründete Entscheidung Ausnahmen von der Regel definieren für das Wohl des Patienten, so wie es auch bei der Handlung im akuten Notfall geschieht. Hierzu scheint mir - zumindest für die nächste Zukunft - die ärztliche Approbation erforderlich, um auch die rechtliche Verantwortung tragen zu können.

Literatur

1. U. S. DEPARTMENT OF COMMERCE BUREAU OF THE CENSUS: The American Almanac (for 1973). Grosset and Dunlap, New York (1973).

2. REICHERTZ, P. L. , SAUTER, K. , MOEHR, J. , KROSLAK, B. , ZOWE, W.: Konzeptioneller Aufbau eines integrierten Patientenfile. In: FUCHS, G , WAGNER, G.: Krankenhausinformationssysteme. Schattauer Verlag, Stuttgart, 73-87 (1972).

3. REICHERTZ, P. L.: Aufbau eines Informationssystems und Terminal-Dialog-Betriebs in einem Klinikum. Systems 71, München, 30. 11. - 3. 12. 1971.

4. REICHERTZ, P. L.: Ärztliche Informatik. 107. Tagung Gesellschaft Deutscher Naturforscher und Ärzte, München, 8. -12. Oktober 1972.

5. REICHERTZ, P. L.: Summary-Address: Analysis and Concept. XI. IBM-Medical-Symposium, Heidelberg, 4. /6. September 1972 (im Druck).

6. REICHERTZ, P. L.: Die Bedeutung des Computers für die Ärztliche Praxis heute und morgen. Dt. Ärzteblatt 67, 2923-2938, (1970).

7. REICHERTZ, P. L.: Allgemeine Grundlagen, technische Möglichkeiten und Entwicklungstendenzen der elektronischen Informationsverarbeitung in der Medizin. Nieders. Ärzteblatt, 45, 211-217, 1972.

8. GARFIELD, S. R.: Health Care and Health Services Resources. Med. Progr. Technol. 1, 2-6 (1972).

9. REICHERTZ, P. L.: Requirements for Configuration and Management of an Integral Medical Computer Center. Meth. Inform. Med. 9, 1-8, 1970

10. REICHERTZ, P. L.: Erfordernisse und Struktur eines Computercentrums für die Klinik. Datenverarbeitung und Medizin, IBM-Seminar, Bad Liebenzell, 163-183, 1970, IBM Form K12-1012-0.

11. REICHERTZ, P. L.: The Medical System Hannover (MSH) and Regional Systems in Germany Proceedings of Medis 1972 Osaka International Symposium on Medical Information System (9/29-30/72), Kansai Institute of Information Systems, 127-153 (1972).

Medizinische Datenbanken und ihre Problematik

G. WAGNER

<u>Einleitung</u>

Als Grundlage von wirtschafts- und sozialpolitischen Entscheidungen wird die sofortige Verfügbarkeit von aktuellen, zuverlässigen und ausreichend detaillierten Informationen immer notwendiger und unentbehrlicher. Für die Führung eines modernen Staates ist - wie PIETSCH (11) es schon 1962 formuliert hat - Information ein
"nationaler Rohstoff" geworden, von dessen Vorhandensein und schneller Verfügbarkeit die Erhaltung eines einmal erreichten Leistungsniveaus im Wettbewerb der
Nationen abhängig ist. Es nimmt daher nicht wunder, daß in allen hochzivilisierten
Ländern Bemühungen im Gange sind, die integrierte Informationssammlung und
-bereitstellung zu fördern und zentral gesteuerte Datenbank-Informationssysteme
aufzubauen.

Aber nicht nur der Staat und seine Behörden, sondern auch private Institutionen
haben die Bedeutung einer integrierten Informationsbereitstellung längst erkannt und
bemühen sich, Datenbanken für ihre Zwecke zu entwickeln.

Datenbanken, wie sie hier verstanden werden, sind on-line betriebene Informationssysteme, in denen spezielle Datenbestände vorrätig gehalten, aktualisiert, in-
tegriert und jederzeit von allen dazu privilegierten Personen über Terminals abgerufen werden können.

Diese Definition sagt zunächst noch nichts über die Größenordnung und den sach-
lichen Umfang einer Datenbank aus. Die einfachste Form wird in der Sammlung von
bestimmten Daten auf einem spezialisierten Gebiet und für einen ganz speziellen
Zweck bestehen.

Die gesammelten Daten werden hierbei nur einen engen Sektor von Wirtschaft, Technik, Politik oder Wissenschaft betreffen; sie werden aber in der Regel sehr detailliert untergliedert sein. Eine 2. Stufe von Datenbanken wird bestimmte Daten aus mehreren Spezialdatenbanken nach gewissen Ordnungsbegriffen der 1. Stufe oder auch nach übergeordneten Ordnungsbegriffen zusammenfassen; eine 3. Stufe wird wiederum eine *Zusammenfassung von Elementen der 2. Stufe* in einem noch höheren Hierarchie-Niveau oder auch nach größeren geographischen Räumen darstellen. Natürlich wird auf jeder höheren Hierarchie-Stufe eine gewisse Datenkomprimierung bzw. -reduktion erforderlich sein. Es leuchtet auch ein, daß die Entwicklungstendenz solcher Systeme zwangsläufig expansiv ist, da sie selbstverständlich umso effektiver sind, je weniger an Information nach außerhalb der geographischen Grenze des Systems verlorengeht. "Ideal" ist daher die vollständige Erfassung einer geschlossenen Population (2).

Mit dem weiteren Fortschreiten der Computertechnologie werden immer umfangreichere Datensammlungen realisierbar. Wir werden daher nach Ansicht zahlreicher Experten in nicht mehr ferner Zukunft bereits riesige zentrale Datenbanken auf regionaler oder nationaler Basis und weitgefächerte Datenbank-Verbundnetze zu erwarten haben; diese Entwicklung wird sich - wie RAMEY (12) meint - ebenso zwangsläufig durchsetzen wie in der Vergangenheit die Eisenbahn, das Telefon und die Versorgung mit Elektrizität. Schon heute ist es kein technisches Problem mehr, sondern nur noch eine Frage des Aufwandes bzw. der Kosten, ein ganzes Land mit einem Netz von Informationssystemen zu überziehen, die miteinander verknüpft sind und ihre Datenbestände beliebig kombinieren und austauschen können.

Das Problem des Datenschutzes in Datenbank-Informationssystemen

Noch jeder technische Fortschritt hat der Menschheit auch stets gewisse Risiken gebracht. Das Risiko zentraler Datenbank-Informationssysteme besteht in ihrem möglichen Mißbrauch durch unbefugte Ausnutzung der darin enthaltenen Informationen. Unbefugter Gebrauch von geheimen oder vertraulichen Informationen ist nun allerdings keineswegs eine erst in unserer Zeit aktuell gewordene Gefahr. Wir haben uns auch längst daran gewöhnt, daß Informationen über unsere Person an den verschiedensten Stellen zur Verfügung stehen, beispielsweise beim Arbeitgeber, auf dem Finanzamt, bei Kreditinstituten, beim Militär, möglicherweise auch bei der Polizei und in Gerichtsakten; aber, und das ist oder war bisher - wie Annette HARRI-

SON (7) meint - das Entscheidende: Alle diese in Karteien oder Akten gesammelten Informationen garantieren allein schon deswegen ein gewisses Maß an Vertraulichkeit, weil sie wegen ihrer Verstreutheit an vielerlei verschiedenen Stellen unbefugten Außenstehenden nicht geschlossen zugänglich waren. Das wird sich mit dem Einsatz moderner Datenverarbeitungsanlagen mit riesigen Massenspeichern allerdings entscheidend ändern. Bedenkt man, daß 5000 Zeichen etwa 2 1/2 Schreibmaschinenseiten entsprechen, dann läßt sich leicht errechnen, daß ein einziger Massenspeicher mit einer Speicherkapazität von z.B. 1 Milliarde Zeichen entsprechend umfängliche Dossiers von 200 000 Bürgern aufnehmen kann (6). Die neuen Techniken einer optischen Aufzeichnung auf thermoplastischen Materialien bzw. die Holographie versprechen die baldige technische Verwirklichung von Speichern, deren Kapazität noch 2-3 Zehnerpotenzen höher liegt.

Mit solcher Massierung von Informationen an einer einzigen Stelle ergibt sich natürlich auch bezüglich der Geheimhaltung eine veränderte Situation. Zweifellos dürfte die leichte Zugänglichkeit der Informationen für Behörden, Dienststellen oder Einzelpersonen, die Zugang zu einem solchen System haben, eine Versuchung darstellen, mehr über eine Person zu erfahren, als primär nötig oder beabsichtigt war. Das aber muß von vornherein so weitgehend wie möglich verhindert werden (13).

Die Computer-Hersteller haben in Erkenntnis der Wichtigkeit des Datenschutzes zahlreiche technische Hardware- und Software-Kontrollsysteme entwickelt, wobei die Daten etwa nach Zugriffshierarchien gestaffelt sind. Der Benutzer hat - je nach dem Grade seiner Autorisation - Zugang zu weniger oder mehr Daten; er muß seine Ermächtigung etwa durch ein geheimes, nur ihm bekanntes Paßwort, durch eine Plastik-Identifikationskarte, durch einen Schlüssel, durch Sprechen in das System (mit nachfolgendem automatischem Pattern Recognition) etc. nachweisen.

Da keines dieser Systeme einen absoluten Schutz gegen technische Pannen, Schnüffler, Spitzel und Codebrecher bieten kann, muß zusätzlich eine dem Schutz der Daten dienende Gesetzgebung geschaffen werden. Erste Ansätze in dieser Richtung in der Bundesrepublik Deutschland finden sich im Bayerischen EDV-Gesetz vom 30.9.1970 und im Hessischen Datenschutzgesetz vom 8.10.1970. Allerdings wird die spezielle Problematik medizinischer Datenbanken darin noch nicht berührt.

Einige Argumente für die Errichtung medizinischer Datenbanken

Es ist gar keine Frage, daß gerade auch für den Bereich der Medizin die Errichtung von Datenbanken zahlreiche Vorteile mit sich bringen würde. Die Argumente, die in diesem Sinne sprechen, sind so zahlreich, daß hier nur einige davon erwähnt werden können.

Im Laufe eines individuellen Lebens fallen zahlreiche Informationen über Gesundheit und Krankheit an, die irgendwo fixiert werden und deren Kenntnis in kritischen Situationen für das weitere Schicksal des erkrankten Individuums entscheidend sein kann. Eine langzeitig geführte Synopsis über persönliche Lebensdaten wird umso wichtiger, als mit dem seit einigen Jahrzehnten zu beobachtenden Panoramawechsel der Krankheiten die akuten Seuchen und Infektionen mehr und mehr in den Hintergrund treten und die langdauernden chronischen Leiden (wie etwa Herz- und Kreislaufkrankheiten, Krebs, Diabetes, Rheumatismus usw.) immer mehr an Bedeutung zunehmen. Leider können solche Informationen, wie sie beispielsweise in ärztlichen Kartotheken, Krankengeschichten, Laboratoriumsprotokollen, den Unterlagen diagnostischer und therapeutischer Institute, Versorgungsakten und sonstigen Papieren medizinischen Inhalts niedergelegt sind, bis heute nicht effektiv genutzt werden, da sie bruchstückweise weit verstreut und bei Bedarf oft nicht verfügbar sind. Oftmals ist dem jeweiligen behandelnden Arzt nicht einmal ihre bloße Existenz bekannt.

Zweifellos ist das kombinierte Vorliegen von zu verschiedenen Zeiten und an verschiedenen Orten erhobenen medizinischen Daten und Befunden von größerem Informationswert als jede dieser Angaben für sich allein; sicher wäre es auch im Interresse des einzelnen Patienten wünschenswert, wenn der behandelnde Arzt alle anamnestisch relevanten Daten bei Bedarf gewissermaßen auf Knopfdruck verfügbar hätte. Technisch ist das - wie eingangs erwähnt - heute realisierbar. Auch die Einbeziehung von "paramedizinischen" Angaben (etwa aus Geburts-, Heirats- oder Todesbescheinigungen) als für viele Problemstellungen wichtige sog. Hintergrundsinformation macht technisch keine Schwierigkeiten.

Die Methode, die einzelnen Informationssteinchen zu einem Gesamtmosaik zusammenzufügen, bezeichnen wir, da ein prägnanter deutscher Ausdruck hierfür noch fehlt, als "Medical Record Linkage". Dank der Pionierleistungen von ACHESON (1), MOORE (8), NEWCOMBE (10) und anderen ist es möglich geworden, in geeigneter Weise erfaßte Informationen über eine bestimmte Person automatisch vom Computer zusammenzuführen und jede neu hinzukommende Information in die Krankengeschichte des richtigen Patienten einordnen zu lassen, vorausgesetzt, daß genügend spezifische Daten zur Identifizierung der betreffenden Person zur Verfügung stehen.

Über den verbesserten Dienst am einzelnen Patienten durch Bereitstellung wichtiger Angaben über frühere Erkrankungen, Behandlungen, erbliche Belastungen, eventuelle Arzneiunverträglichkeiten besondere Gefährdungen usw. hinaus, könnten medizinische Datenbanken Unterlagen für eine größere Zahl wissenschaftlich interessanter, bisher nicht verfügbarer Statistiken (beispielsweise Verlaufsstudien bei bestimmten Patientenkollektiven, Verfolgung der Lebensschicksale beruflicher Risikogruppen, Feststellungen der Morbiditätsmuster nach chirurgischen Eingriffen bestimmter Art, detailliertere Unterlagen für die Familienplanung) liefern, als Register für bestimmte Krankheiten (z.B. Krebs, Diabetes, Tuberkulose) fungieren, Prävalenz- und Inzidenzuntersuchungen bei seltenen Krankheiten ermöglichen und vieles andere mehr. Auch detaillierte Untersuchungen über die Effizienz bestimmter gesundheitspolitischer Maßnahmen und über das Preis-Leistungs-Verhältnis von prophylaktischen oder kurativen Maßnahmen des Gesundheitsdienstes würden endlich möglich.

Daß medizinische Datenbanken über eine verbesserte individuelle Patientenversorgung hinaus auch für die epidemiologische und genetische Forschung, das öffentliche Gesundheitswesen, die Demographie und die Medizinalstatistik neue Wege eröffnen können, ist übrigens in Britisch-Columbien und im Bezirk Oxford bereits unter Beweis gestellt worden (2, 9).

Schutz der Privatsphäre und Vertraulichkeit ärztlicher Informationen

Die mögliche Gefahr derartiger medizinischer Datenbanken liegt - wie schon erwähnt - im unbefugten Zugriff zu vertraulichen oder gar zum Nachteil der Person verwendbaren Informationen. In weit stärkerem Maße als auf anderen Gebieten dürften gerade bei medizinischen Datenbanken zwei Problemkreise von entscheidender Bedeutung sein: Der Schutz der persönlichen Intimsphäre und die Wahrung der Vertraulichkeit. Da beide Begriffe häufig miteinander verwechselt bzw. synonym gebraucht werden, sei hier der Versuch einer kurzen Gegenüberstellung der Begriffsinhalte gestattet:

Schutz der Privat- bzw. Intimsphäre, Heimlichkeit (englisch: privacy) ist das Recht jedes Individuums, anderen Menschen Informationen über die eigene Person vorzuenthalten bzw. den Zugang zur eigenen Persönlichkeit zu verweigern.

Jeder Mensch hat zu seiner Existenz eine private Sphäre nötig, in die er sich bei Bedarf zurückziehen kann. Diese Möglichkeit des Distanzhaltens ist ein schon im Tierreich zu beobachtendes elementares Bedürfnis: denken wir etwa an den sog. "Hackabstand" bei vielen Vogelarten. Der Mensch in der modernen Massengesellschaft lebt in einem permanenten Spannungszustand, den er gelegentlich in irgendeiner Weise abreagieren muß Das Funktionieren dieses Mechanismus des Abreagierens setzt allerdings voraus, daß dem Individuum dabei kein Schaden entsteht, d. h. daß eine gesicherte Privatsphäre existiert, auf die dieses "Ablegen der sozialen Rolle" beschränkt bleibt. Hierzu gehört - wie GILOI (6) bemerkt - auch das gelegentliche Abweichen von Verhaltensnormen, deren Einhaltung die Gesellschaft gemeinhin zwar zu erzwingen sucht, deren Verletzung sie aber in der Regel ohne weiteres tolerieren kann. Im Gegenteil würde die konsequente Strafverfolgung aller noch so geringfügigen Vergehen unser ganzes gesellschaftliches Gefüge zusammenbrechen lassen. "Die Aufrechterhaltung einer individuellen Privatsphäre ist damit nicht nur ein stabilisierender Faktor für die individuelle Psyche, sondern auch für das gesellschaftliche System". Es ist daher nur konsequent, daß die westlichen Demokratien der Privatsphäre ihrer Bürger den Rang eines schutzwürdigen Rechtsgutes zuerkennen.

Im Gegensatz zur Heimlichkeit setzt der Begriff <u>Vertraulichkeit</u> (englisch: <u>confidentiality</u>) einen Partner voraus, dem man bestimmte Informationen zu einem bestimmten Zweck anvertraut, wobei der sich dem anderen Eröffnende implizit voraussetzt oder expressis verbis fordert, daß der Partner die ihm anvertraute Information nicht an dritte Personen weitergibt.

Die Rechtsprechung kennt und respektiert mehrere solcher <u>Vertraulichkeitsbeziehungen,</u> beispielsweise die zwischen Ehemann und Ehefrau, zwischen Strafverteidiger und Klient, zwischen Beichtvater und Beichtkind, zwischen Reporter und Informant und schließlich auch zwischen <u>Arzt und Patient</u>. Der Arzt hat in unserer Gesellschaft nicht nur das Recht, sondern sogar die Pflicht, über alles, was er von seinem Patienten im Zusammenhang mit seiner Krankheit erfährt, Stillschweigen zu bewahren. Die ärztliche Schweigepflicht ist fraglos eine ganz wesentliche Voraussetzung für das Zustandekommen des für einen Therapieerfolg so wichtigen Vertrauensverhältnisses zwischen Patient und Arzt. Heute und in Zukunft wird und darf der Patient voraussetzen, daß der Arzt im Vertrauen gemachte Angaben bzw. bei der Untersuchung festgestellte ärztliche Befunde nicht ohne seine ausdrückliche persönliche Genehmigung an andere weitergibt.

Eine andere Frage ist es allerdings, ob die das Arzt-Patient-Verhältnis regulierenden, meistens aus dem vorigen Jahrhundert stammenden, häufig recht engen und gelegentlich sogar dem Fortschritt der Medizin im Wege stehenden rechtlichen Bestimmungen der meisten westlichen Länder der heutigen Situation noch in optimaler Weise entsprechen und ob sie dem auch in vielen anderen Bereichen des gesellschaftlichen Zusammenlebens immer stärker empfundenen Antagonismus zwischen dem zunehmenden Informationsbedürfnis der Öffentlichkeit und dem Anspruch des Individuums auf Schutz der Privatsphäre bzw Vertraulichkeit genügend Rechnung tragen.

Bei der Diskussion dieser Frage müssen wir davon ausgehen, daß sich die Haltung des Durchschnittsbürgers bezüglich der eigenen Gesundheit bzw. Krankheit in den letzten Jahrzehnten überall in der Welt doch erheblich gewandelt hat. Vieles wird gegenüber früher freier und offener diskutiert, manche in der Generation unserer Väter noch bestehenden Hemmungen sind völlig verschwunden. Beispielsweise zeigen Patienten in der psychoanalytischen Gruppentherapie keine Scheu, innerhalb der Gruppe ganz offen über intimste Details der Sexualsphäre zu berichten.

Auch bei der stationären Behandlung erweitert sich der Kreis der ins Vertrauen gezogenen Personen ständig (14). Heute erfahren nicht nur die behandelnden Ärzte, sondern auch Krankenschwestern, Sekretärinnen, Verwaltungsangestellte, technisches Personal, therapeutische Hilfspersonen, Sozialfürsorger, Medizinstudenten, Versicherungsangestellte und andere Personen zahlreiche Einzelheiten über das Lebensschicksal und die intimen Probleme eines ins Krankenhaus aufgenommenen Patienten. Auch die Krankengeschichte herkömmlicher Art geht durch viele Hände, bevor sie endgültig abgeschlossen wird und ins Archiv wandert.

Man kann unmöglich die Probleme der zweiten Hälfte des 20. Jahrhunderts mit Ideen und Vorstellungen des 18. oder 19 Jahrhunderts lösen. Es ist daher sicher wünschenswert bzw. notwendig, die teilweise schon recht antiquierten gesetzlichen Bestimmungen über das Arzt-Patient-Verhältnis einer Revision zu unterziehen. Das soll aber - und ich möchte hier nicht mißverstanden werden - kein Plädoyer für ein Aufweichen der ärztlichen Schweigepflicht sein. Vielmehr brauchen wir eine moderne Gesetzgebung, die den geänderten Verhältnissen angepaßt und flexibel genug ist, bei Wahrung der berechtigten Interessen des Einzelnen auch der medizinischen Forschung und dem Fortschritt des ärztlichen Wissensstandes zu dienen.

Die Sonderstellung medizinischer Datenbanken

Während das Problem des Schutzes der Privatsphäre auch in Datenbanken sonstiger Art eine wichtige Rolle spielt, kommt bei medizinischen Datenbanken noch die Vertraulichkeitsproblematik zusätzlich zum Tragen. In ihrem Bericht über "Computers in Medicine" kommt die Planungsgruppe der British Medical Association (4) nach eingehender Auseinandersetzung mit dem Datenbankkonzept und dem Problem der Vertraulichkeit ärztlicher Informationen zu dem Schluß, daß in den westlichen Demokratien medizinische Datenbanken nur dann die Chance einer Realisierung besitzen, wenn der einzelne Bürger volles Vertrauen in diese Systeme haben kann. Die wichtigste Voraussetzung hierfür aber ist, daß alle ärztlichen und medizinischen Informationen über identifizierbare Individuen von allen sonstigen Daten- und Informationsbanken streng gesonders gehalten, absolut vertraulich behandelt und nur Ärzten und speziell autorisierten, ebenfalls der Schweigepflicht unterworfenen Personen zugänglich sind. Die Öffentlichkeit wehrt sich zu Recht dagegen, daß auf eine identifizierbare Person zu beziehende Angaben - etwa über Erbkrankheiten, die Behandlung psychischer Leiden oder Geschlechtskrankheiten, die Folgen einer Abtreibung, den Mißbrauch von Drogen, Einzelheiten oder auch nur die Tatsache eines Selbstmordversuches usw. - nicht der Schweigepflicht unterliegenden Personenkreisen oder Behörden bekannt werden. Über die Notwendigkeit einer Trennung der medizinischen Datenbank von Datenbanken anderen Inhalts sind sich alle Autoren, die aus der Sicht des Arztes bisher zu diesen Problemen Stellung genommen haben, einig.

Erziehung und Aufklärung sind sicher wichtige Maßnahmen zur Erzielung einer positiven Einstellung der Öffentlichkeit gegenüber medizinischen Datenbanken. Um die Verläßlichkeit der eingespeicherten Daten möglichst weitgehend zu garantieren, sollte nur der behandelnde Arzt entscheiden, was in den zentralen File eingespeichert werden soll. Nach Ansicht von FREED (5) sollte jede medizinische Datenbank weiterhin auf dem Prinzip der Freiwilligkeit beruhen, d.h. jeder Teilnehmer sollte frei entscheiden können, ob er an dem System partizipieren will oder nicht, und jederzeit das Recht haben, seine "Personalakte" löschen zu lassen.

Hinsichtlich des Vertraulichkeitsgrades und der Zugriffsermächtigung könnten die Daten differenziert werden. Rein administrative Daten könnten beispielsweise auch den Krankenhausverwaltungen für statistische Untersuchungen zugänglich gemacht werden.

Man könnte sich prinzipiell zwei <u>Arten von Datenfiles</u> vorstellen:

1. eine <u>vertrauliche Datei</u>, die alle Informationen einschließlich der Identifikations-
merkmale der Einzelpersonen enthält, ausschließlich der Patientenversorgung
dient und nur den behandelnden Ärzten zugänglich ist;

2. eine <u>offene Datei</u>, die zwar die gleichen Informationen, nicht aber die Identifi-
kationsmerkmale enthält und <u>für Zwecke der Forschung</u> und der statistischen
<u>Auswertung</u> verfügbar gehalten werden könnte.

Alle an einer medizinischen Datenbank Beschäftigten müssen in analoger Weise
wie der Arzt zur absoluten Vertraulichkeit und Schweigepflicht verpflichtet werden.
Fahrlässige oder absichtliche Weitergabe von im dienstlichen Bereich erfahrenen
vertraulichen Informationen sollte gesetzlich für strafbar erklärt und mit empfind-
lichen Bußen belegt werden.

Was wir dazu benötigen, ist eine spezielle, auf die medizinische Datenbank von
morgen zugeschnittene Gesetzgebung, die einerseits den berechtigten Forderungen
nach vertraulicher Behandlung medizinischer Daten und ärztlicher Informationen
genügt, andererseits aber flexibel genug ist, den technischen Fortschritt zum Wohle
des einzelnen Patienten und zum Nutzen der medizinischen Forschung einzusetzen.
Einige wenige Länder haben bereits begonnen, der neuen Situation Rechnung zu tragen. Beispielsweise hat der Staat Maryland eine Verordnung erlassen, die die Vertraulichkeit des zentralen staatlichen Psychiatrieregisters schützt. Danach ist keine
staatliche Dienststelle - auch nicht das Gericht - berechtigt, Auskünfte aus dieser
Datenbank einzuholen (3). In Britisch-Columbia wird die Verwendung von Patientendaten für die medizinische Forschung ausdrücklich gestattet unter der einzigen Einschränkung, daß bei der Publikation der Forschungsergebnisse die Identität der Individuen nicht bloßgestellt werden darf.

Über die technischen und juristischen Details des Aufbaus von medizinischen
Datenbanken läßt sich diskutieren; an einer Forderung müssen wir als Ärzte und
Sachwalter unserer Patienten aber festhalten: Ärztliche Informationen dürfen nicht
in zentrale Datenbanken eingebracht werden, die auch anderen als ärztlichen Personen bzw. Institutionen zugänglich sind. Wenn diese Generalforderung eingehalten
und die vertrauliche Behandlung der Daten durch angemessene legislative Maßnahmen sichergestellt ist, sollte es - wenigstens auf dem ärztlich-medizinischen Sektor - möglich sein, die Interessen der Öffentlichkeit, der Wissenschaft und der Ein-
zelperson miteinander in Einklang zu bringen.

Literatur

1. ACHESON, E. D.: Medical Record Linkage. Oxford University Press, London-New York-Toronto 1967.

2. ACHESON, E. D.: Medical Record Linkage. Meth. Inform. Med. $\underline{8}$, 1-6 (1969).

3. BAHN, A.: Discussion remarks. In: Record Linkage in Medicine (ed. E. D. ACHESON), pp. 345-346. Edinburgh and London: E. &. S. Livingstone Ltd. 1968.

4. B. M. A. PLANNING UNIT: Report No. 3 - Computers in Medicine. London W. C. 1 : B. M. A. House 1969.

5. FREED, R. N.: A legal structure for a national medical data center, Proc. Fall Joint Comput. Conf. pp. 387-394, 1968.

6. GILOI, W.: Der Computer und die Rechte des Einzelnen. Datascope $\underline{1}$, 1-10 (1970)

7. HARRISON, A.: The problem of privacy in the computer age: An annotated bibliography. Doc. RM-5495-PR/Rc., Rand Corp., Santa Monica/Calif. 1967.

8. MOORE, F. J.: Mechanizing a large register of first order patient data. Meth. Inform. Med. $\underline{4}$, 1-10 (1965).

9. NEWCOMBE, H. B.: The use of medical record linkage for population and genetic studies. Meth. Inform. Med. $\underline{8}$, 7-11 (1969).

10. NEWCOMBE, H. B. and KENNEDY, J. M.: Record Linkage. Making maximum use of the discriminating power of identifying information. Comm. Ass. Comput. Mach. $\underline{5}$, 563-566 (1962).

11. PIETSCH, E.: Entwicklungstendenzen im Bereich von Dokumentation und Information. Nachr. Dok. $\underline{13}$, 191-201 (1962).

12. RAMEY, J. W.: Computer information sharing - threat to individual freedom. Proc. Amer. Doc. Inst. $\underline{1967}$, 273-77.

13. WAGNER, G.: Das Problem der Vertraulichkeit im Zeitalter des Computers. In: Die Wirklichkeit und das Böse (U. DERBOLOWSKY und E. STEPHAN, Hrsg.), 105-111. Hamburg: H. Christians Verlag 1970.

14. WITTS, L. J.: People in confidence, the expanding circle. In: Record Linkage in Medicine (E. D. ACHESON, ed.) 333-338. Edinburgh and London: E. &. S. Livingstone Ltd. 1968.

Datenschutz aus der Sicht der Gesetzgebung

H. Auernhammer

Den Schutz der Privatsphäre sicherzustellen, gibt es eine Reihe von Möglichkeiten. Im wesentlichen sehe ich vier Maßnahmen: einmal technische, sodann organisatorische, personelle und schließlich gesetzgeberische Maßnahmen.

In letzter Zeit verstärkt sich der Ruf nach der Gesetzgebung. Es wird verlangt, daß spezifische Gesetze für den Schutz der Privatsphäre in der Datenverarbeitung erlassen werden. Auf der anderen Seite kann Zurückhaltung, ja Ablehnung dagegen festgestellt werden, diese Problematik jetzt gesetzgeberisch zu lösen. Es wird befürchtet, durch ein umfassendes Datenschutzgesetz könnte die Praktikabilität der Datenverarbeitung, könnte überhaupt die Tagesarbeit in Verwaltung, Wirtschaft und Wissenschaft beeinträchtigt werden. Es ist also die Frage zu beantworten: sind Datenschutzgesetze heute sinnvoll und notwendig?

Zum derzeitigen Stand der EDV-Anwendung kann gesagt werden, daß die aus Rationalisierungsgründen schon seit zehn und mehr Jahren betriebene Automatisierung von routinemäßigen Massenarbeiten ziemlich weit fortgeschritten ist, in der Verwaltung wie in der Wirtschaft. Personenbezogene Daten haben daran einen erheblichen Anteil. Ich denke dabei zum Beispiel an die Rechnunglegung, an die Kontokorrentrechnung, an die Gehaltsbuchhaltung und dergleichen, die heute weithin elektronisch erledigt werden.

Von der rationalisierungssteigernden integrierten Datenverarbeitung, der Zusammenfassung also von sachlich zusammengehörenden, aber noch isoliert durchgeführten Automatisierungsarbeiten zu Verbundsystemen im Wege der gegenseitigen Verknüpfung von Datenbereitstellung, -erfassung und -verarbeitung innerhalb der Verwaltung und Betriebe und erst recht über diese Bereiche hinaus sind wir aber im ganzen gesehen noch ziemlich weit entfernt. An Planungen hierfür fehlt es nicht.

Der Aufwand an Personal, Zeit und Geld zu deren Realisierung ist jedoch außerordentlich hoch.

Für den Einsatz computerunterstützter Informationssysteme, die das Überangebot an Informationen ordnen, einem raschen Zugriff erschließen und Planungs- und Entscheidungshilfen geben sollen, gilt das erst recht. Es gibt auch hier eine Fülle von Planungen und Konzeptionen in öffentlichen und privaten Bereichen, bei denen personenbezogene Daten eine Rolle spielen. Für kaum eines dieser Projekte kann jedoch der Zeitpunkt der vollen Funktionsfähigkeit angegeben werden.

Zu Beginn einer kurzen Darstellung des Ergebnisses einer Untersuchung über die gegenwärtige Rechtslage muß darauf hingewiesen werden, daß die Forderung, die Privatsphäre des Bürgers zu schützen, keineswegs neu ist und nicht erst seit dem Einsatz von Computern an unsere Rechtsordnung gestellt wird. Es gibt seit langem eine Reihe von Rechtsvorschriften, die diesem Anliegen Rechnung tragen.

Da ist zunächst auf das allgemeine Persönlichkeitsrecht hinzuweisen, das von der Rechtsprechung aus den Grundrechten der Artikel 1 und 2 des Grundgesetzes abgeleitet und herausgebildet und absoluten Rechten, etwa Leben, Freiheit und Eigentum gleichrangig an die Seite gestellt worden ist. Gegenstand dieses allgemeinen Persönlichkeitsrechtes ist das Recht des einzelnen auf Achtung seiner individuellen Persönlichkeit gegenüber dem Staat und auch im Privatbereich. Es ist von generalklauselartiger Weite. Mangels präziser Definition wurden schutzwürdige Sphären herausgearbeitet, also Fallgruppen wie die Individual-, Intim-, Geheimsphäre, wie das Recht auf persönliche Entfaltung oder das Recht am eigenen Bild, die aber immer nur bestimmte Aspekte regeln, keineswegs den Gesamtbereich der Privatsphäre abdecken.

Im Strafrecht ist es ähnlich. Es fehlt eine generelle Bestimmung, die den Schutz der Privatsphäre regelt. Es gibt aber Vorschriften, die gewisse Teilbereiche regeln, etwa Verletzung des Briefgeheimnisses, Abhörverbot oder die Delikte der Fälschung technischer Aufzeichnungen oder Urkundenfälschung.

Gegen Übergriffe durch die öffentliche Hand schützen die Grundrechte, die ich zuvor schon erwähnte. Artikel 1 Absatz 1 des Grundgesetzes bestimmt, daß die Würde des Menschen unantastbar ist; sie zu achten und zu schützen sei Verpflichtung aller staatlichen Gewalt. Artikel 2 Absatz 1 besagt, daß jedermann das Recht auf freie Entfaltung der Persönlichkeit hat. Nach der Rechtsprechung des Bundesverfassungsgerichtes wird dem Bürger damit eine Sphäre privater Lebensgestaltung verfassungskräftig vorbehalten, ein letzter unantastbarer Bereich menschlicher Freiheit, der der Einwirkung der gesamten öffentlichen Gewalt entzogen ist. Auf der gleichen Ebene liegt der Grundsatz der Gesetzmäßigkeit der Verwaltung als wesentliches Element des Rechtsstaatprinzips. Danach muß alles Handeln der öffentlichen Gewalt, das in die Rechtssphäre des Bürgers eingreift, unmittelbar auf die Verfassung oder ein Gesetz zurückzuführen sein.

Daneben gibt es noch eine Fülle von Einzelgesetzen, die spezielle Geheimhaltungsvorschriften und Auskunftsverbote hinsichtlich persönlicher Daten sowie strafrechtliche Sanktionen enthalten, etwa im Bundesstatistikgesetz das Statistikgeheimnis, in der Abgabenordnung das Steuergeheimnis, im Strafgesetzbuch das Post- und Telegrafengeheimnis.

In neuere Gesetze werden verstärkt Datenschutzbestimmungen aufgenommen, z. B. in das Zentralregistergesetz, in den Entwurf eines Bundesmeldegesetzes, in das baden-württembergische bzw. bayerische EDV-Organisationsgesetz aus dem Jahre 1970.

Ebenso ist die Rechtslage in den privaten Bereichen, in der Wirtschaft. Auch hier gibt es nur spezielle Vorschriften, z. B. in der Gewerbeordnung oder in dem Gesetz gegen unlauteren Wettbewerb. Dieser Streifzug mag hier genügen.

Als Ergebnis dieses kurzen Abrisses der tatsächlichen Verhältnisse in der Datenverarbeitung und andererseits der derzeitigen Rechtslage wird man folgendes feststellen können. Personenbezogene Daten werden auch mit Hilfe der EDV noch weitgehend isoliert erhoben, gespeichert und verarbeitet. Die Daten über eine Person werden meist noch in zahlreichen sachlich und räumlich getrennten, voneinander unabhängigen Dateien abgespeichert. Integrierte Verbundsysteme, komplexe Informationssysteme, die es erlauben würden, an verschiedenen Stellen gespeicherte Datensätze über eine Person gezielt und schnell zu kombinieren, um so zu einem umfassenden Persönlichkeitsbild zu kommen, zu einem elektronischen Dossier sozusagen, sind heute so gut wie nicht in Aktion. Dem entspricht im großen und ganzen auch die rechtliche Situation. Sie ist im Grunde ebenso aufgesplittert. Die zahlreichen einschlägigen Vorschriften, deren Geltung in unterschiedlicher Weise beschränkt ist auf bestimmte Personen - oder Fallgruppen, auf gewisse Schutzbereiche oder Verletzungsformen, stellen die Reaktion der Rechtsordnung auf die gegebenen Verhältnisse dar und dürften den Anforderungen heute, wie ich meine, noch genügen.

Man wird der Feststellung der Bundesregierung in ihrem zweiten Bericht über die Anwendung der elektronischen Datenverarbeitung in der Bundesverwaltung vom 17. April 1970 in der Tat ernsthaft nicht widersprechen können. Danach nämlich dürfte der Schutz der Privatsphäre in der öffentlichen Verwaltung heute ausreichend gesichert sein, soweit man das, da die Verwaltung mit der Einrichtung von Informationssystemen und Datenbanken noch am Anfang steht, überhaupt beurteilen kann.

Den gesamten Bereich der jetzt voraussehbaren Datenschutzbedürfnisse wird diese Vielzahl von unter den verschiedensten Voraussetzungen und Zielvorstellungen geschaffenen Vorschriften aber kaum mehr abdecken können, wenn erst einmal jene vorhin erwähnten Verbund- und Informationssysteme unter Ausschöpfung der heute bekannten technischen und organisatorischen Möglichkeiten voll ausgebaut und funktionsfähig sind und wenn sie dann noch untereinander kooperieren. Hierfür wird es eines speziellen Gesetzes bedürfen, das die gesamte Datenschutzproblematik umfassend löst.

Man kann es nur als sinnvoll und notwendig bezeichnen, wenn heute schon an diese Aufgabe herangegangen wird, um für die Zukunft gerüstet zu sein. Zu früh ist es, glaube ich, nicht, wenn man in Betracht zieht, daß der Zeitbedarf für ein umfassendes Datenschutzgesetz ganz erheblich ist, wenn man wenig substantiierte Gesetze mit mehr programmatischem Inhalt vermeiden will. Es wird hier Neuland betreten. Vorbilder fehlen weithin. Erfahrungen mit den Auswirkungen von komplexen Verbund- und Informationssystemen sind im Grunde auch kaum vorhanden. Die Anforderungen an ein solches Gesetzeswerk sind in den Einzelheiten keineswegs voll überschaubar. Zudem blieben bisher wesentliche Grundfragen, vor allem auch rechtlicher Art, wissenschaftlich ungeklärt.

Gleichwohl wurden Versuche unternommen, spezifische Datenschutzgesetze zu kreieren. Den Anfang haben auch hier, wenn ich zunächst auf das Ausland ganz kurz eingehen darf, die Vereinigten Staaten von Amerika gemacht. Ein umfassendes, für alle Bereiche des öffentlichen und des privaten Lebens geltendes Gesetz ist allerdings auch aus den USA nicht bekannt geworden. Es gibt Gesetze, die Teilbereiche regeln, z. B. des Staates Kalifornien aus dem Jahre 1970. Ein Bundesgesetz, das sich speziell auf die Kreditauskunfteien bezieht, ist vor kurzem beschlossen worden.

In England hat man versucht, ein alle Bereiche umfassendes Datenschutzgesetz zu erlassen. Es handelt sich um einen Initiativ-Entwurf aus dem Jahre 1969, die

Data Surveillance Bill. Dieser Entwurf hat aber das Schicksal erlitten, nie beraten worden und deshalb auch nicht in Kraft getreten zu sein.

Der Staat Ontario in Kanada hat diesen Entwurf ziemlich wörtlich übernommen; er ist ins Parlament eingebracht, aber ebenfalls bis heute noch nicht verabschiedet worden.

Für die Bundesrepublik ist in erster Linie das hessische Datenschutzgesetz vom 7. Oktober 1970 als das erste deutsche Datenschutzgesetz zu erwähnen. Es hat große Beachtung, auch außerhalb der Grenzen der Bundesrepublik, gefunden. Es ist in seinem Geltungsbereich auf die Anwendung der maschinellen Datenverarbeitung in der öffentlichen Verwaltung des Landes Hessen und in den seiner Aufsicht unterstehenden Körperschaften beschränkt. Der Datenschutz wird, wenn ich kurz den Inhalt angeben darf, in § 1 unter Verzicht auf eine Definition der Schutzbereiche auf alles in der Datenverarbeitung anfallendes Material erstreckt und in § 2 mit dem Schutz vor Eingriffen durch Unbefugte inhaltlich beschrieben. Mit der Regelung des Datengeheimnisses in § 3, das sich auf alle in der Verwaltung anfallende Daten bezieht und das für die Datenweitergabe nach außen nur durch eine Rechtsvorschrift oder durch die Zustimmung des Betroffenen außer Kraft gesetzt wird, soll der Datenschutz gewährleistet werden. Für den verwaltungsinternen Bereich ist die Datenweitergabe auch aufgrund der verwaltungsmäßigen oder technischen Erfordernisse zulässig. Dazu gibt dann der § 5 eine Ergänzung für Datenbanken und Informationssysteme: Grundsätzlich können danach Informationen nur im Rahmen der Zuständigkeit der Behörden weitergegeben werden. Es findet sich im übrigen im hessischen Datenschutzgesetz eine Bestimmung über einen Berichtigungsanspruch des Bürgers bei unrichtig gespeicherten Daten und ein eigener Abschnitt über einen Beauftragten für den Datenschutz, der u. a. die Einhaltung der Vorschriften dieses Gesetzes und der übrigen Datenschutz- und Geheimhaltungsvorschriften zugunsten des Bürgers überwacht.

Daneben gibt es noch einige Entwürfe von Datenschutzgesetzen, die sich im Stadium der parlamentarischen Beratung befinden. Das ist einmal der Entwurf eines rheinland-pfälzischen Datenschutzgesetzes, der Ende 1970 eingebracht wurde, dann bis zum Ende der Legislaturperiode, das war April 1971, nicht mehr verabschiedet werden konnte und deshalb jetzt - in etwas abgewandelter Form - erneut vorgelegt worden ist. Es gibt ferner einen Initiativ-Entwurf im Lande Nordrhein-Westfalen, der in erster Lesung im Landtag bereits behandelt und an die Ausschüsse überwiesen wurde. Schließlich wäre noch zu erwähnen, daß in Niedersachsen und in Schleswig-Holstein auf der Basis von verwaltungsinternen Erlassen der Schutz der Privatsphäre in der Verwaltung geregelt wird.

Unter diesen Umständen liegt die Frage nahe, ob nicht ein möglichst umfassendes Gesetz des Bundes zur Regelung des Datenschutzes erlassen werden sollte. Je mehr Bundesländer entsprechende Gesetze für ihren Bereich in Kraft setzen, umso unterschiedlicher wird die Rechtslage in der Bundesrepublik für den Datenschutz sein. Die oben näher dargelegten Gründe, die es notwendig und sinnvoll erscheinen lassen, jetzt die umfassende Lösung der gesamten Datenschutzproblematik zu versuchen, und die drohende Auseinanderentwicklung und Rechtszersplitterung haben die Bundesregierung schon im vergangenen Jahr veranlaßt, mit den Vorbereitungen für ein Bundesdatenschutzgesetz zu beginnen. Im Bundesministerium des Innern wird ein entsprechender Gesetzentwurf vorbereitet. Die Arbeiten an einem ersten Referentenentwurf sind noch nicht abgeschlossen. Sobald das der Fall ist, wird der Entwurf allen interessierten Kreisen innerhalb und außerhalb der Verwaltung zugeleitet und zur Diskussion gestellt werden. Es ist aber sinnvoll und entspricht durchaus gutem demokratischen Brauch, schon vorher Überlegungen zu grundsätzlichen Fragen zu erörtern. Das gestatten Sie mir bitte jetzt zu tun. Ich werde dabei im wesentlichen auf drei Schwerpunkte in den Überlegungen für ein Bundesdatenschutzgesetz eingehen.

Zunächst möchte ich einige Bemerkungen zu dem dem Anwendungsbereich zugrunde liegenden Datenverarbeitungsbegriff, sozusagen zur technischen Spannweite des Gesetzes, machen. Das hessische Datenschutzgesetz und auch der einschlägige rheinland-pfälzische Entwurf sind in ihrem Geltungsbereich auf die Anwendung der maschinellen bzw. elektronischen Datenverarbeitung beschränkt. Es stellt sich die Frage, ob es sinnvoll wäre, auch einem Bundesdatenschutzgesetz diese Beschränkung aufzuerlegen. Die Frage wäre zu bejahen, wenn neben der elektronischen Datenverarbeitung andere, konventionelle Methoden der Datenverarbeitung in der Praxis in absehbarer Zeit nicht mehr angewendet werden würden. Das ist aber nicht der Fall. Solange das nicht der Fall ist, wird man es schon aus Gründen der Gleichbehandlung und deshalb, um keine Umgehungsmöglichkeiten zu schaffen, vermeiden müssen, in den Bereichen der EDV-Anwendung durch neue, wesensmäßig andere, auch strengere Vorkehrungen einen höheren Schutzeffekt zu erzielen als in dem Bereich der konventionellen Datenverarbeitung. Es wird z.B. kaum eingesehen werden können, daß der Bürger gegen die unzutreffende elektronische Speicherung seiner Daten einen ausdrücklich normierten Berichtigungsanspruch haben soll, nicht aber gegen falsche Eintragungen auf einer gewöhnlichen Handkarteikarte. Das bedeutet aber nicht, daß in allen Fällen, in denen die Anwendung neuer Techniken spezifische Gefährdungsmöglichkeiten bringt, wie z. B. der Vielfachzugriff oder die Datenfernverarbeitung, nicht auch neuartige adäquate Vorkehrungen gegen Mißbräuche getroffen werden sollen, die die hier drohenden spezifischen Gefahren auszuräumen in der Lage sind, ohne daß aber die Qualität des Schutzeffektes gegenüber konventionell verarbeiteten Daten eine andere wird. Als Beispiel hierfür sei auf die im Entwurf eines Bundesmeldegesetzes vorgesehene Protokollierungspflicht der automatischen Datenabfragen im Wege der Datenfernverarbeitung hingewiesen. Diese Protokollierungspflicht soll die hier eben nicht gegebene Registrierungsmöglichkeit durch den Sachbearbeiter bei dessen schriftlicher oder mündlicher Auskunftserteilung ersetzen.

Als zweiten Punkt behandle ich die Frage, ob sich ein künftiges Bundesdatenschutzgesetz auf öffentliche und private Bereiche gleichermaßen erstrecken soll. Datenschutzregelungen werden für notwendig gehalten, um das Vertrauen des Bürgers zum Staat im Zeitalter des Computers zu bewahren. Im Vordergrund des Interesses an gesetzgeberischen Maßnahmen auf dem Gebiet des Datenschutzes steht deshalb der Anwendungsbereich der öffentlichen Verwaltung. In ein Bundesdatenschutzgesetz werden gerade aus diesen Gründen aber auch nichtöffentliche Bereiche einbezogen werden müssen. Dies kommt auch in der Begründung zum hessischen und zum rheinland-pfälzischen Entwurf zum Ausdruck. Zugleich wird dort auf das insoweit bestehende Hindernis der mangelnden Gesetzgebungskompetenz der Landesgesetzgeber Bezug genommen. Aus den von Wirtschaftsunternehmen angelegten umfangreichen Sammlungen von personenbezogenen Daten können der Privatsphäre erhebliche Gefahren erwachsen. Darauf wird auch in der Literatur hingewiesen. Sie entziehen sich weitgehend den Zugriffsmöglichkeiten der öffentlichen Hand, die sonst bei Grundrechtsbeeinträchtigungen durch die Exekutive gegeben sind. In der Wirtschaft wie überhaupt in privaten Bereichen ergeben sich für die Privatsphäre Probleme, die der öffentlichen Verwaltung fremd sind, etwa eine weitgehende Freiheit der Datennutzung und nicht unerhebliche Möglichkeiten einer ungehinderten Anwendung von nicht verifizierten Daten. Es wird darauf ankommen, Regelungen zu treffen, die unter Berücksichtigung der Besonderheiten der öffentlichen Verwaltung und der Wirtschaft sicherstellen, daß die Privatsphäre gegen mißbräuchliche Eingriffe in beiden Bereichen qualitativ gleichermaßen geschützt wird. Das ist auch deshalb nötig, um zu verhindern, daß öffentliche Stellen sich durch die Zuhilfenahme von in privater Hand befindlichen Datensammlungen die Informationsmöglichkeiten eröffnen, die ihnen durch speziell nur für sie geltende Datenschutzvorschriften verschlossen wurden, wie das in den Vereinigten Staaten vorgekommen sein soll.

Der Geltungsbereich eines Datenschutzgesetzes des Bundes wird sich, was die öffentliche Verwaltung anlangt, wohl erstrecken auf die Verarbeitung von Individualinformationen bei Ausübung öffentlich-rechtlicher Verwaltungstätigkeit der Behörden des Bundes sowie der Behörden der Länder, Gemeinden und Gemeindeverbände, soweit sie Bundesrecht ausführen. Außerdem dürften folgende nichtöffentliche Bereiche relevant sein: einmal die Verarbeitung von Informationen über Personen, mit denen ein Rechtsverhältnis besteht oder begründet werden soll, als Hilfsmittel für die Erfüllung der Aufgaben der informationsverarbeitenden Stellen, Unternehmen, usw. In diesem Bereich wären z. B. eingeschlossen Banken, Versicherungen, Handels- und Gewerbebetriebe, private Krankenhäuser und Arztpraxen. Zum zweiten gehören hierher die gewerbsmäßige Sammlung von Individualinformationen und deren Veräußerung an bestimmte Personen, z. B. durch Auskunfteien, Adressenverlage. Dazu könnte noch kommen eine bestimmte Variante des eben genannten Bereichs, nämlich die Speicherung von Individualinformationen, die nach entsprechender Verarbeitung in anonymisierter bzw. aggregierter Form meist gewerbsmäßig weitergegeben werden, etwa durch Markt- oder Meinungsforschungsinstitute.

Als dritten Schwerpunkt der Überlegungen zum künftigen Bundesdatenschutzgesetz möchte ich erörtern das sogenannte Privacy-Problem, die Bestimmung des durch das Gesetz geschützten Rechtsgutes. Es gehört zu den wichtigsten und schwierigsten Problemen. Bisher wurde die Privatsphäre in Gesetzgebung, Rechtsprechung und Wissenschaft isoliert, jeweils bezogen auf ein Teilrechtsgebiet, behandelt. Hier, in einem umfassenden Datenschutzgesetz, ist eine ganzheitliche, alle Rechtsgebiete übergreifende Betrachtung erforderlich. Nach dem derzeitigen Erkenntnisstand ist die Möglichkeit auszuschließen, eine klare Legaldefinition des Begriffes Privatsphäre als Ausgangspunkt einer öffentliche und private Bereiche umfassenden Datenschutzregelung zu finden und von hier aus dann deduktiv die konkreten Probleme zu lösen, die Tatbestände zu subsumieren und die Verletzungen festzustellen. Das liegt an der auch heute schon erwähnten Relativität der Privatsphäre. Auch der umgekehrte kasuistische Weg, eine Einzelerfassung aller in Betracht kommenden Sachverhalte, wird nicht gangbar sein.

Für ein umfassendes Datenschutzgesetz des Bundes wäre etwa folgende Lösung dieser Problematik denkbar, die ich unter drei Gesichtspunkten kurz umreißen möchte.

Einmal: Gegenstand des Schutzes, den das Gesetz verleiht, sind alle personenbezogenen Daten (Individualinformationen), d. h. alle Informationen, die eine bestimmte Person erkennen lassen oder sich auf eine solche beziehen, soweit sie nicht aus allgemein zugänglichen Quellen stammen.

Zweitens: Gegenstand der Regelung des Datenschutzes sind die schutzbedürftigen Phasen des Verarbeitungsprozesses, nämlich die Beschaffung, also die Sammlung und Speicherung dieser Individualinformationen, ihre Veränderung und Löschung und ihre Weitergabe.

Drittens: Regelung dieser schutzbedürftigen Phasen in den drei vorhin genannten relevanten Bereichen, nämlich öffentliche Verwaltung, interne private Informationsverarbeitung und gewerbsmäßige Weitergabe, mit Rücksicht auf ihre Besonderheiten, in unterschiedlicher Weise.

Wie könnte diese Regelung aussehen? Das kann hier nur angedeutet werden. Ich beschränke mich dabei auf die öffentliche Verwaltung. Die Beschaffung von Individualinformationen ist nur zulässig, soweit sie im Rahmen der Zuständigkeit der beschaffenden Behörde erfolgt und für deren gesetzmäßige Aufgabenerfüllung erforderlich ist. Dies ist eine ganz klare Einschränkung. Hierdurch wird die Sammlung von Informationen zu einem umfassenden Persönlichkeitsbild vermieden. Die Zuständigkeit einer Behörde ist in der Regel so schmal, daß so nur ein kleiner Sektor aus dem Gesamtpersönlichkeitsbild herausgeschnitten werden kann. Die Weitergabe innerhalb der Verwaltung soll danach nur zulässig sein, soweit der Empfänger seinerseits zu der Beschaffung dieser Informationen berechtigt wäre. Sie sehen also Beschaffung und Weitergabe als zwei Seiten einer Medaille. Die Weitergabe an Dritte außerhalb der öffentlichen Verwaltung würde danach nur zulässig sein aufgrund gesetzlicher Ermächtigung oder mit Zustimmung des Betroffenen oder in gewissen Ausnahmefällen, soweit sie zur Aufgabenerfüllung erforderlich ist. Für die Behörde wird eine Auskunftspflicht an den Bürger über die gespeicherten Daten, die ihn betreffen, festgelegt werden mit gewissen Ausnahmen z. B. für den Sicherheitsbereich. Außerdem werden vorzusehen sein eine Verpflichtung gegenüber dem Bürger auf Berichtigung, wenn die Informationen unrichtig oder entstellt gespeichert sind, und auf Löschung, wenn die Informationen nicht hätten beschafft werden dürfen nach den Bestimmungen, die ich vorhin genannt habe, oder wenn ihre Kenntnis zur gesetzlichen Aufgabenerfüllung nicht mehr erforderlich ist, also gewissermaßen Gewährung der Wohltat des Vergessens.

Es wird unser Bestreben sein müssen, ein Datenschutzgesetz vorzubereiten, das auf der Höhe der Zeit ist, insbesondere den Anforderungen unseres freiheitlichen Rechtsstaates genügt, das keinen Perfektionismus bringt, also Raum für wirksame Sonderregelungen auf Spezialgebieten läßt, das aber auch das Informationsrecht, den legitimen Austausch von Informationen und damit die Aufgabenerfüllung in der Verwaltung, in der Wirtschaft und in der Wissenschaft nicht beeinträchtigt und das schließlich dem Fortschritt der Technik nicht hindernd im Wege steht.

Planungsgesichtspunkte bei der Einführung der EDV

K. Überla

Über die EDV in der Medizin gibt es eine Fülle von Literatur, es gibt praktische Beispiele der Planung wie in Kiel oder Hannover, Wien oder Tübingen. Ich möchte hier keinen wissenschaftlichen Beitrag liefern, nicht zu viel Detail, nichts Neues, sondern nur einige Bemerkungen zu dem Thema geben, die zur Diskussion hinführen. Dabei möchte ich die Mikroplanung einer einzelnen Institution und die Makroplanung in der BRD getrennt behandeln. Zunächst einige allgemeine Gesichtspunkte vorweg.

Am Anfang jeder Planung steht ein Ziel, so vage es formuliert sein mag. Welches soll unser Ziel sein?

Wollen wir Computer verkaufen, den Gewinn des Krankenhauses so groß als möglich machen, wollen wir bestehende Krankenhausstrukturen konservieren oder das Krankenhaus radikal ändern? Wollen wir die Aufenthaltsdauer verkürzen oder die Patienten glücklicher machen, wollen wir die Behandlung für jeden einzelnen so gut wie irgend möglich gestalten - was im Extrem niemand bezahlen kann - oder wollen wir nur einen möglichst guten Durchschnitt aller Behandlungen erreichen? Zwischen welchen Anwendungen der EDV im Krankenhaus sollen wir wählen, wenn wir wählen müssen, welche Prioritäten sollen wir bei der Vergabe von Mitteln setzen, kurz: welche Rahmenstrategie und welche Kriterien bei der Einführung der EDV in die Medizin sollen gelten? Ich kann diese Fragen nicht beantworten, möchte nur die möglichen Zielkonflikte zeigen.

Aber:
Bei der breiten Realisierung neuer technologischer Systeme auf den verschiedensten Gebieten gibt es eine Reihe von <u>allgemeinen Kriterien,</u> die man auch bei der Einführung der EDV ins Krankenhaus nicht übergehen sollte, gleichgültig welches Ziel man im einzelnen anstrebt.

1. Man sollte sich eine möglichst große Breite für zukünftige Entscheidungen lassen. Die Reversibilität aller technologischer Maßnahmen als Möglichkeit ist ein überaus wichtiger Gesichtspunkt. Man sollte daher solchen Lösungen den Vorzug geben, die einen bei zukünftigen Entscheidungen in den nächsten Jahrzehnten möglichst wenig binden.

2. Für jede neu einzuführende Technologie sollte man von vornherein Grenzen setzen, bis bekannt ist, welche schädliche Wirkungen sie hat im Verhältnis zu anderen alternativen Lösungsmöglichkeiten.

3. Man muß bei der Einführung neuer technologischer Systeme Vergleiche von vornherein einplanen. Dies ist bei der Datenverarbeitung in der Medizin heute nirgends echt der Fall. Wir befinden uns noch in der Phase, in der man mehr oder weniger enthusiastisch über das eigene System berichtet, ohne daß ein vertretbarer und echter Vergleich mit der Leistungsfähigkeit anderer Systeme - z.B. manuelle oder der Konkurrenz - von vornherein angestrebt und eingeführt wird, ja überhaupt möglich ist.

4. Bei der Einführung neuer technologischer Systeme ins Krankenhaus sind Kosten und Effektivitätsanalysen zu fordern. Es muß bekannt sein, was es medizinisch gesehen für den Patienten wirklich bringt, wenn man zwei bis drei Millionen DM in eine Datenverarbeitungsanlage investiert und mindestens 20 Mannjahre für Personal- und Mitarbeiter-Ausbildung festlegt. Es ist durchaus wahrscheinlich, daß die Krankenhäuser der Zukunft über eine Betriebssteuerung über EDV effektiver arbeiten werden, aber absolut gesehen billiger wird es wohl nicht werden.

Neben diesen allgemeinen Kriterien, die für alle technologischen Großsysteme und ihre Einführung gelten, hat als oberstes Kriterium die Behandlung des Patienten die höchste Priorität. Welchen Nutzen hat der Patient von der Einführung von Datenverarbeitungsanlagen in die Medizin? Diese Frage kann so global schlecht beantwortet werden, obwohl es die Kernfrage ist. Es gibt einzelne Untersuchungsverfahren, die erst durch Datenverarbeitungsanlagen möglich werden, z.B. in der Nuklearmedizin. Hier hat der Patient einen unmittelbaren Nutzen durch die bessere Diagnostik und hier ist der Einsatz immer gerechtfertigt. Die Rationalisierung im Krankenhaus macht einen Krankenhausaufenthalt vielleicht zukünftig etwas effektiver. Ob dadurch die durchschnittlichen Überlebenschanchen echt erhöht werden, ist noch nicht gezeigt. In zahlreichen Teilbereichen wird dies zunehmend der Fall sein, inwiefern ein weitgehend automatisiertes Gesundheitsinformationssystem für

den einzelnen Patienten wirklich bessere diagnostische und therapeutische Ergebnisse ermöglicht, ist meines Wissens noch nicht genügend untersucht worden - wenn
man von Trivialitäten absieht und die genannten Einzelbereiche ausklammert, in
denen die Wirkung eine unmittelbare ist. Trotzdem glaube ich - ich sage ausdrücklich, ich glaube -, daß die Behandlung der Patienten auf lange Sicht gesehen in vielerlei Hinsicht verbessert wird durch die Einführung von Computern in die Medizin.

Welche allgemeine Erfahrungen bei dem Einsatz von Datenverarbeitungsanlagen
im Krankenhaus kann man nun für die Mikroplanung einer einzelnen Installation
anführen, abgesehen von allen technischen Details?

1. Teilsysteme für einzelne Aufgaben sind an vielen Stellen in Betrieb. Ein to-
tales integriertes Datenverarbeitungssystem im Krankenhaus ist nirgendwo voll realisiert, daher sind seine Grenzen unbekannt. Man sollte sich nicht der Hoffnung hin-
geben, daß mit der Einführung eines Großsystems alle Probleme der Datenverarbeitung in der Klinik gelöst seien. Durch die bestehende Klinikorganisation sind
Grenzen gesetzt, der Mangel an qualifiziertem Personal setzt eine weitere Grenze,
eine hohe Organisationsstufe ist notwendig, die schwer zu realisieren ist, alle Vorgänge müssen bis in letzte Details festgelegt sein. Ein _modular organisiertes, kli-_
nisches Datenverarbeitungssystem, in dem bausteinartig einzelne Teilsysteme stufenweise zusammengesetzt werden, scheint der derzeit gangbare Weg zu sein.

2. Die Einführung gelingt am besten, wenn man im Krankenhaus selbst kompe-
tente Mitarbeitergruppen aufbaut, die von der Medizin her kommen. Für ein Universitätsklinikum gilt entsprechend, daß ein Lehrstuhl für dieses Gebiet vorhanden
sein und die entsprechende Kompetenz haben muß. Die Erfahrungen mit System-
gruppen, die außerhalt des Krankenhauses arbeiten und einen Kontrakt haben, ist
nicht befriedigend. Verlassen Sie sich nicht nur auf die Versprechungen von Fir-
men. Da keine fertigen Systeme angeboten werden können, muß das Krankenhaus
oder das Klinikum selbst qualifizierte Mitarbeiter haben, wobei die leitende Position in der Krankenhaushierarchie unmittelbar neben der ärztlichen Leitung und
der Verwaltung anzusetzen ist.

3. Es wird überall mit Wasser gekocht. Wenn man aufgehört hat, Datenverarbeitungsanlagen als kleine Wunder zu betrachten und ihre Anwendung in der Medizin
als Ideologie zu betreiben, sieht man überall erhebliche Mängel der bestehenden
Systeme und gibt dies offen zu. Was publiziert wird, ist noch lange kein wirklich
gehendes System. Insgesamt ist in Deutschland und auch in anderen Ländern weniger Konkretes vorhanden, als es zunächst den Anschein erweckt. Dieses Wenige

ist ein Startpunkt, mehr nicht, und man sollte diesen Startpunkt gut nutzen.

Noch eine letzte Bemerkung zur Mikroplanung:

Wie sieht die Kostenseite für ein Krankenhaus mit etwa 250 - 400 Betten aus, wenn eine Datenverarbeitungsanlage eingeplant werden soll? Man wird für den Anschluß des Labors und ein Basisinformationssystem etwa 1,5 - 3 Millionen DM für den Rechner ansetzen müssen, abhängig von Firma, Krankenhausgröße und gewünschtem Grad der Automatisierung. Diese Kosten stehen zu den Gesamtkosten eines neugebauten Krankenhauses in einer vernünftigen und tragbaren Relation. Großsysteme, wie wir gestern eines gesehen haben, werden sich nur wenige Stellen leisten können, sie sind jedoch für die Entwicklung bahnbrechend. Der entscheidende Faktor sind die notwendigen Mitarbeiter für die Planung und Durchführung, die kaum vorhanden sind.

Nun zum zweiten Teil meiner Ausführungen: die Makroplanung in der BRD, besonders an den Universitäten. Mit dieser Frage habe ich mich bei der Bearbeitung einer Denkschrift der DFG "Datenverarbeitung in der Medizin - Stand und Entwicklung" in der letzten Zeit ausführlich beschäftigt. Diese Denkschrift - als Gemeinschaftsarbeit von etwa 20 Fachwissenschaftlern - wurde vom Präsidenten der DFG vor kurzem zum Druck freigegeben und dürfte noch in diesem Jahr erscheinen. Dazu einige Überlegungen.

Da wir noch wenig wissen über die Auswirkung der Datenverarbeitung in der Medizin, war es das <u>Ziel der Planung</u>, ein formales, flexibles Förderungsschema vorzulegen, innerhalb dessen sich einzelne Projekte entfalten können, an denen wir lernen. Das Schema soll eine Übersicht über gewünschte Aktivitäten erkennen lassen. Für die Entscheidungsgremien ist dann die Möglichkeit gegeben, die Gewichte zu verschieben und im Verlauf der Förderung je nach den Ergebnissen zu verändern. Wir beschränken uns zunächst auf die Medizin an den Universitäten, da dort eine Konzentration an Wissen, an Patienten und an Innovationsbereitschaft zu erwarten ist. Bei den Planungsentwürfen gingen wir vom <u>Stand der Dinge</u> aus, der erste Schritt war also eine differenzierte Beschreibung des Standes der Dinge, in Deutschland und im Ausland. Dabei ergab sich eine erdrückende Überlegenheit der USA. Die Entwicklung der medizinischen Wissenschaft wird in der Bundesrepublik durch das Fehlen spezialisierter Mitarbeiter und durch fehlende Rechenkapazität in der ganzen Breite gehemmt und das ärztliche Denken in Deutschland bleibt auf der Ebene der Nachkriegszeit stehen, ohne sich auf Datenverarbeitungsanlagen voll einstellen zu können, die in der Medizin eine immer größere Rolle spielen werden.

Der zweite Schritt bestand darin, allgemeine Gesichtspunkte und Denkmodelle zur Förderung zu überlegen, z. B. die Frage, ob wenige zentrale oder viele kleine dezentrale Förderungsmaßnahmen besser sind, in welchen Stufen man vorgehen soll usw. Dabei ergab sich, daß mehrere regionale Großrechenzentren für die Medizin schrittweise einzurichten sind. Um diese Zentren würden sich kleinere und mittlere Rechner für spezielle Aufgaben gruppieren lassen. Als Ziel steht vor uns ein gestuftes Netz mehrerer größerer und zahlreicher mittlerer Rechner, das je nach den lokalen Bedürfnissen, den vorhandenen Mitarbeitern und den verfügbaren Geldmitteln organisch wachsen oder auch abgebaut werden kann.

Im dritten Schritt wurden spezielle Schwerpunkte und Entwicklungsziele anvisiert und in eine Ordnung gebracht. Ich möchte Ihnen das formale Ergebnis dieser Überlegungen zur Diskussion stellen.

Es erscheint zunächst zweckmäßig, sofortige Maßnahmen von einem längerfristigen Programm abzugrenzen.

Der erste Punkt ist die Bestellung eines Beratungs- und Planungsgremiums "Datenverarbeitung in der Medizin". Ein transparentes, von Wissenschaftlern des Fachgebietes getragenes und von Sachgesichtspunkten geleitetes Gremium ist erstrebenswert, das als zentraler Motor der Entwicklung wirken kann. Es sollte die verschiedenen Geldgeber beraten und den Rahmenplan ständig fortschreiben. Das Risiko des Dirigismus und der Monopolisierung - das bei einem solchen Gremium immer gegeben ist, - kann wohl in Kauf genommen werden, da es gesehen wird. Gelingt es nicht, ein solches Gremium mit der nötigen Einflußmöglichkeit auf Grundsatzentscheidungen der Förderung bald zu schaffen, dann wird vermutlich die Chance der Koordinierung der verschiedenen Bemühungen, die am Anfang einer Entwicklung immer gegeben ist, für einige Jahre verspielt.

Der zweite Punkt betrifft die Startfinanzierung für die Ausbildung. Das Kernproblem und der wichtigste Engpaß sind geeignete Mitarbeiter auf allen Ebenen. Wir müssen mit der Planung und Initiierung der Ausbildung bald anfangen. Dazu gehört eine kleine Arbeitsgruppe, die Ausbildungspläne für die verschiedenen Ebenen aufstellt und konkrete Realisierungsweisen vorschlägt. Studienaufenthalte im Ausland sollten für Gruppen gefördert werden, die an Partnerinstitutionen gehen und dann auch wieder zurückkommen.

In Deutschland selbst ist ein "postgraduate training" für Mediziner einerseits, für Mathematiker, Physiker und Betriebswirte andererseits, erforderlich. Die Ausbildung der Kräfte der mittleren Ebene muß erheblich verbreitert werden.

Der dritte Punkt ist die <u>Bereitstellung von einzelnen Datenverarbeitungsanlagen und Mitarbeitern</u>.

Diese drei Punkte sind bewußt ein Minimalprogramm, das in keiner Weise ausreicht, aber sofort anlaufen sollte. Es ist sicher, daß die Ausbildung eine hohe Priorität hat, daß man zunächst gezielt wenige Anlagen braucht und daß ein Beratungs- und Planungsgremium geschaffen werden muß als Voraussetzung für die weiteren Schritte.

Ebenso formal und ohne Einzelheiten möchte ich Ihnen die wichtigsten Punkte für ein <u>fünfjähriges Aufbauprogramm</u> vorlegen, das zum Ziel hat, den Anschluß an das internationale Niveau zu erreichen. Wir haben sieben Wege oder Schwerpunkte herausgegriffen, innerhalb derer sich jeweils stufenweise ein Aufbau vollziehen soll. Man sollte gleichzeitig auf allen diesen Gebieten beginnen, wobei Erfolge auf einem Weg allen Bereichen zugute kommen werden.

Der erste Punkt ist die <u>stufenweise Bildung von örtlichen Zentren in Anlehnung an bestehende Lehrstühle und größere Klinik-Komplexe</u>. Es sind mehrere solche größere Einrichtungen notwendig, die sich an die bestehenden Institute für Medizinische Statistik und Dokumentation anlehnen, wobei diese durch mindestens zwei weitere Einrichtungen erweitert werden. Die Anlehnung an die bestehenden Institute führt zu einem größeren Zentrum, das dann die so verschiedenartigen Aufgaben der Dokumentation, der Biostatistik und der Datenverarbeitung breit wahrnehmen kann. Wichtig für die Einrichtung solcher Zentren wird die Nähe zum Klinikum sein und die Möglichkeit der Einflußnahme auf die Organisation des Klinikablaufs, ebenso auf Forschungsarbeiten. Die Aufgeschlossenheit der Verwaltung, der Ärzte und Professoren der Medizin ist eine unabdingbare Voraussetzung. Diese Zentren sollen solche Aufgaben übernehmen, die einen großen, gut ausgestatteten Digitalrechner erfordern, z. B.:
Retrieval großer Datenbanken im on-line-Dialogbetrieb, Diagnostikhilfen im on-line-Dialogbetrieb, medizinische Datenerfassung, Dokumentation und Verwaltung, soweit sie in on-line-Dialogbetrieb abläuft usw. Um einen größeren Rechner mit der erforderlichen Peripherie und eventuell zahlreichen Terminals sind für spezielle Aufgaben kleinere Rechner gruppiert. Der Aufbau solcher regionalen Zentren ist als Rückgrat der übrigen Entwicklung erforderlich. Hier soll die Konzentration erfolgen, soweit eine solche unumgänglich ist.

Daneben gibt es eine ganze Reihe von Teilgebieten, die mit <u>speziell eingesetzten Prozeßrechnern</u> gelöst werden können. Solche speziell eingesetzten Rechner betreffen etwa Systeme zur Automatisierung des Labors, zur Überwachung von Schwerkranken und Narkose, Systeme zur Biosignalverarbeitung, Systeme zur Anwendung in der Nuklearmedizin und Systeme zur automatisierten Bildanalyse. Diese speziell eingesetzten Rechner und Systeme müssen von vornherein so konzipiert werden, daß eine Zusammenarbeit mit einem größeren Rechner gewährleistet ist.

Das Ausbildungsprogramm ist ein weiterer Kernpunkt des Aufbaus. Wir brauchen Ausbildungsgänge auf unterschiedlichen Ebenen. Zu der einen Schule für Medizinische Dokumentationsassistenten - wie wir sie in Ulm seit einem Jahr haben - müssen etwa fünf weitere hinzutreten. Auf der Ebene des postgraduate training sollte man Jahreskurse - am besten in Form einer Akademie für Datenverarbeitung oder Informatik in der Medizin einrichten. Diese Akademie für Mediziner einerseits, Mathematiker und Diplom-Ingenieure andererseits, sollte sich an eines der örtlichen Zentren anlehnen. Wichtig ist, daß es gelingt, einen nach allen Richtungen durchlässigen Ausbildungsgang zu etablieren, der im Rahmen der zukünftigen Gesamthochschulen vom Medizinischen Dokumentationsassistenten bis zur Promotion reicht, Übergänge und Eingänge auf verschiedenen Ebenen aufweist, so daß wir Mitarbeiter auf allen Ebenen stimulieren und weiterbringen können. Neben der Entwicklung solcher Studiengänge müssen Studienaufenthalte im Ausland weiter gefördert werden.

Als viertes sind Forschungsarbeiten mit theoretischem Schwerpunkt aufgeführt, von denen entscheidende Impulse erwartet werden können. Hierher gehören etwa Untersuchungen über diagnostische Strategien, über Schnittstellen zwischen Systemen, über Datenstrukturen und formale Sprachen in der Medizin, über geeignete Ein/Ausgabesysteme, Systemanalysen in der Medizin u. s. w. Diese theoretischen Arbeiten kosten relativ wenig, wenn Maschinenkapazität an den Zentren bereits vorhanden ist.

Während die bisher genannten Punkte sachlich oder organisatorisch enger zusammenhängen, sind die weiteren drei Punkte mehr oder weniger unabhängig vom übrigen Programm. Es gibt eine Reihe größerer Einzelprojekte, die man nur einmal in Deutschland braucht und die für sich einen Rechner voll auslasten können. Hierher gehören zentrale Literatur-Informationsprojekte wie DIMDI, die Auswertung und Planung großer prospektiver epidemiologischer Reihen, Systeme für Lehrprogramme und Didaktik in der Medizin einschließlich der Examenauswertung und anderes mehr.

Eine Restkategorie betrifft die an anderer Stelle nicht explizit genannten Bereiche. Jede Planung engt durch Schwerpunktbildung andere Aktivitäten ein. Alle diese anderen Aktivitäten sind hier unter dem sechsten Punkt "<u>Allgemeiner Einsatz von Datenverarbeitung in der Medizin</u>" subsumiert.

Der siebte Punkt schließlich betrifft den Teil des Einsatzes von Datenverarbeitungsanlagen, der lediglich den Betrieb rationalisiert und mit Wissenschaft nicht viel zu tun hat. Jeder Träger einer großen Klinik ist auf die Dauer daran interessiert, den Klinikbetrieb zu rationalisieren. Die dafür notwendigen Kosten sollten nicht unter den Kosten für Forschung versteckt werden, obwohl es eine Forschungsaufgabe sein kann, solche Lösungen zu entwickeln.

In jedem der sieben genannten Bereiche läßt sich ein Aufbauplan konzipieren einschließlich großer Kostenschätzungen. Man erhält damit ein Schema als Grundlage für Entscheidungen. Solche Kostenschätzungen sind ausgearbeitet worden und ergeben einen Gesamtbetrag von etwa 370 Millionen DM in fünf Jahren, plus/minus einige Prozent.

Wir haben damit einen Rahmenplan auf nationaler Ebene, mit dem die Fachwissenschaftler einverstanden sind. Wir haben ein Programm, das finanzierbar und realisierbar ist. Wir können einen solchen Plan diskutieren und modifizieren. Wir brauchen nun die gemeinsame Aktion aller Beteiligter, um die Öffentlichkeit von der Wichtigkeit der Datenverarbeitung in der Medizin zu überzeugen. Die geplante Denkschrift ist ein Schritt auf diesem Weg.

Es ist entscheidend, daß wir die Chance nicht verpassen, die Bundesrepublik auf dem Gebiet der Datenverarbeitung in der Medizin zu einem kompetenten Gesprächspartner zu machen. Die nachteiligen Folgen für die Medizin als Wissenschaft, für die Volksgesundheit und auch für die Volkswirtschaft werden bei mangelnder Förderung größer sein als der initiale Aufwand. Der Bedarf an Rechnern in der Medizin ist grundsätzlich und auf die Dauer von der gleichen Größenordnung wie in der Physik. Er läßt sich nicht mit den Einrichtungen der Universitätsrechenzentren abdecken. Die Beschaffungspolitik der Förderungsinstitutionen muß für Rechner in der Medizin neu überdacht werden, wobei ein Weg gefunden werden muß, eigene Großrechner und zahlreiche mittlere Systeme für die Medizin zu erwerben. Durchschlagende Erfolge setzen einen wesentlich größeren finanziellen Aufwand voraus als bisher, da eine kritische Masse überschritten werden muß und die Entwicklung gewissermaßen in Quantensprüngen erfolgt. Es geht darum, eine Schlüsselstelle in der wissenschaftlich-technischen Entwicklung der Medizin ausreichend zu fördern und damit die Basis für die Zukunft unseres Volkes zu verbessern.

Computer im Krankenhaus – Führungsinstrument der Klinikleitung

G. Griesser

Eine Person oder eine Gruppe von Personen, die einer Klinik vorstehen, - etwa der Direktor mit den leitenden Oberärzten -, führen (neben ihrer eigenen ärztlichen Tätigkeit) verantwortlich einen Betrieb. Seine Größe entspricht, - gemessen am Bestand von oft 200 und mehr Mitarbeitern -, einem mittelgroßen industriellen Unternehmen. Wie die Führungsspitze einer Klinik auch einmal aussehen mag, so verbleibt immer eine hierarchische Struktur mit den drei Ebenen: Führung, Leitung,

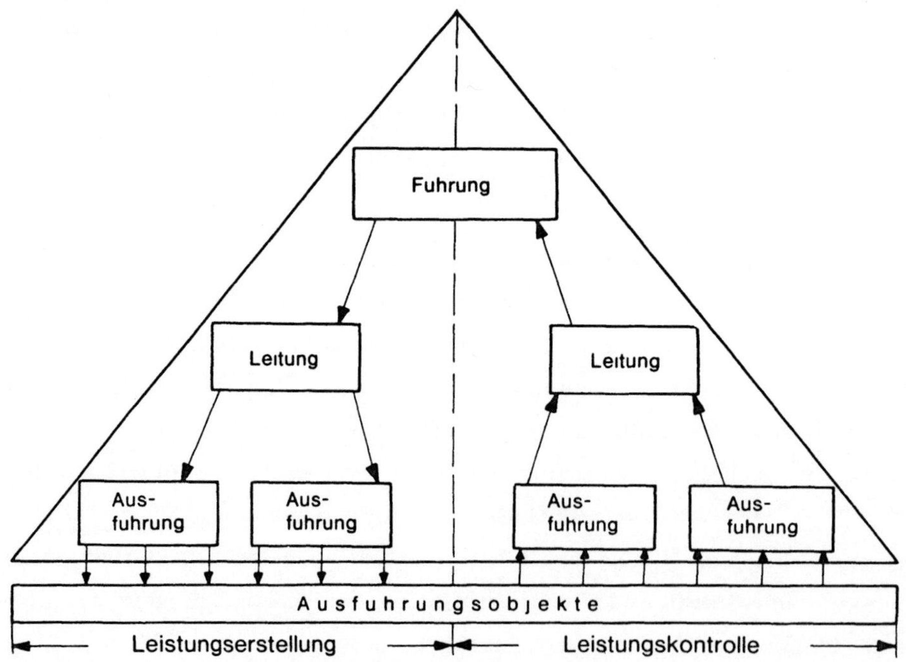

Abb. 1. Schema des hierarchischen Aufbaus eines Unternehmens (VIEWEG, R.: Das betriebliche Informations- und Berichtswesen, ADL-Nachrichten <u>15</u>, 410-419 (1970))

Ausführung. Der Ebene "Leitung" dieses Hierarchie-Schemas entspricht im "Unternehmen Klinik" die Stellung des Stationsarztes (Abb. 1). Erst der hierarchische Aufbau eines Betriebes erlaubt die Delegation von Verantwortung von der Spitze auf die tieferen Organisationsebenen, vor allem für besondere und definierte Aufgaben, die von Spezialisten innerhalb ihres Bereichs (Laboratorium, Funktions-Diagnostik und dergleichen) selbständig wahrgenommen werden. Wie bei anderen Unternehmen ergibt sich auch für die Klinik die Gesamtleistung aus dem Zusammenwirken von hochqualifizierten Fachleuten, wobei die Güte dieser Gesamtleistung von der Güte der Informationen und der Sicherheit des Informationsflusses abhängt. Die letzte Verantwortung verbleibt aber immer der Führung. Aus diesem Faktum leitet sich die bekannte besondere Verantwortlichkeit der Klinikleitung ab

1) für die Führung des ärztlichen Dienstes durch Anleitung, Überwachung und fachliche Weiterbildung der nachgeordneten Ärzte

2) für die Führung des "Unternehmens Klinik", in dem sich ärztlicher und administrativer Bereich überschneiden. Damit lassen sich vielfältige Führungsaufgaben in

1) ärztlichem Dienst   3) Lehre

2) Verwaltung   4) Forschung   erkennen.

Versucht man eine tiefere Gliederung der vier Aufgabengebiete, ergeben sich für die Führung des ärztlichen Dienstes folgende Punkte:

1) Koordination und Kontrolle der Krankenbehandlung

.1 Diagnostik

    .1. klinische Methoden (Anamnese, klinischer Befund)
    .2. Laboratoriums-Methoden
    .3. Funktions-Diagnostik
    .4. Röntgen-Diagnostik
    .5. diagnostische Eingriffe

.2 Therapie

    .1. medikamentöse
    .2. diätetische   Behandlung
    .3. physikalische
    .4. operative

2) Überwachung des Protokollwesens

    .1. Krankenblatt-Führung
    .2. ärztlicher Schriftverkehr
    .3. Gutachtenerstellung
    .4. ärztlicher Schreibdienst

3) <u>Koordination und Kontrolle der Krankenpflege</u>

   .1. Einteilung des Pflegepersonals
   .2. Einsatz des ärztlichen Hilfspersonals
   .3. Sicherstellung der Krankenversorgung durch Steuerung von Aufnahme und
       Entlassung (Bettenplanung)
   .4. Einsatz des nichtärztlichen Hilfspersonals

Die Führungsaufgaben in der Verwaltung bestehen aus: Aufstellung, Kontrolle
und Verwirklichung von

1)   Bettenplan

2)   Betriebsplan für

     .1. Pflege-Einheiten
     .2. Diagnostik-Einheiten (Laboratorien, Funktions-Diagnostik, Röntgen,
         Nuklear-Medizin)
     .3. Therapie-Einheiten (Operations-Abteilung, physikalische Therapie,
         Diätküche, Strahlentherapie)

3)   Personalplan für

     .1. Ärzte
     .2. Pflegepersonal
     .3. Medizinisches Hilfspersonal
     .4. Schreib- und Verwaltungspersonal
     .5. Nicht-medizinisches Hilfspersonal

4)   Haushaltsplan

5)   Klinik-Entwicklungs-Plan

Im Bereich der Lehre, die durch die neue Approbationsordnung ein verstärktes
Gewicht erhalten wird, sind folgende Aufgaben denkbar:

1.   Aufstellen des fachspezifischen Studienplanes nach AO

2.   Einteilung und Koordination der Lehrpersonen

3.   Aufstellen des Stundenplanes

4.   Führung der studentischen Unterrichtsgruppen bei Praktika und Übungen

Zu den Führungsaufgaben in der Forschung gehören:

1)   Zusammenstellung der einzelnen Forschungsvorhaben, einschließlich der
     Doktorarbeiten

2)   Festlegung von Forschungs-Schwerpunkten

3)   Koordination der einzelnen Forschungsvorhaben

4)   Anforderung und Bereitstellung von

     .1. Personal
     .2. Apparativer Einrichtung
     .3. Räumen
     .4. Betriebsmitteln aus Haushalts- und/oder Drittmitteln

Wie Sie sehen, ergibt sich eine bunte Vielfalt von Aufgaben der Steuerung, Koordination und Überwachung, wobei im Hintergrund des Geschehens die nachträgliche Kontrolle und mögliche Kritik des Landesrechnungshofes steht! Neben diese Verantwortlichkeit gegenüber dem Träger der Klinik tritt die ärztliche Verantwortung für das Schicksal jedes einzelnen Patienten. Die zu leistenden Führungsaufgaben nehmen einen beträchtlichen Teil der Arbeitszeit der Klinikleitung in Anspruch und belasten deren Arbeits- und Nervenkraft.

Manche Aufgaben fallen periodisch an, z. B. Aufstellung von Personal-, Betriebs- und Haushaltsplan. Andere Aufgaben gehören zur sogenannten täglichen Routine (womit sie durch dieses Etikett nicht leichter, weniger und einfacher werden), vor allem im ärztlichen Dienst, da Menschen ganztägig und ganzjährig zu Patienten = Leidenden werden.

Die Besonderheiten des Arztberufes, die auch für die ärztliche Führungsspitze einer Klinik gelten, zwingen häufig zu Improvisationen, bedingt durch Notfall-Aufnahmen, Personalausfälle infolge Krankheit, Urlaub, Kündigung. Die immer notwendige Improvisation kann aber nicht als der Regelfall angesehen werden und ist damit kein moralisches Alibi für eine fehlende Planung, so sehr dieser auch mißtraut werden mag. Denn die Planung will keine "Zwangsjacke" entwickeln, sondern sie versucht, den Regelfall zu erfassen. Von ihm ausgehend, lassen sich wieder die notwendigen Abweichungen durch Angabe verschiedener, situationsorientierter Alternativlösungen planen.

Für die Normalsituation (Regelfall) wie für die durch die Ausnahmen bedingte Improvisation benötigt die Klinikleitung wie jede Unternehmensleitung Informationen, um Entscheidungen treffen zu können. Grundsätzlich lassen sich zwei Informationsströme erkennen, die sich in gegenläufigen Richtungen bewegen:

1. die Steuerinformationen gehen von der Führungsspitze als Anweisungen, Anordnungen, Vorschläge zu den tiefer gelegenen Organisationsebenen. Sie sind das Ergebnis aus

2. den Kontrollinformationen, die die Führungsspitze aus der Ausführungs- bzw. Leitungsebene erreichen.

Liegen Informationen nicht vor oder sind Informationen veraltet, werden die Entscheidungen infolge des Fehlens von Entscheidungsunterlagen irrational. Die Irrationalität einer Entscheidung wird auch durch grob approximierte Peilungen supra pollicem nicht gemindert. Vorzuziehen sind in jedem Fall rationale Entscheidungen, die auf Vernunftserkenntnissen beruhen, wobei stichhaltige und aktuelle Informationen die Unterlage für den Entscheidungsgegenstand abgeben.

Die bisherige konventionelle Methode der Informationsverarbeitung und -übermittlung erfüllt aber diese Forderung nicht. Dies gilt sowohl für die Individual-Kontrolle und -Steuerung (= Behandlung des einzelnen Kranken) wie für die Betriebs-Steuerung. Zwar lassen sich nach dem bisherigen System Kontroll-Informationen gegebenenfalls rasch erbringen. Doch setzt dies in allen drei vorhin skizzierten hierarchischen Ebenen persönlichen Einsatz und Engagement sowie eine rechtzeitige Verfügbarkeit der entsprechenden Auskunftspersonen als Besitzer und Übermittler der Sachinformation (diensthabender Arzt, Stationsarzt, Labor-Leiter, leitende MTA, Oberschwester, Pförtner) voraus. Dabei ist gerade bei der Kontrolle über die Ausführungen angeordneter Leistungen, die auch zu den Führungsaufgaben zählt, das Informations-System keineswegs geschlossen.

Demnach benötigt die Klinikleitung aktuelle, relevante und valide Daten, vor allem aus dem ärztlichen und administrativen Bereich, um für den Normalfall wie für die Improvisation, d. h. für die in der Klinik häufigen Eilentscheidungen, der Gefahr irrationaler Entscheidungen enthoben zu sein. Es ist daher der Überlegung wert, ob und inwieweit der Klinikleitung durch ein Klinik-Informations-System mit der Datenbank als dem logischen Mittelpunkt Unterlagen an die Hand gegeben werden können, welche die notwendigen Entscheidungen rational werden lassen. Da man bei derartigen Überlegungen nicht den Status praesens als Bezugsbasis benützen darf, sondern von der zukünftigen technischen und organisatorischen Entwicklung ausgehen muß, sei als Beispiel für eine mögliche Lösung das Planungsziel für das Klinikum der Universität Kiel angeführt. Hier soll im Verlauf von 10 bis 12 Jahren ein "Computer-Netzwerk" um die EDV-Anlage der Medizinischen Fakultät entstehen (Abb. 2).

Mit ihr sind mindestens drei Satelliten-Rechner on-line verbunden, d. h. sie können über direkte Leistungen Informationen aus der zentralen Datenbank abrufen oder in diese eingeben. Als sogenannte Prozeßrechner werden sie die, in den großen, weitgehend automatisierten Laboratorien, den Intensiv-Pflege-Stationen und im Bereich der nuklearmedizinischen Diagnostik entstandenen Analog-Daten in digitale (Zahlen-) Daten umwandeln und an die einzelnen Datenstammsätze der Datenbank übermitteln.

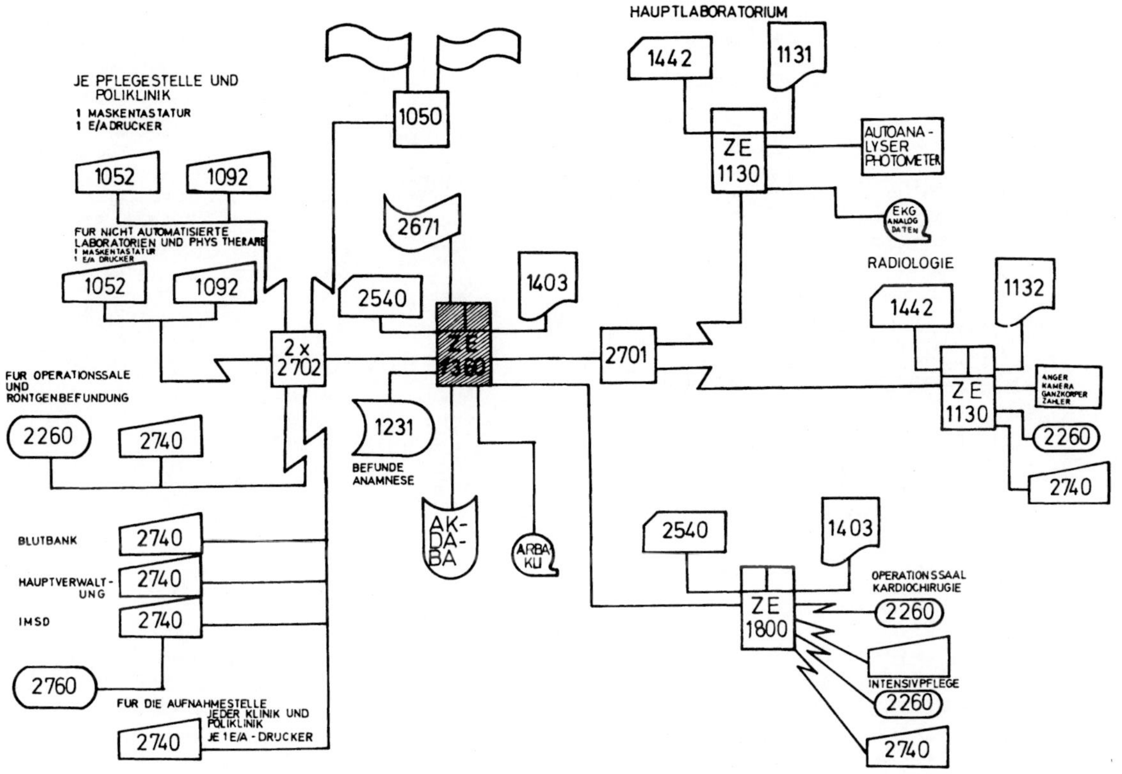

Abb. 2. Planungsziel für das Klinik-Informations-System (KIS) des Universitäts-Klinikums Kiel

Jede Pflege- und Therapie-Einheit wird über eine, der jeweiligen Funktion angepaßte Daten-Endstation (Terminal) verfügen, mit der Informationen empfangen und abgegeben werden können. Da die Terminals on-line mit der Datenbank verbunden sind, kann die Führungsspitze bzw. die Leitungsebene Steuerinformationen abgeben bzw. Kontrollinformationen aus den tieferen Organisationsebenen empfangen. Durch diese lückenlose on-line Datenübermittlung kann sich die Klinikleitung jederzeit über das Geschehen innerhalb der Klinik informieren. Für die Ausbau-Stufe I (Abb. 3), die 1971 in Kiel installiert wird, muß allerdings der on-line-Betrieb durch die Verwendung maschinenlesbarer Markierungsbelege zur Eingabe von Steuerinformationen zum Teil simuliert werden.

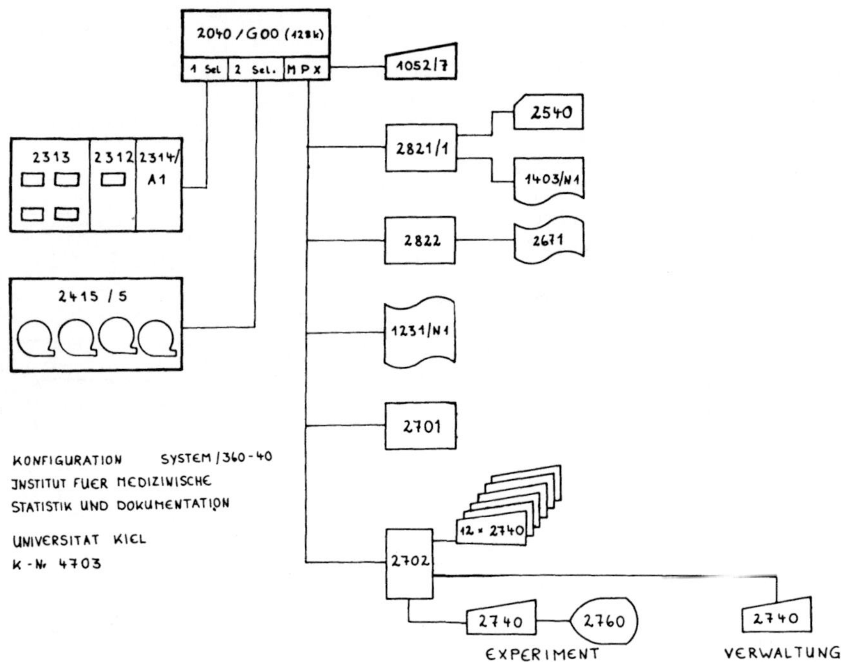

Abb. 3. Aufbaustufe I des KIS für das Universitäts-Klinikum Kiel

Die Klinikleitung kann aber zu den von ihr gewünschten Zeitpunkten die für die Betriebssteuerung notwendigen Kontrollinformationen erhalten, die dann durch zeitkonstante Verarbeitungsprogramme über das Klinik-Terminal ausgegeben werden. Diese als Kontrollinformation dienenden Grunddaten ergeben sich aus der folgenden Aufstellung:

1. Anzahl, Art und Diagnosen der täglichen Zu- und Abgänge
2. Zahl der pro Tag belegten Betten, gegliedert nach Abteilungen und Pflege-Einheiten
3. Anzahl und Art der notwendigen Einbestellungen (Warteliste)
4. Anzahl der täglichen Untersuchungen pro Arbeitsplatz in Laboratorien, funktionsdiagnostischen und röntgenologischen Untersuchungsstellen, gegliedert nach Anforderung durch die Pflege-Einheiten
5. Anzahl der therapeutischen Leistungen
   (einschließlich teurer Heilmittel, Blutkonserven)
   pro Therapie-Station und Pflege-Einheit
6. Personalbestand und Personalbestandsänderung (Pflegepersonal, MTA, Krankengymnastinnen)

Derartige Berichte können periodisch, - je nach Wunsch, täglich, wöchentlich, monatlich, viertel-/halbjährlich oder jährlich -, ausgegeben werden. Allerdings sind diese ex post gewonnenen Erkenntnisse immer historisch und haben nur den Wert von Planungs-Unterlagen, um für die Zukunft Abhilfe zu schaffen. Wichtiger ist die Möglichkeit zu einer Betriebssteuerung ex ante, wenn durch die für den folgenden Tag pro Leistungsstelle (Pflege-Einheit, Laboratorium, Röntgendiagnostik, Funktionsdiagnostik, Operationssaal, Dialyse-Station, Diätküche u. a. m.) verfaßten Arbeitspläne unzumutbare Spitzenbelastungen oder Leerläufe erkennbar werden. Hier haben die rechtzeitig vorliegenden Kontrollinformationen eine Reglerfunktion (Rückkoppelung), wobei die Klinikleitung durch neue Entscheidungen geeignete Steuerinformationen ausgeben kann. Denn aus den für den nächsten Tag angeforderten diagnostischen und therapeutisc hen Leistungen können automatisch Arbeitspläne aufgestellt werden. Die systeminterne Eigenschaft klinikorientierter Betriebs-Systeme, - wie etwa das MEDICAL INFORMATION SYSTEM PROGRAM (MISP) -, Arbeitstabellen aufzubauen und abzuarbeiten, gibt der Klinikleitung die Übersicht über die Leistungsanforderungen und Rechenschaft über die erbrachten Leistungen. Rechtzeitige, sachlich fundierte Dispositionen werden auf diese Weise möglich. - Zusammen mit der Betten-Übersicht kann auch ein Überblick über eine etwaige in einer Klinik erwünschte und aufgebaute Warteliste und deren Abarbeitung gegeben werden. Andererseits lösen angeordnete, aber nicht erbrachte Leistungen durch Übertrag aus der Verordnungs-Tabelle in die Erinnerungs-Tabelle rechtzeitig Mahnungen an die Ausführungsstelle und gegebenenfalls eine "Fehlmeldung" an die Klinikleitung aus. Damit ist der Übergang von der Betriebssteuerung, aufgrund der vorhin geschilderten Datenübersichten, zur Individual-Steuerung und -Kontrolle geschaffen und die Grundlage für eine sachlich begründete Aufsicht im Rahmen der sogenannten Dienstaufsichtspflicht gegeben. Sie läßt sich durch automatisch und zeitkonstant erstellte Berichte über nachstehende Punkte vertiefen:

1. Meldung besonderer Ereignisse
   (Komplikationen, Todesfälle, Notaufnahmen)
2. Kontrolle der ärztlichen Protokolle auf Vollzähligkeit, Vollständigkeit und Plausibilität
3. Überwachung des ärztlichen Schriftverkehrs,
   einschließlich Operationsberichte und Eingang und Verwertung von Untersuchungsergebnissen (aus Histologie, Autopsie, Bakteriologie)

Als Beispiel sei der für das Kieler Klinikum vorgesehene Datenfluß-Plan des Entlassungsvorganges erwähnt, der automatisch die noch nicht abgeschlossenen

Krankenblätter entlassener Patienten nach Ablauf einer vorgegebenen Frist an-
mahnt.

Durch die sofortige Verfügbarkeit von Daten über eine besondere Gefährdung
einzelner Kranker, die bei früheren Behandlungen bekannt geworden sind und die
wir als Risikofaktoren bezeichnen, wird vor allem die Leitungs-Ebene entlastet
und die Therapie in der Ausführungs-Ebene sicherer. Die Klinikleitung als Führungsspitze kann damit ihrer ärztlichen Verantwortung besser nachkommen. Die
durch ein Klinik-Informations-System gegebene Kombination von Unternehmens-
Steuerung und Individual-Steuerung im ärztlichen Bereich kann wesentlich dazu
beitragen, die Klinik-Leitung zu entlasten und durch Bereitstellung relevanter und
gültiger Daten Entscheidungsunterlagen zu liefern. So kann auch durch eine, heute
noch nicht durchführbare Kostenstellen-Rechnung eine Übersicht und damit Kontrolle der Wirtschaftlichkeit des Klinikbetriebes erzielt und eine Bilanzierung des
Haushaltes erreicht werden.

Außerhalb des patientenbezogenen Betriebssystems MISP ließe sich durch ein
besonderes Programm der Personalbestand erfassen und durch eine kontinuierli-
che Fortschreibung so führen, daß sofortige rationale Entscheidungen über einen
notwendigen Personalersatz oder -wechsel möglich sind. Überdies ist es denkbar,
täglich der Klinikleitung durch einen Personalplan anzuzeigen, welche Schwestern
und Pfleger an welchem Tag auf welcher Station Dienst tun.

Auf dem Gebiet der Lehre werden durch die neue Approbationsordnung vermehrte Aufgaben die Führungsspitze einer Klinik treffen. Der Unterricht in kleinen
Gruppen in Praktika und Kursen und die davon erhoffte Intensivierung des Unterrichts führt in allen Organisationsebenen zu einer erhöhten Lehrbelastung. Meines
Erachtens läßt sich diese Lehrbelastung, die, - an der geforderten Stundenzahl
pro Student und Studienjahr gemessen -, sehr groß sein wird, nur dann abfangen
und die Lehrverpflichtung bei der Vielzahl der durch Kurse und Praktika zu
schleusenden Unterrichtsgruppen erfüllen, wenn eine rechtzeitige Koordination
erfolgt und die notwendigen Informationen vorliegen. Überdies verlangt die neue
AO nach einer ständigen Kontrolle der Studierenden, zumindest auf Anwesenheit
in Praktika und Kursen. Auch hier kann die EDV Hilfe leisten, etwa durch tägliche
Aufstellungen der für den nächsten Tag anstehenden Unterrichtsgruppen pro Lehr-
veranstaltung (gegebenenfalls in Form von Markierungsbelegen). Ebenso ist eine
Auswertung schriftlicher Klausurarbeiten bei computergerechter Darstellung der
Prüfungsinhalte zu diskutieren.

Insgesamt kann man sagen, daß die Klinikleitung nicht durch den Computer ersetzt wird. Doch kann die EDV-Anlage, mit der ein Klinik-Informations-System betrieben wird, durch Bereitstellung aktueller Daten die Klinikleitung bei der Vorbereitung von Entscheidungen im ärztlichen, administrativen sowie im Lehr- und Forschungsbereich unterstützen. Überdies kann der Computer einen Beitrag zur Überwachung der vielfältigen Vorgänge im ärztlichen Dienst leisten, die den sogenannten Klinikalltag ausmachen und für die die Klinikleitung die Verantwortung trägt.

Stand der Ausbildung im Hinblick auf die Datenverarbeitung in der Medizin

K. ÜBERLA

Menschen sind der limitierende Faktor in der Entwicklung neuer Fachgebiete, genügend ausgebildete, einsatzbereite und auch einsetzbare Menschen in genügender Zahl. Das gilt ganz besonders auch beim Einsatz von Rechnern in der Medizin und man sollte das immer vor Augen haben, wenn man über zukünftige Strukturen im Gesundheitswesen philosophiert. Die Realisierung neuer Strukturen im Gesundheitswesen ist nicht eine Angelegenheit eines großen Entwurfs allein, sondern im gegenwärtigen Stand vor allem eine Frage der Ausbildung geeigneter Mitarbeiter auf allen Ebenen. So gut oder so schlecht heute Ausbildung in der Datenverarbeitung in der Medizin betrieben wird, so gut oder so schlecht werden in 10 Jahren unsere Gesundheitssysteme im weitesten Sinne sein, insoweit sie Computer benutzen werden.

Wir alle, die wir uns mit der Datenverarbeitung in der Medizin befassen, sind mehr oder weniger 'selfmade-men', in verschiedenen Tätigkeiten und auf verschiedenen Lebenswegen vertraut mit Teilen des Gebiets, und erfolgreich wissenschaftlich oder organisatorisch darin tätig. Dieser Zustand ist normal für ein Fachgebiet, das sich am Anfang der Entwicklung befindet. In dem Augenblick, in dem es breites Interesse zu finden beginnt, muß eine systematische Ausbildung stattfinden. Wenn uns dies nicht gelingt, werden die zukünftigen Strukturen im Gesundheitswesen bezüglich des Einsatzes von Rechnern nicht viel anders sein als heute.

I. <u>Was ist in Deutschland im weiteren Bereich der Datenverarbeitung in der Medizin an Ausbildung realisiert?</u>

1. Der <u>Mediziner</u> erhält während seiner Ausbildung keine Pflichtvorlesung oder Pflichtkurse in Medizinischer Statistik, Dokumentation oder Datenverarbeitung.

Auf freiwilliger Basis werden Unterrichtsveranstaltungen angeboten, die aber - weil sie freiwillig sind - nur das Interesse von wenigen fanden. Dies wird durch die neue Bestallungsordnung - die ab 1975 realisiert sein soll - nur insofern geändert, als Mediziner im ersten klinischen Jahr die erfolgreiche Teilnahme an einem Kurs nachweisen müssen, in dem Grundbegriffe der Statistik und Mathematik für Mediziner behandelt werden. Dieser Unterricht läuft unter der Bezeichnung "Biomathematik", was seinen Inhalt nicht treffen wird. Immerhin werden sich künftige Mediziner pflichtgemäß in ihrer Ausbildung wenigstens zu einem sehr geringen Anteil damit beschäftigen müssen. Von Datenverarbeitung ist an keiner Stelle in der neuen Bestallungsordnung die Rede. Datenverarbeitung wird also auch nach 1975 ein freiwilliger Zusatz der Ausbildung für Mediziner sein, von dem Medizinstudenten kaum Gebrauch machen - auch wenn der Unterricht sehr gut ist -, weil es kein Prüfungsfach ist und die Studenten mit Prüfungsfächern noch mehr eingedeckt sein werden als bisher.

Ein systematisches 'postgraduate training' für Mediziner in Datenverarbeitung ist derzeit an keiner Stelle realisiert - soweit mir bekannt ist. Es werden von Jahr zu Jahr wechselnde Veranstaltungen an einzelnen wenigen Stellen durchgeführt. Die Ausbildung der Mediziner erfolgt im wesentlichen durch Mitarbeit in den einschlägigen Instituten - learning by doing - wie es euphemistisch heißt, durch freiwilligen Besuch von Programmierkursen u. s. w. In Biostatistik wurde bisher jährlich ein Kurs von 2 Monaten für Assistenten in Freiburg durchgeführt.

2. Der <u>Mathematiker</u> erhält seine Ausbildung, ohne im allgemeinen einen Zugang zur Medizin finden zu können. Wenn er sich für biologische Probleme interessiert, kann er an den meisten Universitäten Biologievorlesungen hören. Wenn er an Anwendungsgebieten überhaupt interessiert ist, richtet sich dieses Interesse eher auf Informatik. Arbeitet er später in der Datenverarbeitung in der Medizin, muß er sich in einem mühsamen Prozeß an die andere Denkweise des Mediziners gewöhnen. Ähnliches gilt für <u>Physiker</u> und andere Naturwissenschaftler.

3. Der Ausbildungsgang für <u>Dipl.-Informatiker</u> ist neu und wir haben noch keine praktische Erfahrung in der Medizin mit Dipl.-Informatikern. Es ist zu erwarten, daß die Situation ähnlich sein wird wie bei den Mathematikern. Eine Ausbildung in der Medizin wird zunächst nicht vorhanden sein, d.h. auch Dipl.-Informatiker müssen sich jeder einzeln seinen Weg in die Gedankenwelt der Medizin suchen.

4. <u>Graduierte Informatikingenieure</u> werden an verschiedenen Ingenieurschulen ausgebildet. Sie gehen meist in die Industrie, sind aber ein potentielles Mitarbei-

terreservoir. Die Ausbildung umfaßt 3 Jahre und beginnt ein Jahr vor dem Abitur.

5. <u>Mathematisch-technische Assistenten</u> werden ebenfalls an einigen Stellen in der Bundesrepublik ausgebildet. Diese Ausbildung setzt Abitur voraus und besteht im wesentlichen in einer zweijährigen Tätigkeit an einem mathematischen Institut verbunden mit dem Besuch von Vorlesungen und anschließender zentraler Prüfung. Eine Ausrichtung auf die Medizin erfolgt während der Ausbildung ebensowenig wie beim Informatikingenieur.

6. Die verschiedenen Möglichkeiten, eine Ausbildung als <u>Programmierer</u> zu erhalten, sind weit gefächert, ebenso wie die Leistungen der Leute, die sich als Programmierer bezeichnen. Auch Datenverarbeitungskaufleute arbeiten gelegentlich im Bereich der Medizin.

7. Eine weitere Ausbildung gibt es im Bereich der Dokumentation. Mit einem Hochschulabschluß kann man in 12 Wochen, die über ein Jahr verteilt sind, zum <u>wissenschaftlichen Dokumentar</u> ausgebildet werden, mit Abitur in derselben Zeit <u>zum diplomierten Dokumentar</u>. Derartige Mitarbeiter finden bisher kaum Verwendung in der medizinischen Datenverarbeitung. Zu nennen wäre noch eine Ausbildung zum <u>Bioingenieur</u>, die z. B. in Hamburg möglich ist, die aber nicht auf Informatikaufgaben oder Programmierung ausgerichtet ist.

8. Die genannten Ausbildungsgänge sind alle nicht auf die Bedürfnisse der Datenverarbeitung in der Medizin ausgerichtet. Es gibt bisher eine einzige Ausbildungseinrichtung, die speziell auf diese Bedürfnisse abgestellt ist: die <u>Schulen für Medizinische Dokumentationsassistenten</u>. Eine solche Schule existiert seit mehr als vier Jahren in Ulm an der Abteilung für Medizinische Statistik, Dokumentation und Datenverarbeitung, eine weitere wurde 1971 in Gießen am Institut für Medizinische Statistik und Dokumentation eröffnet. Über den Rahmenstoffplan dieser Schulen möchte ich etwas näher informieren, da dies die einzige Stelle ist, an der bisher konkrete Lehrerfahrung speziell für Datenverarbeitung in der Medizin im Rahmen eines Curriculums vorliegt.

Ein Unterrichtsplan dieser Schulen findet sich als Anlage 1. Dieser Unterrichtsplan ist breit angelegt, um einen Einsatz in verschiedenen Bereichen zu ermöglichen. Er ist bewußt nicht auf Programmierung oder Informatik allein ausgerichtet. Er enthält als Unterrichtsschwerpunkte Medizin, Dokumentation, Mathematik, Biostatistik und schließlich Datenverarbeitung und Programmierung. Daneben werden zahlreiche kleine Fächer einführend gegeben. Die Stundenzahlen der Anlage 1 geben ein Bild vom Umfang des jeweiligen Faches.

Wichtig ist, daß Informatik und Programmierung nicht isoliert betrieben werden, sondern eingebettet in ein Verständnis des gesamten Fachgebietes. Die Absolventen sollen sich dann in Spezialrichtungen weiter entwickeln können. Wichtig ist auch die gemeinsame Basis dieses neuen Heil-Hilfsberufs, der im BAT und Gesetz noch nicht anerkannt ist; die staatliche Anerkennung der Schule in Gießen soll noch in diesem Jahr erfolgen.

Zieht man Bilanz über die vorhandenen und bisher realisierten Ausbildungsmöglichkeiten im Bereich der Datenverarbeitung in der Medizin, so bleibt nicht viel. Für Akademiker gibt es nur ein von Ort zu Ort verschiedenes 'learning by doing' an den einschlägigen Instituten. Im Bereich der mittleren Ebene werden Kräfte aus anderen Ausbildungsrichtungen eingearbeitet und es gibt bereits funktionierende Schulen mit allen dazugehörigen Erfahrungen.

II. Welche Konzepte für die Ausbildung werden diskutiert?

Mit der Frage der Ausbildung haben sich in den letzten Jahren verschiedene Gremien beschäftigt: Der Arbeitskreis Ausbildung der GMDS, der Beirat der Schulen für Medizinische Dokumentationsassistenten, der Arbeitskreis Medizinische Informationsverarbeitung der GMDS und ein Unterkommittee TC4 IFIP. Auf der letzten Vorstandssitzung der GMDS in Berlin wurde vor wenigen Tagen eine Kommission des Vorstandes gebildet, die sich mit Ausbildungsfragen beschäftigen soll. Soweit ich in diesen Gremien mitbeteiligt war und bin und soweit ich durch persönliche Kontakte die Planungen auf diesem Gebiet in Deutschland kenne, möchte ich sie kurz nennen.

1. Im Bereich der Informatikausbildung ist an verschiedenen Universitäten geplant, neben dem Dipl.-Inf. einen Dipl.-Betriebswirt (Fachr. Informatik) einen Dipl.-Ing. (Fachrichtung Informatik) und einen Informatiklehrer an Schulen auszubilden. Als spezielle Fachrichtung innerhalb der Informatik ist in Frankfurt ein Zweig "Dokumentation und Informationswissenschaft" geplant. Die Ausbildung von Informatikern mit der Fachrichtung "Medizin" scheint mir noch an keiner Stelle zu konkreteren Curriculumsentwürfen geführt zu haben. In Hamburg und Aachen wird dies erwogen, in der Form, daß ein Nebenfach "Medizin" im Hauptfach "Informatik" und eventuell umgekehrt ein Nebenfach "Informatik" im Hauptfach "Medizin" diskutiert wird.

2. Die Deutsche Statistische Gesellschaft plant in ihrem Hochschullehrerkreis ein Curriculum für einen Dipl.-Statistiker. Diese Planungen befinden sich in einem An-

fangsstadium, es soll "Informatik" im weiteren Sinn in diesen Studiengang auch gegeben werden.

3. Ebenso am Anfang stehen die Planungen hinsichtlich eines Studiengangs Hu-
manbiologie (Theoretische Medizin), wobei nach einem Grundstudium von 2 Jahren
eine Aufstpaltung in verschiedene Fachrichtungen erfolgen soll, von denen eine
Biostatistik und eine Informatik sein könnte. Diese Ausbildung wird z. B. in Ulm
diskutiert. Unabhängig von ihr ist es in Ulm möglich, mit einer Arbeit aus dem Gebiet der medizinischen Informationsverarbeitung zum Dr. rer. biol. hum. zu promo-
vieren - der theoretische Doktor in der Medizin -, wobei Zulassungsvoraussetzung
eine bestandene Diplomprüfung einer Universität ist.

4. Eine Ausbildung zum "Informationswissenschaftler" wird im Rahmen des Bun-
desplanes Dokumentation und Information u. a. von der ZMD geplant. Dabei ist Voraussetzung ein abgeschlossenes Hochschulstudium, das Curriculum ist mir nicht
bekannt.

5. Für die Fortbildung des Mediziners in Informationsverarbeitung bestehen verschiedene Konzepte. Im Arbeitskreis von Prof. Reichertz wurde der Vorschlag
eines Facharztes für Medizinische Informatik mit 3 1/2-jährigem Training gemacht.
Dies würde bedeuten, daß spezifische ärztliche Tätigkeiten mit dem neuen Medium
Computer vorhanden sind, die einen Facharzt rechtfertigen. Sehr langfristig - vielleicht in 20-30 Jahren - wird dies der Fall sein.

Ein anderer Vorschlag ohne den Facharzt mit kürzerer Ausbildung wäre ein
"postgraduate training" für Mediziner von einem oder zwei Jahren an einer Ausbil-
dungsstelle mit theoretischem und praktischem Unterricht. Wir haben bei Verhandlungen zur Gesamthochschule in Ulm einen Entwurf für Lehrveranstaltungen einer
einjährigen Ausbildung für Mediziner erarbeitet (s. Anlage 2). Dabei liegt das
Schwergewicht auf einer möglichst breiten Einführung in das Gebiet, die nicht sehr
speziell sein muß, die Spezialisierung sollte später erfolgen. Ein derartiges "postgraduate training" wurde auch in der Denkschrift der Deutschen Forschungsgemein-
schaft zum Stand und der Entwicklung der Datenverarbeitung in der Medizin vorge-
schlagen.

6. Zur Fortbildung von Mathematikern und Naturwissenschaftlern in Med. Informationsverarbeitung sind die Planungen noch nicht genügend klar. Daß eine solche
Fortbildung notwendig ist, steht fest. Über ihre Dauer und ihren Anschluß an andere Studiengänge ist zu diskutieren.

7. Die Ingenieurschule Heilbronn hat beantragt, <u>graduierte Med. Informatiker</u> in einem vierjährign Curriculum auszubilden. Eine solche Ausbildung wird nach Lage des Landeshaushaltes meiner Vermutung nach nicht vor 1973 beginnen können, d. h. in 1977 werden die ersten graduierten medizinischen Informatiker verfügbar sein. Die geplanten Lehrfächer sind in der Anlage 3 wiedergegeben. Die Ausbildung setzt Fachhochschulreife voraus, später eventuell Abitur. Nach zwei einführenden Semestern folgt ein Praxissemester im Krankenhaus. Ein weiteres Praxissemester ist das 6., das mit EDV-Anwendungen an medizinischen Systemen ausgefüllt sein soll. Die Gewichte der einzelnen Fächer sind aus den Wochenstundenzahlen zu ersehen. Die Naturwissenschaften und die Datenverarbeitungsfächer umfassen etwa gleich viel Semesterstunden insgesamt, etwa 40. Die technischen, medizinischen, betriebswirtschaftlichen und Wahlfächer müssen sich mit je etwa der Hälfte zufriedengeben. Dieser Lehrplan berücksichtigt die Erfahrungen der Schule für Dokumentationsassistenten. Das spezielle Problem, das bei Einführung eines solchen Studienganges auftaucht, ist die Frage, wie man ihn von vornherein zusammen mit den Med. Dok. Ass. in ein vernünftiges und durchlässiges Gesamtkonzept der Ausbildung einordnen kann.

8. Ausbildungsgänge zum <u>biomedizinischen Ingenieur oder Techniker</u> werden an verschiedenen Stellen geplant und realisiert. Sie zeigen inhaltlich nur einen losen Zusammenhang zur Datenverarbeitung in der Medizin. Trotzdem sollte man Übergänge stärker von vornherein einplanen.

9. Um einen durchlässigen Ausbildungsgang auf verschiedenen Ebenen zu realisieren, ist in Ulm im Rahmen der Gesamthochschule in einem vorläufigen Planungsstadium folgendes vorgesehen: Med. Dok. Ass. und Math. Techn. Assistenten können nach ihrem Abschluß in den Studiengang des Informatikingenieurs überwechseln, wobei ihnen 2 Semester angerechnet werden. Sie können andererseits in den Studiengang zum Dipl.-Informatiker überwechseln, wobei ihnen ebenfalls 2 Semester angerechnet werden können, ebenso wie die Informatikingenieure in diesen Studiengang wechseln können. Es ist bereits heute möglich, daß Med. Dok. Ass. unter Anrechnung von 2 Semestern in den Studiengang der graduierten Informatikingenieure aufgenommen werden können.

10. Im Rahmen des 2. Datenverarbeitungsförderungsprogramms der Bundesregierung, das gegenwärtig ausgearbeitet wird, steht die Ausbildung und berufliche Fortbildung von Datenverarbeitungskräften stark im Vordergrund. Neben anderen Maßnahmen - z.B. der Förderung der Ausbildung der Informatiker mit verschiede-

nen Fachrichtungen - wird die Einrichtung von Berufsbildungszentren für Datenverarbeitung vorgesehen. Im Rahmen solcher Berufsbildungszentren bestünde die Möglichkeit, den einen oder anderen Ausbildungsgang aus der medizinischen Informationsverarbeitung unterzubringen.

Statt eines ursprünglich geplanten dedizierten Ausbildungsvorschlags möchte ich einige Gesichtspunkte herausstellen, die bei der Planung und Durchführung der Ausbildung auf diesem Gebiet allgemein zu berücksichtigen sind.

1. Wir brauchen Ausbildungsgänge auf mehreren Ebenen.

2. Wir brauchen auf allen diesen Ebenen eine breite Grundausbildung, die sich später auffächert in Spezialrichtungen.

3. Die Durchlässigkeit der Ausbildungsebenen muß gewährleistet sein.

4. Die Ausbildungsgänge müssen in die angezielten Gesamthochschulen und die Bildungsgesamtpläne eingepaßt werden.

5. Es muß eine Curriculum-Planung erfolgen. Berufsbilder, Ausbildungs- und Lernziele müssen erarbeitet, erprobt und modifiziert werden in Abhängigkeit von den Berufserfahrungen der Absolventen in einem langjährigen Lernprozeß.

Zum Schluß ein chinesischer Spruch:

> "Sorgst Du für ein Jahr, pflanze Reis an
> Sorgst Du für 10 Jahre, pflanze einen Baum
> Sorgst Du für 100 Jahre, lehre die Menschen."

Ich glaube, wir haben genügend Zeit und Muße, für 100 und mehr Jahre zu sorgen, d.h. Menschen systematisch zu unterrichten. Dann werden sich einige Mißverständnisse und ungelöste Probleme, die das Fachgebiet Medizinische Datenverarbeitung gegenwärtig so attraktiv machen, mit der Zeit von selber erledigen.

Der Beruf

Medizinischer Dokumentationsassistent

Medizinische Dokumentationsassistentin

<u>Inhalt:</u>

1. Notwendigkeit des Berufs

2. Aufgaben und Tätigkeiten von
   Medizinischen Dokumentationsassistenten

3. Berufseignung

4. Bedeutung der Schulen für
   Medizinische Dokumentationsassistenten(innen)

5. Die derzeitige Form der Schulen für Medizinische
   Dokumentationsassistenten(innen) und ihre Stellung
   im allgemeinen Schulwesen

6. Kurzbeschreibung des Ausbildungsgangs des (der)
   Medizinischen Dokumentationsassistenten(in)

Die Schulen für Medizinische Dokumentationsassistenten an der Universität Ulm
und am Institut für Medizinische Statistik und Dokumentation der Universität Gießen haben gemeinsam diesen Text zusammengestellt. Anfragen sind an folgende
Anschriften zu richten:

> Schule für Medizinische Dokumentationsassistenten
> an der Universität Ulm
> 79 Ulm-Wiblingen, Schloßbau 38, Tel.: (0731)177-257

> Schule für Medizinische Dokumentationsassistenten
> am Institut für Medizinische Statistik und Dokumen-
> tation der Universität Gießen
> 63 Gießen/Lahn, Rudolf-Buchheimerstr. 10, Tel.: 0641/7023325

1. Die Notwendigkeit des Berufes

Die soziale Entwicklung und die Erfolge der Medizinischen Forschung haben Medizin und Gesundheitswesen vor völlig neue Aufgaben gestellt. Innerhalb der curativen Medizin ist eine zunehmende Tendenz zur Spezialisierung zu beobachten. Die
Spezialisierung hat die Treffsicherheit diagnostischer Methoden entscheidend verbessert, so daß Methoden der Früherkennung von Erkrankungen und Vorbeugungs-
maßnahmen immer stärkere Bedeutung gewinnen. Die Erfolge der Arzneimittel-

therapie haben gleichzeitig die Gefahr gefährlicher Nebenwirkungen erheblich vergrößert. Diese Entwicklungen haben in den letzten Jahren die Probleme der Informationsspeicherung und -verarbeitung in den Vordergrund gerückt. Durch die Spezialisierung werden immer mehr Ärzte an der Behandlung des Patienten beteiligt, zwischen denen ein ständiger Informationsfluß erfolgen muß. Eine Früherkennung von Krankheiten und Arzneimittelnebenwirkungen ist nur möglich, wenn die über den Patienten vorhandene Information nach wissenschaftlichen Gesichtspunkten dokumentiert, langfristig gespeichert und unter statistischen Gesichtspunkten ausgewertet wird. Diese und andere Aufgaben der Informationsbearbeitung kann der Arzt heute nicht mehr im notwendigen Umfang zusätzlich neben seiner ärztlichen Tätigkeit übernehmen. Sie erfordern die <u>Entwicklung eines medizinischen Hilfsberufes, der den Arzt bei allen Problemen der Informationsverarbeitung unterstützt und ihn von Routineaufgaben entlastet.</u> In den USA verfügen die Medical Record Librarians über eine derartige Ausbildung. In Deutschland soll der entsprechende Beruf mit der Bezeichnung "Medizinischer Dokumentationsassistent-(in)" geschaffen werden, wobei die Aufgabenstellung wesentlich erweitert und durch die zusätzliche Ausbildung in Datenverarbeitung und statistischer Methodik den heutigen Bedürfnissen der Informationsverarbeitung angepaßt wurde.

Nach Schätzung der Kommission für Ausbildung der Deutschen Gesellschaft für Medizinische Dokumentation und Statistik werden in der Bundesrepublik Deutschland in den Jahren 1970 - 1975 2.000 Medizinische Dokumentations-Assistenten als Anfangsbedarf angegeben, nach Erreichen eines Gleichgewichts wird eine jährliche Ausbildungskapazität von 200 - 300 Schülern (Schülerinnen) benötigt werden. Als erste Ausbildungsmöglichkeit für diesen Beruf wurde 1969 in Ulm eine Schule für Medizinische Dokumentationsassistenten gegründet. Das Ausbildungsprogramm dieser Schule, mit dem das Gießener Programm koordiniert ist, hat auf der letzten Tagung der Medical Record Librarians Association in Den Haag (April 1970) internationale Anerkennung gefunden.

2. Aufgaben und Tätigkeiten von Medizinischen Dokumentations-Assistenten

Geprüfte MDAs sind in den unten angeführten Stellen tätig, führen dort schwierige Aufgaben der Medizinischen Informationsverarbeitung in enger Zusammenarbeit mit dem Arzt weitgehend selbständig aus, weisen andere Mitarbeiter an und leiten solche Dienststellen.

Die Aufgaben des (r) Medizinischen Dokumentationsassistenten(in) lassen sich in folgenden Punkten zusammenfassen:

a) <u>Ausübung des Berufes an der Seite des Arztes</u> bei der Patientenaufnahme, der Entwicklung von standardisierten Anamneseverfahren, der Zusammenfassung klinischer Daten, der Registrierung von Arzneimittel-Unverträglichkeiten und der Aufstellung von Risiko-Patienten-Registern. Tätigkeit in der Krankenhaus-Aufnahme, in Dokumentations-Abteilungen und Krankenblattarchiven von Krankenhäusern, in Krankenhaus-Verwaltungen, bei staatlichen Gesundheitsämtern, in medizinischen Bibliotheken, an Instituten für medizinische Statistik, Dokumentation und Datenverarbeitung und ähnlichen Forschungsinstituten, als Sachbearbeiter bei Sozial- und Krankenversicherungen.

b) <u>Übernahme von Aufgaben der allgemeinen Dokumentation in der Medizin:</u> die im Krankenhaus, Gesundheitswesen und Arztpraxis entstehenden Daten regelmäßig erfassen, ordnen, verschlüsseln, sammeln, auf verschiedenen Datenträgern speichern und verwalten, Schlüssel für spezielle Problemstellungen selbständig entwerfen und anwenden, Kataloge erstellen, Suchaufgaben ausführen, Zusammenstellungen anfertigen, für Arzt, Forschungsaufgaben und Verwaltung auswerten und tabellarisch und graphisch darstellen.

c) <u>Medizinische Literaturdokumentation:</u> Arbeit in medizinischen Bibliotheken, Umgang mit medizinischen Nachschlagewerken, Literaturrecherchen, Aufschließen medizinischer Fachliteratur, Anfertigen von Zusammenstellungen, Anlegen und Verwalten von medizinischen Spezialbibliotheken.

d) <u>Selbständige Mitarbeit bei statistischen Auswertungen in der Medizin:</u> Aufstellung von Versuchsplänen (z. B. Arzneimittelnebenwirkungen), Überwachung von Versuchen, Durchführung statistischer Tests einschließlich schwieriger Verfahren wie z. B. Varianzanalysen, Bedienung von Tischrechenmaschinen, Formulierung der Sachaussagen, Mitarbeit bei Vorsorgeuntersuchungen und prospektiven Reihen.

e) <u>Datenverarbeitung im Krankenhaus:</u> Übernahme einer Mittlerfunktion zwischen Arzt und Datenverarbeitungs-Anlage, Umgang mit den in b), c) und d) notwendigen Hilfsmitteln einschließlich des Bedienens von Lochkartenmaschinen, Computer-Terminals und anderen Geräten der Computerperipherie; Programmierung spezieller medizinischer Aufgaben, z. B. bei Krankenhausinformationssystemen.

3. <u>Berufseignung</u>

Der Beruf des Medizinsichen Dokumentationsassistenten(in) erfordert Freude an
formalen Vorgängen, am formalen Denken, beim Umgang mit Zahlen und an der
Mathematik, an deren Exaktheit und eindeutigen Definition. Er stellt hohe Anforderungen an die Dauerbelastbarkeit und Zuverlässigkeit des Berufsausübenden und er
erfordert Geschick im Umgang mit technischen Geräten. Neben der Genauigkeit im
Detail muß der Medizinische Dokumentationsassistent(in) den Überblick über den
gesamten Informationsfluß des Systems behalten und sich in die sehr unterschiedlichen Arbeitsweisen von Medizin, Datenverarbeitung und Mathematik einordnen
können.

4. <u>Bedeutung der Schulen für Medizinische Dokumentations-Assistenten(-innen)</u>

Schulen für Medizinische Dokumentationsassistenten(-innen), die ihren Schülern
ein breites Rüstzeug zur Überwindung der Informations- und Dokumentationsproble-
me der Medizin vermitteln, sind eine unabdingbare Voraussetzung für die erforderliche Rationalisierung des Gesundheitswesens und für die sinnvolle Weiterentwicklung der Medizin.

Die Schulen für Medizinische Dokumentationsassistenten(-innen) an der Universität Ulm (MNH) und am Institut für Medizinische Statistik und Dokumentation der
Universität Gießen sind die ersten Schulen dieser Art in der Bundesrepublik Deutschland; sie leisten durch die Schaffung eines neuen und notwendigen Berufes und durch
die Ausbildung und Bereitstellung von speziellen Fachkräften für die Arztpraxis,
Krankenhaus und medizinische Forschung einen wichtigen Beitrag zum Fortschritt
der Medizin.

5. <u>Die derzeitige Form der Schulen für Medizinische Dokumentationsassistenten
(-innen) und ihre Stellung im allgemeinen Schulwesen</u>

Die Schulen für Medizinische Dokumentationsassistenten(-innen) sind zweijährige
Vollzeitschulen mit seminaristischem Unterricht, Übungen und Zwischenpraktika.
Sie entsprechen einer höheren Fachschule. Sie können gleichzeitig dem beruflichen,
dem allgemeinen und dem wissenschaftlichen Schulwesen zugeordnet werden: Dem
beruflichen Schulwesen gehören sie wegen der Berufsausbildung, die sie vermitteln,
an. Daneben wird in den Fächern Deutsch, Englisch, Rechts- und Standeskunde die
Allgemeinbildung gepflegt. Außerdem erfordern medizinische Berufe in besonders
hohem Maße persönliche Reife; die Schulen für Medizinische Dokumentationsassi-

stenten(-innen) haben demzufolge auch wichtige erzieherische Aufgaben. In vielen Tätigkeiten wird der Medizinische Dokumentationsassistent(in) wesentlich an wissenschaftlichen Aufgaben mitarbeiten, er muß auch in die wissenschaftlichen Denk- und Arbeitsweisen eingeführt werden.

Auf Grund der Stellung zwischen allgemeinem, beruflichem und wissenschaftlichem Schulwesen sind die Schulen für Medizinische Dokumentationsassistenten(-innen) besonders geeignet für das Prinzip der Gesamthochschule.

6. <u>Kurzbeschreibung des Ausbildungsgangs des Medizinischen Dokumentationsassistenten(-in)</u>+

Voraussetzungen: Abitur (in besonderen Fällen Mittlere Reife)

Berufseignung

Kenntnisse in Englisch

Ausbildung im Rahmen der Schulen für Medizinische Dokumentationsassistenten (-innen):

Einjährige Ausbildung in Medizin

(Anatomie, Physiologie, Pathologie in dem für die Ausbildung zum Med.-Tech.-Assistenten erforderlichen Umfang, Medizinische Systematik und Terminologie, Klinische Chemie und Krankenhaus-Organisation),

Berufskunde

(Dokumentation und Ordnungslehre, Klinische Dokumentation Geometrie und Graphik für Medizinisch-Biologische Aufgabenstellungen, Krankenhaus-Betriebswirtschaft, Medizinische Berufe und Organisationen, Maschinenschreiben, Büropraxis)

+ Dieser Ausbildungsgang entspricht in den wesentlichen Merkmalen den Vorschlägen der Deutschen Gesellschaft für medizinische Dokumentation und Statistik in der DGD und wurde auf die Voraussetzungen an den Universitäten Ulm und Gießen besonders zugeschnitten.

sowie in

Mathematik, Physik,
Rechts- und Standeskunde,
Englisch
und in Arbeitsgruppen.

<u>Vorprüfung</u> in den genannten Fächern.

Nachweis einer mindestens 2-monatigen Tätigkeit in einer der unter 2) genannten Einrichtungen.

Einjährige Ausbildung in:

Bibliothekswesen,
Medizinische Literaturdokumentation,
Reprographie,
Lochstreifen- und Lochkartentechnik,
Tischrechenmaschinen,
Elektronische Datenverarbeitung,
Beschreibende Medizinische Statistik,
Theoretische Grundlagen der Biostatistik,
Biostatistische Verfahren.

Gleichzeitig Praktikum in:

Krankenhaus-Aufnahme und Archiv,
Institut für Medizinische Statistik, Dokumentation
und Datenverarbeitung,
Bibliothek,
Universitätsrechenzentrum,
Klinik-Labor
Krankenhaus-Verwaltung,
Ausgewählte Forschungsgruppen an
Medizinischen Fakultäten.

<u>Hauptprüfung</u> an der Schule.

Einjährige praktische Tätigkeit als Medizinischer Dokumentations-Assistent (-in).

Kolloquium und Verleihung der Bezeichnung
"Geprüfter Medizinischer Dokumentationsassistent(-in)".

Entwurf von Lehrveranstaltungen einer postgradualen
einjährigen Ausbildung für Mediziner und Biologen

	Gesamtstunden		Summe
	Vl.	Üb.	
Einf. in Analysis	40	20	60
" " Biostatistik	60	30	90
" " Biomathematik	25	10	35
" " Dok. u. Datenerfassung in Biologie und Medizin	20	10	30
Einf. in Operations Research	25	10	35
Einf. in Struktur, Funktion und Organisation von Rechnern	35	10	45
Einf. in Programmiersprachen (allgem. Überblick)	35	10	45
Programmierkurs I	40	40	80
Programmierkurs II	40	40	80
Analog-Hybridrechner	25	30	55
Prozeßrechner	30	15	45
Datenfernverarbeitung	20	15	35
Fachbezogene praktische Übungen in medizinischer Datenverarbeitung	40	110	150
	435	350	785

Insgesamt ca. 800 Stunden, d.h., 2 Semester je 25 - 30 Wochenstunden.

Anlage 3

STAATLICHE INGENIEURSCHULE UND HÖHERE WIRTSCHAFTSFACHSCHULE
HEILBRONN

Entwurf einer Stundentafel der Fachrichtung "Medizinische Informatik" für die Fachhochschule

Lehrfach	1	2	3	4	5	6	7	8	Summe	
1. Naturwissenschaften										
Mathematik	8	8	4	-			-	-	20	
Statistik (incl. Biostatistik)	-	-	2	2			2	2	8	
Physik	4	4/2	-	-			-	-	8/2	38
2. Datenverarbeitung										
Grundlagen (incl. hardware)	4	4	-	-			-	-	8	
Informationstheorie	-	-	2	2			-	-	4	
Programmieren I (incl. Übungen)	2	4	-	-			-	-	6	
Programmieren II (incl. Übungen)	-	-	2	4			-	-	6	
Systemprogrammierung	-	-	-	-			2	-	2	
EDV-Systeme	-	-	-	-			4	-	4	
Prozeßdatenverarbeitung	-	-	2	2/2			-	-	4/2	
Medizinische EDV-Anwendungen	-	-	-	-			-	4	4	40
3. Technik										
Elektrotechnik	2	2	2/2	-			-	-	6/2	
Meß- und Regeltechnik	-	-	4	2/2			-	-	6/2	
Medizinische Meßgeräte	-	-	2	2/2			-	-	4/2	22
4. Medizin										
Medizinische Terminologie	2	2	-	-			-	-	4	
Humanbiologie	4	2	-	-			-	-	6	
Krankheitslehre und Therapieverfahren	-	-	4	2			-	-	6	
Klinische Chemie	-	-	-	-			2/2	-	2/2	
Medizinische Dokumentation	-	-	-	-			2	-	2	22
5. Betriebswirtschaft/Organisation										
Rechnungswesen	2	2	-	-			-	-	4	
Allgemeine Betriebswirtschaftslehre	-	-	2	2			-	-	4	
Betriebswirtschaftslehre der Heilbetriebe	-	-	-	-			4	-	4	
Operations Research	-	-	-	-			-	4	4	
Aufbau eines Krankenhausinformationssystems	-	-	-	-			4	2	6	22
6. Wahlfächer										
Wahlfächer	-	-	-	4			6	8	18	
Diplomarbeit	-	-	-	-			-	6	6	24
Summe	28	30	28	28			28	26	168	

Anmerkung:
1. Zahl = Vorlesung
2. Zahl = Laborübungen

<u>W a h l f ä c h e r</u>

für die Fachrichtung "Medizinische Informatik"

	Stunden
Numerische Mathematik	4
Statistische Methoden	2
Informationstheorie	2
Formale Logik	2
Digitale Rechenanlagen II	4
Analog- und Hybridrechner II	4
Systemprogrammierung II	2
Datenübertragungstechnik	2
Meß- und Regeltechnik II	4
Prozeßdatenverarbeitung II	4
Elektronik, Nachrichtentechnik	4
Medizinische Technik	4
Rechnungswesen der Heilbetriebe	2
Soziologie und Betriebspsychologie der Heilbetriebe	2
Recht (einschl. Versicherungsrecht)	4
Datensicherung	2
Literatur-Dokumentation	2
Umweltschutz	4
	54

Ansätze zu einem Gesundheits-Informations-System in Rheinland-Pfalz

D. Schulte

Das Land Rheinland-Pfalz hat im Jahre 1970 ein EDV-Verfahren zur Erfassung und Abrechnung der stationären und ambulanten Leistungen entwickelt (Abb. 1). Wir erfassen die Patientendaten über Aufnahmebelege auf Lochkarten und die Leistungsdaten auf Markierungsbelegen. Das Ergebnis der monatlichen Verarbeitung sind Rechnungen sowie Sammelrechnungen, die die einzelnen Rechnungen für die Kassen in einer Liste zusammenfassen. Auch Nachberechnungen, z. B. infolge rückwirkender Pflegesatz- oder Tariferhöhungen, führen wir maschinell durch.

Da wir nicht nur Leistungen erfassen, die abgerechnet werden, sondern alle Leistungen, können wir die Daten zu einigen Betriebsstatistiken auswerten. Der Computer liefert dem Krankenhaus eine Leistungsstatistik, die die einzelnen Leistungsarten nach Anzahl und Kosten sowie nach Stationen aufgliedert. Die Erlösstellenstatistik weist die Pflegegelder und Erlöse aus Nebenleistungen der einzelnen Stationen und Abteilungen aus sowie weitere Angaben, wie Sterbefälle, durchschnittliche Belegung, durchschnittliche Verweildauer, Ausnutzungsgrad. Die Erlösarten statistik enthält die Pflegegelder, Erlöse aus Nebenleistungen der Abteilungen, des Labors, EKG, usw., aufgegliedert nach Kostenträgern. Die Monatsbestandsstatistik zeigt für jeden Tag des Monats den alten Bestand, den Zugang und Abgang und den neuen Bestand jeder Station. Und schließlich gibt die Wohnortsstatistik einen Überblick über den Einzugsbereich des Krankenhauses. Der Computer druckt außerdem eine Liste der besonderen Unkosten für die ambulante Arztabrechnung sowie eine Bestandsabgleichsliste aus, aus der sich ergibt, ob alle Patienten abgerechnet sind.

Abb. 2 zeigt eine Rechnung und Abb. 3 einen Ausschnitt aus einer Leistungsstatistik. Für die Eingabe der Leistungsdaten haben wir verschiedene Markierungsbelege entwickelt, z. B. für die Innere Abteilung (Abb. 4). Er enthält die bereits vormar-

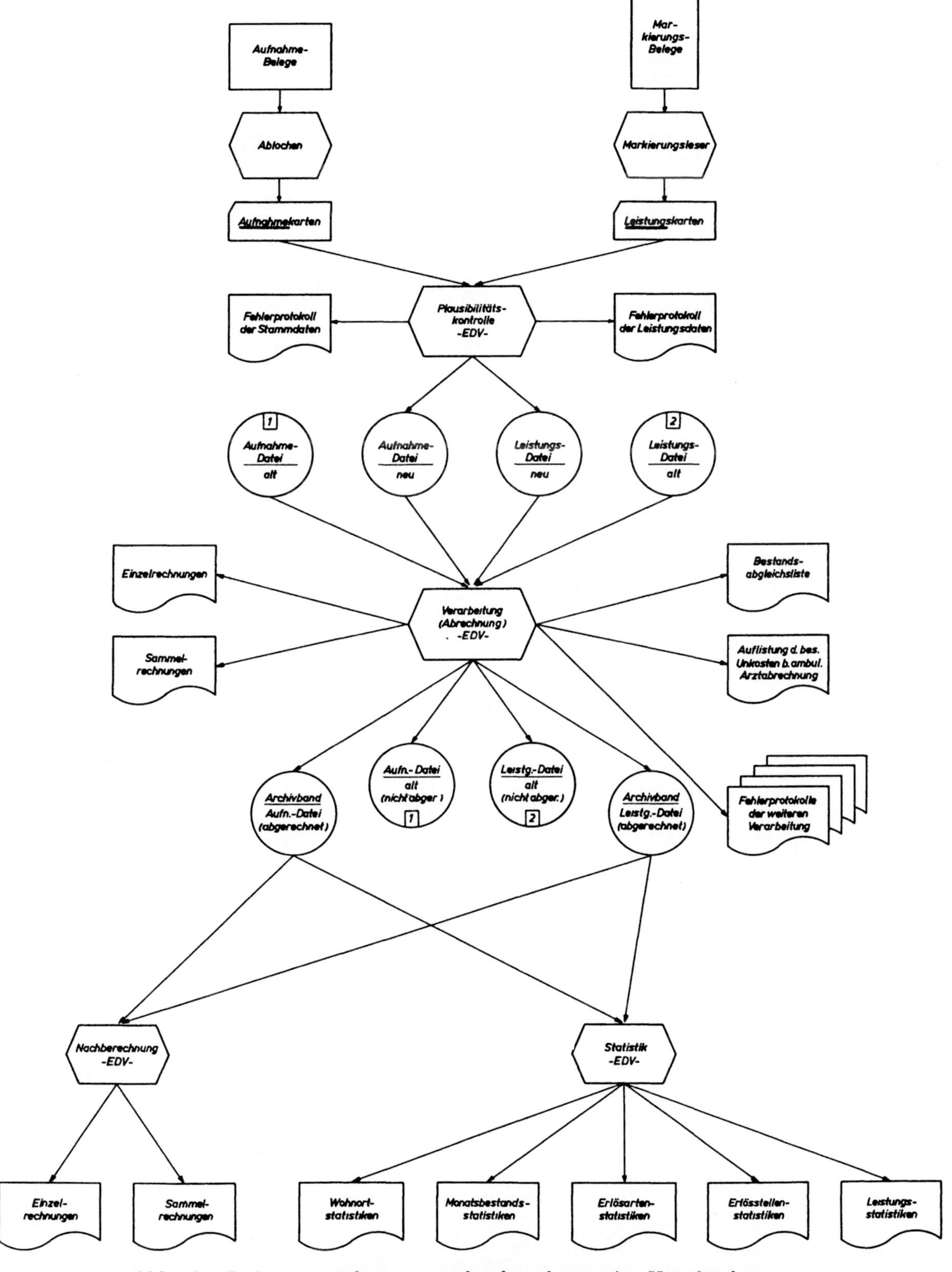

Abb. 1. Leistungserfassung und -abrechnung im Krankenhaus

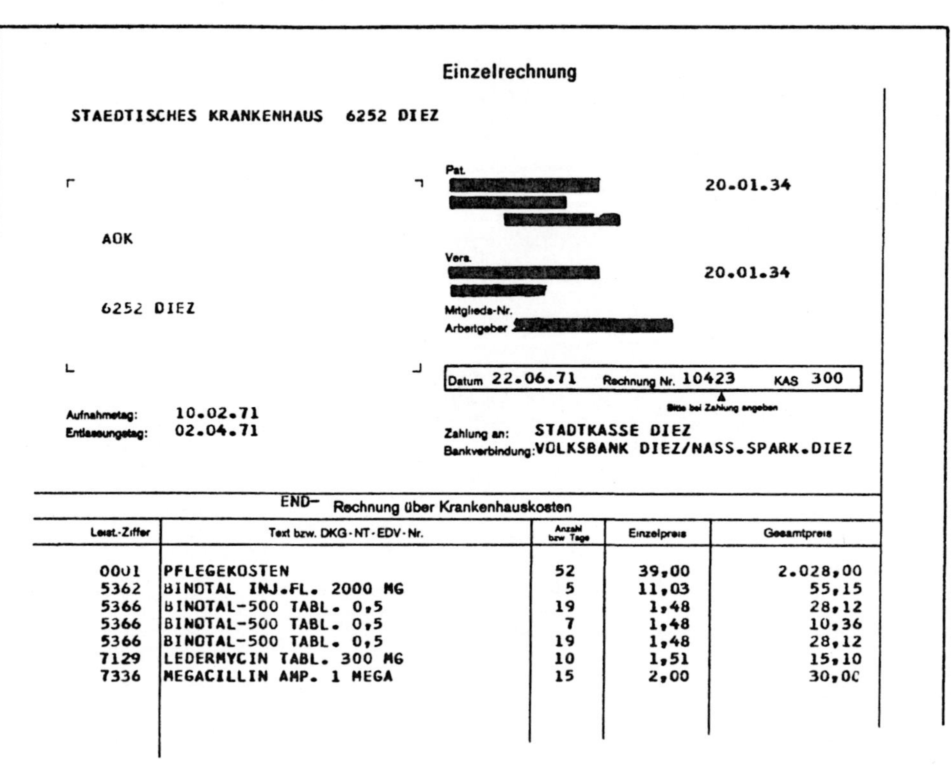

Leist.-Ziffer	Text bzw. DKG · NT · EDV · Nr.	Anzahl bzw. Tage	Einzelpreis	Gesamtpreis
0001	PFLEGEKOSTEN	52	39,00	2.028,00
5362	BINOTAL INJ.FL. 2000 MG	5	11,03	55,15
5366	BINOTAL-500 TABL. 0,5	19	1,48	28,12
5366	BINOTAL-500 TABL. 0,5	7	1,48	10,36
5366	BINOTAL-500 TABL. 0,5	19	1,48	28,12
7129	LEDERMYCIN TABL. 300 MG	10	1,51	15,10
7336	MEGACILLIN AMP. 1 MEGA	15	2,00	30,00

Abb. 2

TABELLE 5   L E I S T U N G S - S T A T I S T I K   MONAT 03 1971   KRANKENHAUS-NR. 130

LEISTUNG.	ANZAHL	DM	ANZAHL	DM	ANZAHL	DM	ANZAHL	DM	ANZAHL
0001	INSGESAMT 10095	562.114,90	IN STATION 011		IN STATION 012 331	21.655,00	IN STATION 013 513	29.446,20	IN STA 550
			IN STATION 015 594	34.068,80	IN STATION 016 558	31.982,30	IN STATION 017 291	16.522,50	IN STA
			IN STATION 031 8	600,00	IN STATION 032 498	32.347,20	IN STATION 033 659	37.826,60	IN STA 334
			IN STATION 035 894	50.811,80	IN STATION 036 483	27.724,20	IN STATION 037 440	25.237,80	IN STA 117
			IN STATION 051		IN STATION 052		IN STATION 053		IN STA
			IN STATION 072		IN STATION 073		IN STATION 091		IN STA 33
			IN STATION 093 683	35.194,10	IN STATION 111		IN STATION 112 66	3.077,60	IN STA 731
			IN STATION 131		IN STATION 132		IN STATION 133 58	3.289,00	IN STA
			IN STATION 152 29	1.885,00	IN STATION 153 535	30.427,60	IN STATION 161		IN STA 17
			IN STATION 163 559	31.731,50	IN STATION 171		IN STATION 172 36	2.340,00	IN STA 509
			IN STATION 191		IN STATION 192 19	1.235,00	IN STATION 193 256	12.980,80	IN STA
			IN STATION 212 21	1.365,00	IN STATION 213 115	5.830,50	IN STATION 231		IN STA
			IN STATION 233 158	8.010,60	IN STATION		IN STATION		IN STA

Abb. 3

kierte Beleg-Nr. "03", die zu markierende Aufnahme-Nr. und eine Prüfziffer. Die Art der Leistung ist im Klartext und mit der Leistungsziffer des EDV-Leistungsverzeichnisses vorgegeben. Es braucht nur die Anzahl der verordneten Leistungen markiert zu werden. Da der Markierungsbeleg aus Gründen der Übersichtlichkeit und des Platzmangels nur die häufigsten Leistungen enthält, muß auch die Möglichkeit vorgesehen sein, im Beleg nicht näher bezeichnete Leistungen anzugeben. Diese Möglichkeit besteht für drei Leistungsarten durch Eintragung der betreffenden Leistungsziffer und der Anzahl. Bei Leistungen, die nicht im EDV-Leistungsverzeichnis enthalten sind, können die Kosten durch Markierung des Gesamtbetrages in Rechnung gestellt werden. Die anderen Leistungsbelege, wie z. B. der für Medikamente (Abb. 6), sind entsprechend aufgebaut.

Unser EDV-Leistungsverzeichnis (Abb. 5) orientiert sich am "Krankenhaustarif für ambulante Leistungen und stationäre Nebenleistungen" (DKG-NT). In den Spalten 3 bis 7 enthält es den GOÄ-Einfachsatz (3), die besonderen Unkosten (4), die allgemeinen Unkosten (5), die Sachkosten (6) und die Vollkosten (7). In Spalte 9 ist der Sondertarif einer bestimmten Region des Landes enthalten. Die Spalte 8 enthält die tarifliche Vereinbarung vom 1. April 1968 zwischen der Deutschen Krankenhausgesellschaft und der Kassenärztlichen Bundesvereinigung. Die Leistungsart ist im Klartext sowie mit der DKG-NT-Nr. und der von uns für das EDV- Verfahren vergebenen Leistungsziffer aufgeführt.

Die EDV-Medikamentenliste (Abb. 7) ist im Prinzip wie das EDV-Leistungsverzeichnis aufgebaut. Sie enthält ca. 3000 Medikamente. Die nicht katalogisierten Medikamente werden als "sonstige Medikamente" dem Betrag nach erfaßt und in Rechnung gestellt.

Wir haben verschiedene Tarife gespeichert, und zwar die Lauertaxe (Spalte 9) sowie den regionalen Eigenarten des Landes Rheinland-Pfalz entgegenkommend die Pfälzer-Liste mit und ohne Krankenhausapotheke (Spalte 6 und 7), die Trierer Liste (Spalte 5) und die Koblenzer Liste mit und ohne Krankenhausapotheke (Spalte 3 und 4). Außerdem haben wir die Möglichkeit für die Anwendung eines hauseigenen Tarifs (Spalte 8) vorgesehen. Davon hat ein Krankenhaus Gebrauch gemacht, inzwischen aber wieder darauf verzichtet. Das kommt unserem Bestreben entgegen, ein möglichst einheitliches System der maschinellen Leistungserfassung und -abrechnung mit möglichst wenigen Tarifarten zu schaffen.

INNERE ABTEILUNG
BELEG Ø3

Abb. 4

1	0	1	2	3	4		5	6	7	8	9
2	0	1	2	3	4		5	6	7	8	9
3	0	1	2	3	4	AUF-NAHME-NR	5	6	7	8	9
4	0	1	2	3	4		5	6	7	8	9
5	0	1	2	3	4		5	6	7	8	9
	0	1	2	3	4	PZ	5	6	7	8	9

1001	Beratung bei Tage	1	2	3	4	5
1100	Eingehende Untersuchung	1	2	3	4	5
1102	Blutdruckmessung	1	2	3	4	5
1103	Blutsenk einschl Blutent	1	2	3	4	5
1104	Blutent a Vene o Arterie	1	2	3	4	5
1106	Injektion i.m.					
1107	Injektion i.v					
1114	Medik Infiltrationsbehand					
1127	i v Dauertropfinfusion					
1131	Infusion v Konservenblut					
1137	Lumbal- o Suboccipitalpunkt					
1140	Punkt d Brust o Bauchhöhle					
1145	Punkt e Organs					
1146	Knochenmark / Sternalpunkt					
1148	Punktion e Gelenkes					
1157	Intrakutan-Test einschl Unk					
1164	El. Therap v Herzrhythmusst					
1166	El. Therap d ak Herzstillst					
1170	Aushub d Magensaft Frakt					
117.	Digitaluntere d Mastdarms					
1206	Herzfunktionspr u Schellong					
1213	Ruhespirograph Teiluntere					
1222	Unters d Atemmechanik					
1235	Vasogramm					
1236	Laparoskopie u Probeex.					
1237	Rektoskopie					
1238	Rektoskopie m Exz /Punkt					
1301	Kl auf Verband					

1359	Ent v Magenschleimh b Ro K	1	2	3	4	5
2211	Behandl d Vorsteherdrüse	1	2	3	4	5
2212	Kathet d weibl Harnblase	1	2	3	4	5
4046	Einzelinhalation	1	2	3	4	5
4050	Sauerstoffsack je angef Std	1	2	3	4	5

BITTE KEINE

VERMERKE

ANBRINGEN

IBM 553

MEDIKAMENTE II
BELEG 82

Abb. 6

1	0	1	2	3	4		5	6	7	8	9
2	0	1	2	3	4		5	6	7	8	9
3	0	1	2	3	4	AUF-NAHME-NR	5	6	7	8	9
4	0	1	2	3	4		5	6	7	8	9
5	0	1	2	3	4		5	6	7	8	9
	0	1	2	3	4	PZ	5	6	7	8	9

8655	Tetanus-Serum v Pferd Amp 1,0 ml	1	2	3	4	5
8657	Tetanus-Serum v Rind Amp 1,5 ml	1	2	3	4	5
8665	Tetracyclin Heyl Kaps 250 mg	1	2	3	4	5
8688	Thrombocid Amp 2 ml	1	2	3	4	5
8703	Topostasin Beutel 1500 E 5 G	1	2	3	4	5
8708	Totocillin Inf Fl 0,1	1	2	3	4	5
877?	Totocillin Inf Fl 1,5	1	2	3	4	5
8713	Totocillin Tropfen ml	1	2	3	4	5
8725	Trasylol Amp 100 000 KIE	1	2	3	4	5
8755	Tutofusin 250 ml	1	2	3	4	5
8756	Tutofusin 500 ml	1	2	3	4	5
8761	Tutofusin AZ 500 ml	1	2	3	4	5
8763	Tutofusin B 500 ml	1	2	3	4	5
8776	Tutofusin EL 5 500 ml	1	2	3	4	5
8779	Tutofusin EL 10 500 ml	1	2	3	4	5
8807	Tutofusin LC 500 ml	1	2	3	4	5
8817	Tutofusin NS 500 ml	1	2	3	4	5
8908	Ultracorten H Tabl 5 mg	1	2	3	4	5
8911	Ultracorten H walos Amp 10 mg	1	2	3	4	5
891?	Ultracorten H walos Amp 25 mg	1	2	3	4	5
8935	Urovison R Amp 10 ml	1	2	3	4	5
9005	Valium 10 Amp 10 mg	1	2	3	4	5
9006	Valium 10 Tabl 10 mg	1	2	3	4	5
9007	Valium 10 Zapfchen 10 mg	1	2	3	4	5
9043	Vibramycin Kaps 100 mg	1	2	3	4	5
9066	Volon A 40 Kri Susp Amp 40 mg	1	2	3	4	5
	10	1	2	3	4	5	6	7	8	9
ANZAHL DER MARKIERUNGEN IM VORFELD										

1	0	1	2	3	4		5	6	7	8	9
2	0	1	2	3	4	LEIST ZIFF	5	6	7	8	9
3	0	1	2	3	4		5	6	7	8	9
4	0	1	2	3	4		5	6	7	8	9
	10	1	2	3	4	ANZ	5	6	7	8	9
1	0	1	2	3	4		5	6	7	8	9
2	0	1	2	3	4	LEIST ZIFF	5	6	7	8	9
3	0	1	2	3	4		5	6	7	8	9
4	0	1	2	3	4		5	6	7	8	9
	10	1	2	3	4	ANZ	5	6	7	8	9
1	0	1	2	3	4		5	6	7	8	9
2	0	1	2	3	4	LEIST ZIFF	5	6	7	8	9
3	0	1	2	3	4		5	6	7	8	9
4	0	1	2	3	4		5	6	7	8	9
	10	1	2	3	4	ANZ	5	6	7	8	9
1	0	1	2	3	4		5	6	7	8	9
2	0	1	2	3	4	LEIST ZIFF	5	6	7	8	9
3	0	1	2	3	4		5	6	7	8	9
4	0	1	2	3	4		5	6	7	8	9
	10	1	2	3	4	ANZ	5	6	7	8	9
1	0	1	2	3	4		5	6	7	8	9
2	0	1	2	3	4	LEIST ZIFF	5	6	7	8	9
3	0	1	2	3	4		5	6	7	8	9
4	0	1	2	3	4		5	6	7	8	9
	10	1	2	3	4	ANZ	5	6	7	8	9
	0	1	2	3	4		5	6	7	8	9
	0	1	2	3	4	SONST DM	5	6	7	8	9
	0	1	2	3	4		5	6	7	8	o
	0	1	2	3	4		5	6	7	8	9
	0	1	2	3	4	PF	5	6	7	8	9

DATUM   UNTERSCHRIFT

IBM 553

Abb. 4 und Abb. 6

AERZTLICHE GRUNDLEISTUNGEN　　　　　　　　　　　GUELTIG AB 10/08/70　　　　SEITE　1

LEIST. ZIFFER	EDV-DKGNT-NR.	TARIF 3	TARIF 4	TARIF 5	TARIF 6	TARIF 7	TARIF 8	TARIF 9	LEISTUNGSTEXT
1C01	00010	3,00		1,C0	1,C0	3,8C		3,CC	BERATLNG BEI TAGE
1002	00020	4,50		1,00	1,00	5,70		4,50	BERATUNG AUSSERH. BEI TAGE
1C03	00030	7,50		1,00	1,00	9,40		7,50	BERATUNG BEI NACHT
1C04	00040	6,00		1,00	1,00	7,50		6,CC	BERATLNG AN SONN-UNC FEIERTACEN
1C05	0005C	3,00		1,00	1,C0	3,80		3,CC	VISITE IM KRANKENHAUS
1C06	00060	6,00						6,00	BESUCH
1007	00070	9,00						9,00	DRINGENDER BESUCH
1008	00080	12,00						12,C0	BESLCH AUS DER SPRECHST.HERAUS
1C09	00090	12,00						12,C0	BES.B.NACHT ZWI.20-22 U.6-8UHR
1C10	00100	20,00						20,00	BES.B.NACHT ZWI.22 U. 6 UHR
1011	00110	12,00						12,C0	BESUCH AN SONN-UND FEIERTAGEN

Abb. 5.　EDV - Leistungsverzeichnis

MEDIKAMENTE　　　　　　　　　　　　　　　　GUELTIG AB 01/04/71　　　　SEITE　1

LEIST. ZIFFER	ZENTRAL NUMMER	TARIF 3	TARIF 4	TARIF 5	TARIF 6	TARIF 7	TARIF 8	TARIF 9	LEISTUNGSTEXT
5001	1174593						11,50	6,46	ABLACTON CITOLE I.M.
5002	0002163							0,12	ACABEL DRAG.
5003	0002507	7,40 ✓	7,40 ✓	8,00				11,05	ACC 76 FL. 1000 E
5004	0002513	26,50 ✓	26,50 ✓					39,60	ACC 76 FL. 4000E
5005	0002542						0,25	0,09	ACEDICON TABL. 0,005
5290							0,30		ACEDICON TABLONGETTEN
5006	0002855				2,30	2,55	4,75	2,84	ACETHROPAN AMP. 20 I.E.
5007	0002884				5,25	5,90	10,80	6,54	ACETHROPAN AMP. 50 I.E.
5008	0002915				8,15	9,20	9,15	10,20	ACETHROPAN AMP. 80 I.E.
5009	1290744							2,40	ACETYLCHOLIN AMP.
5288		0,33 ✓	0,38 ✓						ACHRO KAPS. 250 MG
5010	1257445	0,63 ✓	0,72 ✓	1,50	1,35	1,65		1,84	ACHRO TABL. 500 MG
5289		0,24 ✓	0,28 ✓						ACHRO TROPFEN 1 ML
5260	1257445	6,30 ✓	7,20 ✓	15,00	13,50	16,50		18,37	ACHRO 500 10 TBL.
5012	0003636	3,83 ✓	4,40 ✓	4,90	4,05	4,55		5,03	ACHROMYCIN AMP. I.M. FORTE 250MG
5011	0003582	2,09 ✓	2,40 ✓	3,60	2,25	2,55		3,85	ACHROMYCIN AMP. I.M. 100 MG
5013	0003702	4,37 ✓	5,02 ✓		4,60	5,15		5,74	ACHROMYCIN AMP. I.V. 250 MG
5014	0003731	7,66 ✓	8,81 ✓	9,50	8,05	9,05	14,05	10,06	ACHROMYCIN AMP. I.V. 500 MG
5018	0003760							1,80	ACHROMYCIN AUGENSALBE G
5015	0003814	0,00	0,00		0,78	0,88		0,97	ACHROMYCIN DRAG. 250 MG

Abb. 7.　EDV - Medikamentenliste

Auf den Verfahrensablauf innerhalb des Krankenhauses brauche ich hier nicht einzugehen, da er hinsichtlich der maschinellen Leistungserfassung und -abrechnung keiner besonderen Gestaltung bedarf. Damit meine ich z. B. die Frage, ob die Patientenaufnahme zentral oder dezentral erfolgt oder ob die in der Fieberkurve eingetragenen Leistungen dezentral auf den Stationen oder zentral im Abrechnungsbüro in die Markierungsbelege übertragen werden. Es muß lediglich eine zentrale Stelle für das Sammeln der Eingabebelege, für ihre Weitergabe zum Rechenzentrum, für die Entgegennahme der maschinell erstellten Rechnungen, Listen und Statistiken und deren Weiterleitung bzw. Auswertung vorhanden sein. Diese Funktion kann von dem Abrechnungsbüro oder von einer neu zu schaffenden EDV-Koordinierungsstelle unter Einsparung entsprechenden Personals der Abrechnungsstelle übernommen werden. Darüber hinaus sollte jedes Krankenhaus einen EDV-Sachbearbeiter haben, der bei der Vorbereitung und Einführung des neuen Verfahrens mitwirkt und für die Tätigkeit der EDV-Koordinierungsstelle verantwortlich ist.

Erfordert das Computerverfahren zur Leistungserfassung, -abrechnung und -auswertung mehr Personal im Krankenhaus? Nein, aber es tritt auch keine Personalkosteneinsparung ein. Das entspricht unseren Erfahrungen bei der Übernahme des umfangreichen Abrechnungsverfahrens des Landessozialamtes Rheinland-Pfalz mit über 600 Anstalten und 38 örtlichen Sozialhilfeträgern. Dort sparen wir zwar fünf Stellen (= ein Drittel der Stellen) in der Abrechnungsstelle ein, wir benötigen aber zusätzlich drei Stellen für Organisations- und Koordinierungsaufgaben, die entsprechend ihrem höheren Stellenwert die gleichen Kosten wie die fünf eingesparten Stellen verursachen. Nicht außer acht lassen dürfen wir allerdings die Personal- und Maschinenkosten des Rechenzentrums. Für diese Mehrkosten erhält das Krankenhaus aber nicht nur ein sichereres Abrechnungsverfahren, das die Abrechnung aller abrechenbaren Leistungen garantiert, sondern die maschinelle Auswertung der erfaßten Daten macht es erstmals möglich, den komplizierten Betriebsorganismus des Krankenhauses zu durchschauen, ihn sinnvoll und kostensparend zu planen und so auch im Interesse der Patienten zu einem leistungsfähigen und rationell arbeitenden Krankenhausbetrieb zu kommen.

Dieses vom Land Rheinland-Pfalz entwickelte EDV-Verfahren zur Erfassung und Abrechnung der stationären und ambulanten Leistungen steht allen Krankenhäusern unseres Landes zur Verfügung. Wir haben in Rheinland-Pfalz ca. 120 Akut-Krankenhäuser mit über 25.000 Betten. 1945 waren es noch 170, während es im Jahre

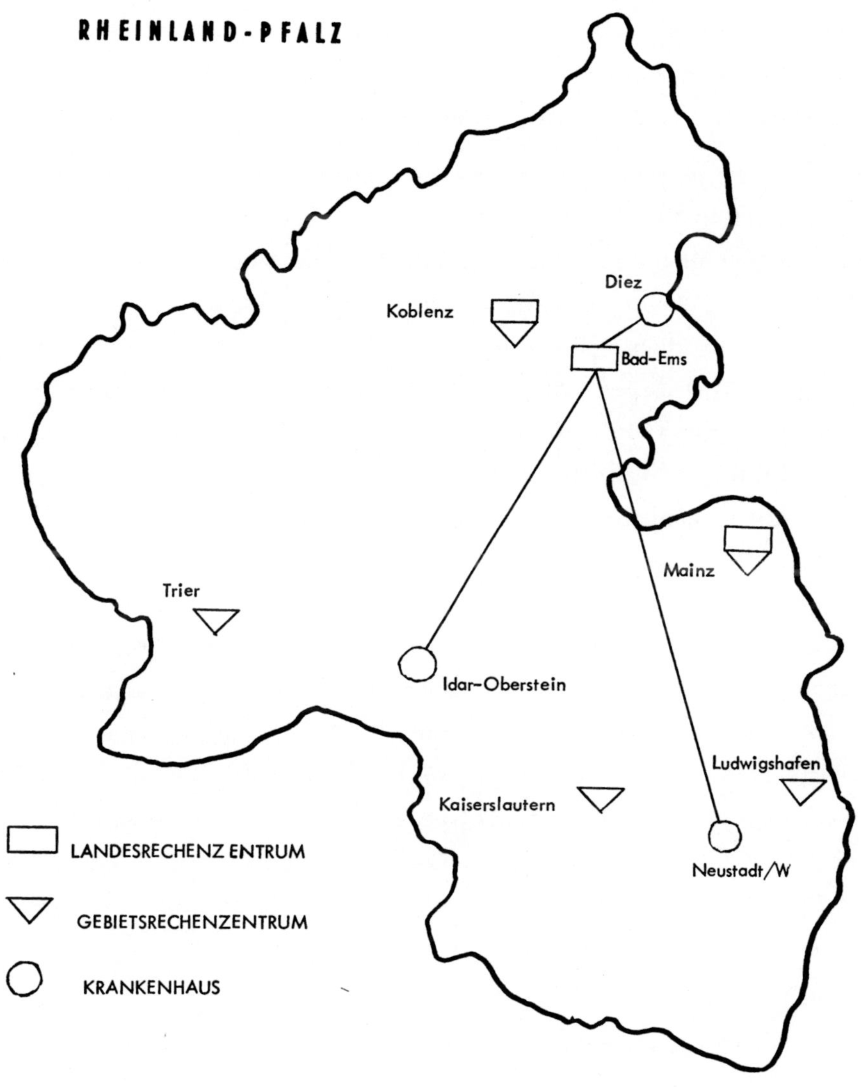

Abb. 8

1980 noch ca. 90 Krankenhäuser sein werden. Die Zahl der Betten wird aber trotzdem - vom Land gezielt gefördert - steigen, so wie auch von 1945 bis heute über 10.000 Betten zusätzlich geschaffen wurden. Das bedeutet, daß wir in Rheinland-Pfalz zwar weniger, aber größere und damit leistungsfähigere Krankenhäuser erhalten. Zur Zeit haben wir vier Krankenhäuser mit über 500 Betten, 25 Häuser mit 250 bis 500 Betten und die übrigen unter 250 Betten.

Da es kaum wirtschaftlich vertretbar ist, daß jedes kleinere oder mittlere Krankenhaus einen eigenen Computer unterhält, bieten wir eine zentrale Verarbeitungsmöglichkeit im Landesrechenzentrum beim Statistischen Landesamt in Bad Ems an (Abb. 8).

Seit Ende 1970 läuft unser EDV-Verfahren in einem Modellversuch, und zwar mit den Krankenhäusern in Idar-Oberstein (340 Betten), Diez (160 Betten) und ab Juni 1971 auch in Neustadt/Weinstraße (360 Betten).

Wir haben drei Landesrechenzentren, und zwar in Bad Ems beim Statistischen Landesamt, in Koblenz bei der Oberfinanzdirektion und in Mainz beim Ministerium des Innern. Darüber hinaus sind fünf kommunale Gebietsrechenzentren in Koblenz, Mainz, Ludwigshafen, Trier und Kaiserslautern in Betrieb bzw. im Aufbau, welche die EDV-Aufgaben der kreisfreien Städte, Landkreise und Gemeinden ihrer Regionen aufnehmen. Für unsere 120 Akut-Krankenhäuser können wir also auch eine regionale Verarbeitung in fünf kommunalen Gebietsrechenzentren organisieren. Bei Kosten von 2,15 DM pro Abrechnungsfall werden unsere Selbstkosten allerdings erst bei ca. 10.000 Abrechnungsfällen gedeckt, d. h., wenn ab Januar 1972 noch etwa sechs weitere Anstalten übernommen werden. Vorher kann daher eine regionale Verarbeitung überhaupt nicht in Erwägung gezogen werden. Die weitere Entwicklung des Projektes hin zur Betriebsabrechnung und zu medizinischen Anwendungen kann aus personellen und finanziellen Gründen ebenfalls nur zentral erfolgen. Die Verwirklichung des medizinischen Teils unseres EDV-Projektes wird voraussichtlich die Inbetriebnahme eines oder mehrerer nach den spezifischen Anforderungen eines Krankenhaus-Informationssystems organisierte Rechenzentren mit Datenfernverarbeitung, Rund-um-die-Uhr-Betrieb, Dialogverkehr usw. erfordern. Denn die kommunalen Gebietsrechenzentren können eine solch umfassende Aufgabe nicht "nebenbei" mit erledigen.

Welcher organisatorische, personelle, finanzielle und zeitliche Aufwand war erforderlich, um die Phase I unseres Krankenhaus-Informationssystems zu realisieren? Das Land hat bereits vor zwei Jahren die Entwicklung eines EDV-Verfahrens zur Leistungserfassung und -abrechnung im Krankenhaus einschließlich der Durchführung eines Modellversuchs beschlossen. Erste Überlegungen hierzu reichen bis Anfang 1967 zurück. Von Januar bis April 1970 wurde von dem Projektausschuß, dem das Ministerium für Soziales, Gesundheit und Sport, das Ministerium des Innern, das Rechenzentrum beim Statistischen Landesamt, die vier Krankenhausverbände und die Modellanstalten angehören, und der Organisationsgruppe nach gründlicher Ist-Analyse die EDV-Konzeption erarbeitet. Nach der anschließenden Programmierung durch die Firma IBM und das Landesrechenzentrum in Bad Ems ist der Modellversuch im Herbst 1970 im Krankenhaus Idar-Oberstein angelaufen. Am 28. Juni d.J. konnten wir den erfolgreichen Modellversuch der Öffentlichkeit in Idar-Oberstein vorstellen, erfolgreich deshalb, weil die angeschlossenen Anstalten die von ihnen noch weitergeführte manuelle Abrechnung eingestellt haben.

An der Entwicklung der EDV-Konzeption während der vier Monate Januar bis April 1970 waren 2 1/2 Bedienstete des Landes (1 EDV-Organisator zu 1/2 seiner Arbeitskraft und zwei Programmierer des Statistischen Landesamtes) sowie ein EDV-Sachbearbeiter des Krankenhauses Idar-Oberstein beteiligt. Hinzu kam die Mitarbeit der Krankenanstalt Diez, die auch am Modellversuch teilnimmt, sowie der Anstalten Bernkastel und Kaiserslautern. Für die anschließende Programmierung, das Austesten der Programme und das Anlaufen des Modellversuchs von Mai bis Dezember 1970 (= 8 Monate) waren die gleichen Kräfte eingesetzt. Der einjährige Einsatz allein der 2 1/2 Landesbediensteten entspricht einem finanziellen Aufwand des Landes von über 50.000 DM.

Für die Durchführung des Modellversuchs einschließlich Programmierauftrag und für die Beteiligung an den Unkosten der drei Modellanstalten hat das Land bereits im Jahre 1969 einen Betrag von 200.000 DM bereitgestellt.

Bedeutsam sind auch die Beratung, die Schulung des Personals und die Hilfe bei der Umstellung der Organisation des Abrechnungsverfahrens durch das Landesrechenzentrum. Die Umstellung der Organisation, die etwa 2 - 3 Monate dauert, erfordert einen erhöhten Personaleinsatz der Anstalten und gegebenenfalls auch einen einmaligen zusätzlichen Finanzbedarf. Wir gewähren daher den Krankenhäusern einen einmaligen Betrag von 5 DM für jeden ambulanten und stationären Abrechnungsfall bei der Umstellung auf das vom Land entwickelte maschinelle Verfahren für den ersten Abrechnungsmonat.

Die Entwicklung eines einheitlichen EDV-Verfahrens setzt die Angleichung des in jedem Krankenhaus unterschiedlichen Abrechnungsverfahrens voraus. Die anzuwendenden Tarife, die Anzahl der berechneten Leistungen und die Kostenträger sind verschieden, was die Umstellung der Organisation des gesamten Abrechnungsverfahrens und nicht etwa nur der Formulare bedingt. Hierzu muß sich der Verwaltungsleiter bzw. der Krankenhausträger erst einmal entschließen. Danach muß der Verwaltungsleiter das Verständnis der Ärzte und des Pflegepersonals gewinnen. Und schließlich ist der Widerstand einiger Krankenhausverbände, Kassenärztlicher Vereinigungen und Krankenkassenverbände zu überwinden. Diese Sorgen können wir dem Verwaltungsleiter nicht abnehmen, sondern allenfalls mildern helfen, indem wir in der Öffentlichkeit für unser Projekt werben, was seit der Vorstellung unseres Projektes am 28. Juni 1971 bereits durch zwei Fernsehsendungen des Regionalprogrammes und durch zahlreiche Zeitungsmeldungen, durch Vorträge und Gespräche mit

den Beteiligten geschehen ist. Auch unsere Informationsschrift "Automation im
Krankenhaus", welche die bei der Projektvorstellung gehaltenen Vorträge enthält,
soll in diesem Sinne werbend informieren. Eine ausführliche Dokumentation mit
einem Textband und einem Anlagenband (Formulare und Leistungsverzeichnisse)
wird im November dieses Jahres erscheinen und zu einer weiteren Versachlichung
der Diskussion beitragen. Wir sind jedenfalls sehr optimistisch, nachdem sich für
unser Bad Emser Verfahren zahlreiche Krankenanstalten ernsthaft interessieren.
Seit kurzem führen wir auch Verhandlungen mit der Universitätsklinik in Mainz, die
sich zunächst mit ein oder zwei Kliniken anschließen will.

Wir wollen bei der Leistungserfassung und -abrechnung nicht stehenbleiben, sondern in der II. und III. Phase auch die Buchhaltung und Betriebsabrechnung sowie den
medizinischen Krankenhausbereich miteinbeziehen. Dieser Weg führt zum Kranken-
haus-Informationssystem, d. h. alle im Krankenhaus in den einzelnen Bereichen anfallenden Informationen werden einmal nach einer vorher bestimmten Systematik erfaßt,
gespeichert und nach den ebenfalls vorher festgelegten Bedürfnissen des Arztes und
der Verwaltung ausgewertet. Die Vereinheitlichung und Verbesserung des Rechnungs-
wesens der Krankenhäuser muß zu einer besseren Übersicht und Rationalisierung
des Krankenhausbetriebes führen. Nur so ist gewährleistet, daß die ständig wachsenden Investitionen für Neubauten und Modernisierung auch zu einer echten Lei-
stungssteigerung der Krankenhausversorgung in quantitativer und qualitativer Hinsicht führen.

Schreibt bereits die Bundespflegesatzverordnung von 1954 vor, daß nur die bei
sparsamer Haushaltsführung entstehenden Kosten den Pflegesätzen zugrunde gelegt
werden dürfen, so verlangt der Entwurf des Bundesgesetzes zur wirtschaftlichen
Sicherung der Krankenhäuser und zur Regelung der Krankenhauspflegesätze vom
25. 2. 1971 (Bundestagsdrucksache VI/1874) - ich zitiere: Die Pflegekosten "müssen
auf der Grundlage der Selbstkosten eines sparsam wirtschaftenden und leistungsfähigen - leistungsfähig wurde später eingefügt - Krankenhauses und einer Kosten-
und Leistungsrechnung eine wirtschaftliche Betriebsführung ermöglichen und die medizinisch und wirtschaftlich rationelle Versorgung durch die Krankenhäuser sichern"
(§ 17 Abs. 1). Und nach § 4 des genannten Gesetzentwurfes setzen die Investitions-
zuschüsse der Länder und des Bundes ein sparsam wirtschaftendes und leistungsfähiges Krankenhaus voraus. Die erforderlichen Daten zur Überprüfung dieser Fragen kann nur eine Krankenhausorganisation liefern, die alle Leistungen erfaßt, die
berechenbaren Leistungen auch tatsächlich den Kostenträgern in Rechnung stellt
und einen Überblick über das Kosten-Leistungsverhältnis der einzelnen Krankenhaus-

bereiche sowie eine Personalbedarfs- und -einsatzplanung und eine Haushalts-
überwachung ermöglicht. Diese Voraussetzungen haben wir in der Phase I unseres
EDV-Projekts bereits zum großen Teil geschaffen. Unter Einbeziehung der Mate-
rialabrechnung einschließlich der Arzneimittel sowie der Personalkosten und des
Vermögens kommen wir zu einer vollständigen Betriebsabrechnung, die aus einer
Vermögens-, Kostenarten- und -stellen-, Betriebsergebnis- und Gebührenbedarfs-
rechnung besteht. Dabei sollte man eine einheitliche Buchführung anstreben.

Bei der Organisation der EDV im medizinischen Bereich, insbesondere bei der
Dokumentation klinischer Daten, ist auf die Bedürfnisse des Arztes Rücksicht zu
nehmen. In diesem Bereich können nicht alle Arbeitsabläufe so schematisiert werden, wie es bei der Leistungserfassung möglich ist und in dem Markierungsbeleg,
der nur die Angabe von Zahlen, von "Ja", "Nein" oder vorgegebenen Antworten ermöglicht, sichtbar wird. So muß erwogen werden, Angaben über Befund und Krank-
heitsverlauf im Klartext aufzunehmen.

Soweit für Auswertung von Laboruntersuchungen, von EKG, EEG usw. sowie für
die Patientenüberwachung kleinere Computer eingesetzt werden, sollte an die Möglichkeit einer späteren Verbindung mit einer Großrechenanlage gedacht werden, um
über den Computer auch diesen Bereich mit den anderen Krankenhausbereichen integrieren zu können.

Bevor diese Überlegungen in die Praxis umgesetzt werden, ist noch eine umfangreiche Planungs- und Entwicklungsarbeit zu leisten, die wiederum mit der Analyse
des Ist-Zustandes in mehreren Krankenhäusern beginnt und über den Entwurf einer
Soll-Konzeption zu einem Modellversuch führen wird.

Dieses Ziel wird nicht ohne zusätzlichen Personal- und Finanzaufwand des Landes erreicht werden können. Denn das für die Entwicklung der ersten Projektstufe -
das Abrechnungswesen - eingesetzte Personal ist nunmehr mit der maschinellen
Durchführung und der Umstellung der Organisation in den sich anschließenden Krankenhäusern voll ausgelastet.

Mit der Entwicklungsarbeit werden wir spätestens ab Januar 1972 beginnen, und
zwar für die Buchhaltung und Betriebsabrechung mit einem Organisator (Betriebswirt)
und zwei Programmierern des Landesrechenzentrums Bad Ems unter Mitarbeit von
3 - 4 Krankenhäusern und des Automations- und des Krankenhausreferates des Mini-
steriums für Soziales, Gesundheit und Sport in Rheinland-Pfalz. Für den medizinischen Bereich werden wir ebenfalls ab Januar 1972 mit zunächst einem Organisator
meines Automationsreferates beginnen.

Ansätze zu einem Gesundheits-Informations-System in Schleswig-Holstein

G. GRIESSER

Über Ansätze zu einem Gesundheits-Informations-System im Lande Schleswig-Holstein informiert folgende Tabelle, in der nur Projekte enthalten sind, bei denen die automatische Datenverarbeitung angewendet wird (s. S. 89).

Bei aller Lückenhaftigkeit der bisher gesammelten Informationen, - Lückenhaftigkeit unter dem Gesichtspunkt eines (noch nicht existierenden) Gesamtsystems -, ergeben sich schon jetzt gute Einblicke in Teile des Gesundheitswesens mit der Möglichkeit zu gesundheitspolitischen Schlußfolgerungen.

Betrachtet man ganz allgemein die Herkunft der im Gesundheitswesen anfallenden Daten, so lassen sich vier Bereiche unterscheiden (Abb. 1):

1. die präventive Medizin
2. die kurative Medizin in der ambulanten Praxis
3. die kurative Medizin im Krankenhaus
4. die Rehabilitation

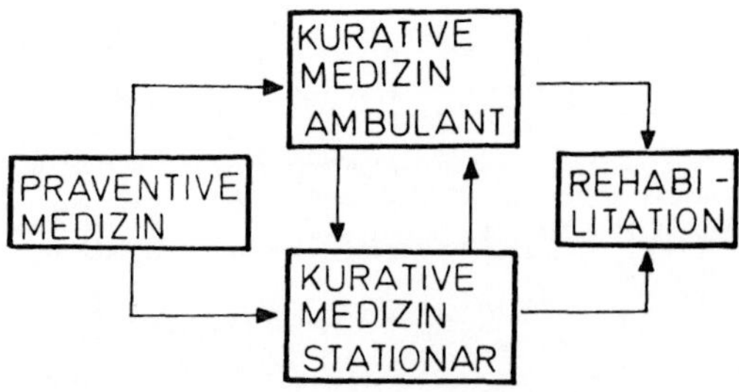

Abb. 1. Zusammenwirken der vier Bereiche des öffentlichen Gesundheitswesens (nach 1a)

Tabelle 1.

Projekt	Auswertende Stelle	Personen-Identifi-kation	Diagnosen-schlüssel
1. Vierjährigen-Untersuchung	IMSD	Geb. Datum + Geschl.	-
2. Schulanfänger-Untersuchung	IMSD	Geb. Datum + Geschl.	-
3. Jugend-Arbeits-Schutz-Gesetz	Statistisches Landesamt	keine	-
4. Jugendzahnpflege-Untersuchung	Stadtwerke Kiel	Geb. Datum + Geschl., später PK	-
5. Krebsvorsorge-Untersuchung Cervix-Carcinom	IMSD	I-Nummer	-
6. Krebsvorsorge-Untersuchung Mamma-Carcinom	IMSD	I-Nummer	-
7. Patienten-Statistik	IMSD	keine	ICD-2-stellig
8. Praxis-Statistik	IMSD/KV	Arztnummer	-
9. Basis-Dokumentation Univ. Kliniken Kiel	IMSD	I-Nummer später PK	ICD/E
10. Patienten-Dokumentation Psychiatrische Landeskranken-häuser	LK Schleswig Dokumentations-stelle	I-Nummer	ICD 3-stellig
11. Diagnose-statistik der kommunalen Krankenhäuser	Statistisches Bundesamt	I-Nummer	ICD, 8. Revision 3- oder 4-stellig

Über den letzten Punkt kann nicht berichtet werden, da Rehabilitationsmaßnahmen im wesentlichen von der LVA Schleswig-Holstein, beziehungsweise überregional von der Bundesanstalt für Angestelltenversicherung durchgeführt werden.

Im Bereich der präventiven Medizin lassen sich zwei Unterabteilungen erkennen: Untersuchungen bei Jugendlichen, die seit längerem durchgeführt werden, und Untersuchungen bei Erwachsenen, die erst in der letzten Zeit an Bedeutung gewonnen haben.

In der Präventivmedizin bei Kindern und Jugendlichen werden auf Vorschlag von JANTZEN in Kiel die bei der Untersuchung der Vierjährigen und Schulanfänger angefallenen Daten in lochkartengerechten Erhebungsbögen gesammelt. Eine Auswertung aus dem Jahre 1966 durch meine Mitarbeiter VOM HOFE und VON JOHN (2, 4) deckte ganz erhebliche Unterschiede in der Befundung durch die untersuchenden Ärzte auf. Wie die Tabelle 2 als Beispiel zeigt, kam der Schularzt Nr. 7 in 21, 7% der Fälle zu dem Urteil "nicht schulreif" bei einem Durchschnittswert von 8, 1% (4).

Die Untersuchungen zum Jugend-Arbeitsschutz-Gesetz kamen bis vor kurzer Zeit nicht über die Prävention im Einzelfall hinaus. Da ursprünglich im Gesetz eine statistische Auswertung nicht vorgesehen war, konnten die sehr aufschlußreichen Gesundheitsdaten unserer Jugendlichen nicht ausgewertet werden. Erst seit kurzer Zeit werden jetzt in Schleswig-Holstein die bei der Untersuchung zum Jugend-Arbeitsschutz-Gesetz gewonnenen Daten durch das Statistische Landesamt ausgewertet.

In den Bereich der präventiven Medizin für Jugendliche fällt auch die Jugendzahnpflege. Das Schleswig-Holsteinische Gesetz über die Jugendzahnpflege vom 24. 10. 1966 schreibt in der Durchführungsverordnung vom 30. 11. 1068 eine Dokumentation und statistische Auswertung der Ergebnisse vor. Da jedoch der öffentliche Gesundheitsdienst Schleswig-Holsteins nicht Angelegenheit des Landes ist, sondern von den Kreisen und kreisfreien Städten getragen wird, können für die Form der Dokumentation von Seiten der Gesundheitsabteilung der Landesregierung lediglich Anregungen gegeben, aber keine bindenden Anordnungen erlassen werden. Immerhin konnte erreicht werden, daß in Kiel die Ergebnisse in auswertungsgerechter Form dokumentiert werden.

Tabelle 2.   Kieler Schulanfänger-Untersuchung: Gliederung nach Schulärzten und Häufigkeit der Befunde (nach 4)

Schulärzte (nur Befunde der funktionsdiagnostischen Wertungsgruppe 2)

St.-Nr. (Schularzt)	2	3	4	7	8	9	Mittelwert aller Kinder
Zahl der unters. Kinder	1036	883	895	369	618	445	4246
Befunde und Zahl in v. H. der untersuchten Kinder:							
Hörstörungen	0,3	-	-	0,5	0,3	-	0,2
Sehstörungen	1,7	0,1	0,8	0,2	3,4	0,2	1,2
Sprachstörungen	0,9	0,5	3,1	1,9	3,2	0,4	1,7
Verhaltensstörungen	3,8	0,8	9,5	3,0	5,5	0,7	4,1
Haltungsfehler	1,0	1,4	4,8	0,3	11,5	3,4	3,5
Allgemeinzustand							
gut	29,0	21,0	32,6	43,4	24,4	53,3	31,2
mittel	60,0	66,6	56,4	38,8	62,5	42,9	57,3
schlecht	10,5	12,4	10,5	17,8	13,0	3,8	11,3
Funktionsdiagnost.:							
1 = Bfd. ohne Kr.	65,6	41,2	41,2	55,8	22,5	51,7	54,4
0 = o. B.	21,8	12,6	37,2	32,0	40,8	35,5	28,2
2 = Überwachung	12,3	9,6	18,4	11,1	35,3	12,1	16,3
3 = Sonderschule	0,2	0,1	1,5	0,8	1,4	0,7	0,7
4 = ausschließend	-	-	-	-	-	-	0,04
9 = unbestimmt	0,1	0,2	1,7				0,4
Arztüberweisung:							
nein	90,9	94,5	92,4	94,3	83,2	76,2	89,6
ja - wegen akuter Leiden	3,5	1,8	3,9	-	16,7	6,3	5,1
ja - wegen chron. Leiden	6,1	3,7	3,7	5,7	0,1	17,5	5,3
nicht schulreif	6,7	3,6	5,7	21,7	15,2	4,3	8,1
Schulkindergarten	0,8	2,6	10,4	3,5	5,5	4,3	4,5
versuchsweise	17,7	7,3	8,6	3,5	6,8	13,2	10,2

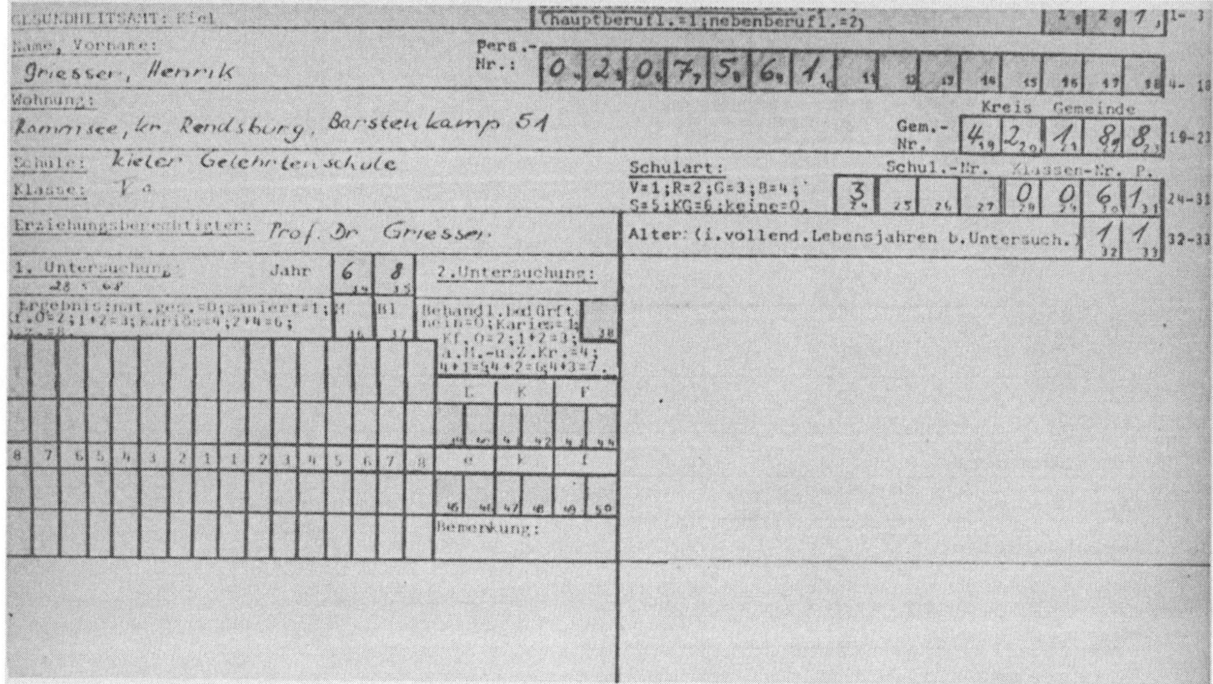

Abb. 2. Lochkartengerechte Karteikarte für das Kieler Modell der Jugendzahnpflege

Unter den präventiv-medizinischen Maßnahmen für Erwachsene haben die Vorsorgeuntersuchungen gegen Krebs in den letzten Jahren besondere Bedeutung erlangt. Schon vor Erlaß des 2. Krankenkassen-Änderungs-Gesetzes war es in Schleswig-Holstein durch eine Vereinbarung gelungen, seit 1. Oktober 1969 die Vorsorge-
Untersuchung auf das Portiokarzinom der Frau der Bevölkerung anzubieten. Da wir
im Lande von der Notwendigkeit einer vernunftigen Dokumentation überzeugt waren,
wurden Untersuchung und Dokumentation so geplant, daß über die Krebsfrüherken-
nung im Einzelfall hinaus eine allgemeine Auswertung möglich wurde (Abb. 3). Nach
meinen Informationen verfügt damit Schleswig-Holstein bis jetzt als einziges Land
über eine auswertungsgerechte Dokumentation der Krebsvorsorge-Untersuchung.

Vom 1.10.1969 bis zum 30.6.1971 haben mehr als 250.000 Frauen im Alter von
30 bis 55 Jahren die Vorsorge-Untersuchung in Anspruch genommen. Eine Voraus-
wertung von ca. 42.000 Fällen der in den RVO-Kassen versicherten Frauen aus
der Zeit vom 1.1. bis 31.12.1970 erbrachte sehr aufschlußreiche Ergebnisse
(Tab. 3); und zwar nicht nur hinsichtlich der Krebsverdachtsfalle, die durch die cy-
stologische Untersuchung festgestellt wurden, sondern auch hinsichtlich der Lei-

Krebs-Vorsorge-Untersuchung

Schleswig-Holsteinischer Landesausschuß für Krebsbekämpfung und Krebsforschung e. V.

K. A. 1

Dieses Formular ist vom untersuchenden Arzt in Spalte 21–39 auszufüllen und in doppelter Ausfertigung mit dem Abstrich an die Zytologische Untersuchungsstelle einzusenden.

Die Zytologische Untersuchungsstelle fixiert den Befund in Spalte 40–54 und sendet eine Ausfertigung an den untersuchenden Arzt zurück.

Die Zweitausfertigung geht nach Abschluß an das Institut für medizinische Statistik und Dokumentation.

Name und Anschrift der Patientin

Irgendwer, Eugen
9431 DINGSDORF
Blitzstraße 99

Ehefrau Eugenie

Stempel des untersuchenden Arztes

Dr. med. O. Jesseren
prakt. Arzt
9431 Dingsdorf
Amselweg O

Datum der Untersuchung: *25. 9. 1969*

Nummer der Krankenkasse: 1 1 5 4 0 2–6

Geburtsdatum: Tag 2 1 Mon. 0 1 Jahr 3 5 7–12

Geschlecht, Namensschlüssel: 2 3 5 13–15

Familienstand: ledig · 1, verh. · 2, verwitw. · 3; gesch. · 4 | 2 16

Vers.-Verhältnis: a) pflichtvers. · 1; freiw. · 2; Rentn. · 3 | 1 17

b) Familienangehörige · 1 | 1 18

Alter (in vollendeten Lebensjahren): 3 4 19–20

Arzt. Nr. 9 1 2 3 4 5 6 21–27

Anamnese

Anzahl der Geburten:	0—7 0—7	2 28
Anzahl der Fehlgeburten:		1 29
Ovulationshemmer:	nein bzw. weniger als 3 Monate · 0, mehr als 3 Monate · 1	1 30
Blutungsschema (in den letzten 3 Monaten):	regelmäßig · 1; unregelmäßig · 2; Menopause · 3, Schwangerschaft · 4	1 31
Entnahme des Abstriches am x-ten Zyklustag:	01 — XX: Menopause · 88, Schwangerschaft · 89, fehlende Angabe · 99	15 32–33
Kontaktblutung:	nein 0; ja 1, nicht zutreffend 8	0 34
Fluor:	nein 0, weiß 1, gelb 2; blutig 3, fehlende Angabe · 9	1 35
Vorangegangene Operationen an der Portio:	nein 0, ja 1, fehlende Angabe 9	0 36

Befund

Bimanuell:	normal 0; Myom 1; Adnex-Tumor · 2, 1 · 2 3, Descensus 4, 1 – 4 · 5; 2 – 4 6; 3 4 7; andere Veränderungen des inneren Genitale · 8	0 37
Spiegelbefund der Portio:	glatt 0, Erosion · 1, Verdacht auf Ca · 2	1 38
Mammae:	Tastbefund normal · 0; wahrscheinl. Mastopathie 1; wahrscheinl. benigner Tu · 2. Verdacht auf Ca. 3; (fast) sicheres Ca. — 4	0 39

Zytologischer Befund

Nr. der Untersuchungsstelle 25 40–41

Protokoll-Nr. und Jahr der Untersuchung: C 0 0 2 3 4 42–47 19 6 9 48–49

Einteilung nach Papanicolaou:	I — V · 1 – 5, nicht verwertbar, weil Zytolyse 7 weil schlecht fixiert · 8 weil zu wenig Material — 9	3 50
Ungewöhnl. Östrogeneffekt:	nein · 0; ja verstärkt · 1 vermindert · 2, fehlende Angabe — 9	2 51
Bakteriologischer Befund:	normal 0, Trichomonaden · 1, Soor 2, Mischflora · 4. 1 – 2 · 3 1 · 4 · 5, 2 · 4 · 6; 3 – 4 — 7, nicht verwertbar · 8, nicht untersucht — 9	4 52
Kontrolle erforderlich:	a) zytologische Kontrolle nein · 0; ja, sofort — 1 nach Behandlung — 2	1 53
	b) histologische Kontrolle nein — 0; ja — 1	0 54

Abb. 3. Erhebungsbogen für die Krebsvorsorge-Untersuchung (Zervix-Karzinom). Die Kodierung erfolgt bereits durch den untersuchenden Arzt

Tabelle 3. Ergebnisse der Krebs-Vorsorge-Untersuchung bei 42.388 Frauen im Jahre 1970, gegliedert nach zytologischen Untersuchungsstellen und Häufigkeit der Befunde nach PAPANICOLAOU (nach 1c)

UNTER-SUCHUNGS STELLE	PAPANICOLAOU STADIUM										zus. = 100%	nicht auswertbar		zusammen
	n_1	1 %	n_2	2 %	n_3	3 %	n_4	4 %	n_5	5 %		n	%	
A	6961	74,85	2280	24,52	37	0,4	20	0,22	2	0,02	9300	416	4,28	9716
B	2521	31,90	5293	66,97	41	0,52	25	0,32	23	0,29	7903	118	1,47	8021
C	3317	85,69	483	12,48	50	1,29	21	0,54	-	-	3871	64	1,63	3935
D	58	70,73	20	24,39	4	4,88	-	-	-	-	82	6	6,84	88
E	52	5,82	826	92,39	13	1,45	2	0,22	1	0,11	894	16	1,76	910
F	1222	48,92	1267	50,72	8	0,32	-	-	1	0,04	2498	68	2,65	2566
G	401	34,87	725	63,04	12	1,04	12	1,04	-	-	1150	41	3,44	1191
H	94	4,14	2140	94,36	17	0,75	16	0,71	1	0,04	2268	24	1,05	2292
I	50	30,67	105	64,42	7	4,29	1	0,61	-	-	163	12	6,86	175
J	74	1,96	3679	97,25	8	0,21	20	0,53	2	0,05	3783	112	2,87	3895
K	11	78,57	3	21,43	-	-	-	-	-	-	14	-	-	14
L	377	27,84	946	69,87	18	1,33	10	0,74	3	0,22	1354	31	2,24	1385
M	596	38,35	911	58,62	42	2,70	4	0,26	1	0,06	1554	11	0,7	1565
N	175	58,92	115	38,72	7	2,36	-	-	-	-	297	1	0,34	298
O	528	61,40	328	38,14	4	0,47	-	-	-	-	860	69	7,43	929
P	70	1,96	3439	96,44	39	1,09	8	0,22	10	0,28	3566	50	1,38	3616
Q	310	18,14	1069	62,55	290	16,97	40	2,34	-	-	1709	83	4,63	1792
INSGESAMT	16817	40,75	23629	57,26	597	1,45	179	0,43	44	0,11	41266 =97,35%	1122	2,65	42388

$$4+5=223=0,54\%$$

Erstuntersuchungen: Gliederung nach Untersuchungsstellen und zytologischem Befund stungsfähigkeit und Güte der verschiedenen Untersuchungsstellen.

Als Modelltest läuft derzeit im Bereich der Allgemeinen Ortskrankenkasse Kiel vom 1. November 1970 bis zum 31. Oktober 1971 eine Vorsorge-Untersuchung über das weibliche Mammacarcinom durch Röntgenleeraufnahme der Brüste, die sogenannte Mammographie. Ungefähr 5.000 Frauen haben sich dieser Untersuchung bei den in Kiel ansässigen Röntgenologen unterzogen. Die Ergebnisse der Untersuchung werden ebenfalls auswertungsgerecht dokumentiert.

Über die ambulante kurative Medizin liegen bislang die wenigsten Informationen vor. Wir haben deshalb in Zusammenarbeit mit der Kassenärztlichen Vereinigung versucht, einen ersten Überblick in die Morbiditätsverhältnisse der Bürger unseres Landes zu gewinnen. Am 4.9.1971 wurde eine sogenannte Tagesstichprobe unternommen, bei der für jeden, an diesem Tage in ärztlicher Behandlung befindlichen Patienten ein Zählblatt ausgefüllt worden ist. Trotz der kurzen Zeit können wir feststellen, daß sich von den über 1.800 zugelassenen Kassenärzten des Landes nur 20 wegen Urlaub bzw. Erkrankung an der Erhebung nicht beteiligt haben und daß die Daten von etwa 150.000 Patienten gesammelt werden konnten. Eine zweite Erhebung wurde am 4. November 1971 in gleicher Weise durchgeführt, um auch Daten aus einem Quartal der kalten Jahreszeit zu gewinnen.

In der stationären kurativen Medizin werden seit längerer Zeit in Schleswig-Holstein regelmäßig Daten gesammelt. Begonnen hat die Universitäts-Hautklinik Kiel unter Professor Proppe mit einer auswertungsgerechten Dokumentation von Informationen über stationäre Patienten. Diese Datenbank umfaßt 20 Jahrgänge. Chirurgische und HNO-Klinik waren Anfang der 60er Jahre gefolgt. Mit Wirkung vom 1. Januar 1966 wurde für alle Universitätskliniken in Kiel die auswertungsgerechte Dokumentation der sogenannten Grundinformationen (Abb. 4) eingeführt und regelmäßig ausgewertet. Derzeit beruht unsere Erhebung noch auf der numerischen Verschlüsselung und der Übertragung der Schlüsselzahlen auf Lochkarten. Dieses Verfahren ist bei der heutigen technischen Entwicklung zweifellos obsolet. Sowohl die Datenzentrale Schleswig-Holstein wie das Institut für Medizinische Statistik und Dokumentation sind bemüht, hier modernere Verfahren, etwa die Klarschriftverarbeitung, das Markierungsleseverfahren oder die Datenfernverarbeitung, einzusetzen. Derzeit wird am Universitätsklinikum Kiel ein computer-orientiertes Klinik-Informations-System eingeführt. Durch Datenfernverarbeitung werden bei der Aufnahme die Personalien und die sozialmedizinischen Daten der Patienten unmittelbar auf die Krankenblatt-Vorderseite eingetragen (Abb. 5) und durch Datenfernverarbeitung

in den auf Magnetplatte gespeicherten Datenstammsatz des Patienten ubertragen.
Hier werden alle weiteren, wahrend der stationaren Behandlung anfallenden Daten
gesammelt und bis zur Entlassung des Patienten im Direktzugriff gehalten.

Chirurgische Universitätsklinik Kiel

Erhebungsbogen für **Grundinformationen**

Kartenart | Klinik-Nr. | Krankenblatt-Nr. | Jahrgang

I.-Nummer

Geburtsdatum — Name — Mehrling

Tag — Monat — Jahr

Alter in vollendeten Lebensjahren — Familienstand

Aufnahmemonat — Verweildauer

Wohnkreis — Kostenträger

Art der Aufnahme:
Neuaufnahme (1); Neugeborenes (i. Klinikum) (2); Wiederaufnahme (3);
Gutachten (4); Verlegung aus anderer Klinik (5); aus anderer Krankenanstalt (6);
(7); sonst. Anlaß (8); f. A. (9); keine Aufnahme (0)

Anzahl der Aufnahmen

ENDGÜLTIGE KLINISCHE DIAGNOSEN:

1.

2.

3.

4.

5.

mehr als 5 Diagnosen: nein (0); ja (1)

Art der Entlassung:
ohne ambulante (0) mit ambulanter Überwachung (1); gegen ärztlichen Rat (2);
Verlegung in andere Klinik (3); in andere Krankenanstalt (4); (5);
(6); gestorben, seziert (7); gestorben, nicht seziert (8); f. A. (9)

Anzahl der Diagnosen:

x-te Diagnose an 1. Stelle

Geeignet als: Demonstrationsfall (1); Kongreßfall (2); nein (0)

Unfallart:

Auch an den Psychiatrischen Landeskrankenhausern Schleswig-Holsteins mit 6.476
Betten wird, - vor Jahren schon in Schleswig begonnen -, eine Dokumentation der
Grundinformationen vorgenommen. Uberdies werden, und dies erscheint mir be-

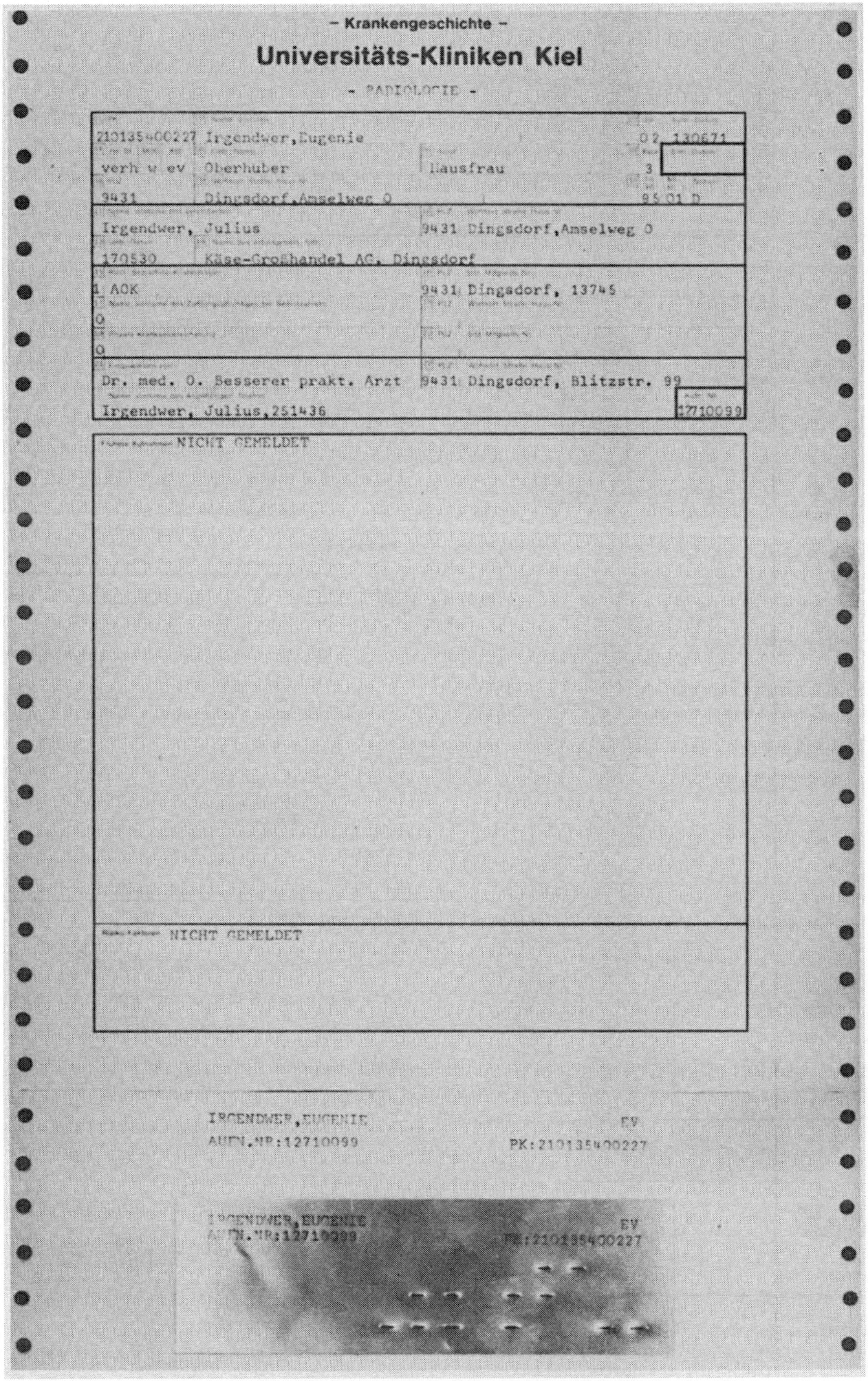

- Krankengeschichte -

Universitäts-Kliniken Kiel

- RADIOLOGIE -

210135400227 Irgendwer,Eugenie   02 130671

verh w ev Oberhuber   Hausfrau   3

9431   Dingsdorf,Amselweg 0   95 01 D

Irgendwer, Julius   9431 Dingsdorf,Amselweg 0

170530   Käse-Großhandel AG, Dingsdorf

1 AOK   9431 Dingsdorf, 13745

Dr. med. O. Besserer prakt. Arzt   9431 Dingsdorf, Blitzstr. 99

Irgendwer, Julius,251436   12710099

NICHT GEMELDET

NICHT GEMELDET

IRGENDWER,EUGENIE   EV
AUFN.NR:12710099   PK:210135400227

IRGENDWER,EUGENIE   EV
AUFN.NR:12710099   PK:210135400227

Abb. 5. Die neue Krankenblatt-Vorderseite im Rahmen des Klinik-Informations-System an den Universitatskliniken Kiel (nach 1b)

Statistisches Landesamt
Schleswig-Holstein
31 — 56

Kartenart: | 1 | (1)

Grundbogen
zur Diagnosestatistik

Krankenhaus:

1. Krankenhausschlüssel: | | | | | (2-5)

2. ________________________ | | | (6-7)
(Zweckbestimmung der Abteilung *)

3. Krankenblatt-(Aufnahme-)Nr.:

| | | | | (8-12)
19 | | | (13-14)

4. Zugangstag: Tag Monat Jahr | | | (15-20)

5. Identifikation:

5.1 Geb.-datum Tag Monat Jahr | | | (21-26)

5.2 Geschlecht männl. | 1 | wbl. | 2 | (27)

5.3 Namensanfang *)
(Bei Frauen grundsätzlich
den Mädchennamen verschlusseln) | | (28-29)

5.4 Kein Mehrling | 0 | (30)

Aus Mehrlingsgeburt 1. Kind | 1 |

2. Kind | 2 |

3. Kind | 3 |

oder Kind

6. Art des Zugangs:

a) Aufnahmen (soweit nicht b oder c) | 1 | (31)

b) Verlegung aus anderer Abteilung | 2 |

c) Verlegung aus anderem
Krankenhaus | 3 |

d) Neugeborenes | 4 |

6 e) Nur zur Erstellung eines
Gutachtens | 1 | (32)

7 Wohnort: Kreis Gemeinde | | | (33-37)

Kreis:
(wenn außerhalb Schlesw.-Holst.: Land)

Gemeinde:

*) siehe Rückseite

8. Familienstand:
ledig | 1 | (38)
verheiratet | 2 |
verwitwet | 3 |
geschieden | 4 |

9. Pflegeklasse:
(uberwiegende) | 1 | | 2 | | 3 | (39)

10. Kostenträger: *)
(uberwiegender)
RVO-Kasse | 1 | (40)
Ersatzkasse | 2 |
Berufsgenossenschaft | 3 |
LVA, BfA, Knappschaft | 4 |
Sozialhilfe | 5 |
Selbstzahler | 6 |
Freie Heilfursorge
und Sonstige | 7 |

11. Abgangstag: Tag Monat Jahr | | | (41-46)

12. Art des Abgangs:
nach Hause | 1 | (47)
Verlegung in andere Abteilung | 2 |
Verlegung in anderes K'haus | 3 |
Verlegung in ein Pflegeheim | 4 |
Gestorben, seziert | 5 |
Gestorben, nicht seziert | 6 |

13. Klinische Diagnosen bei Abgang:
1.
2.
3.

ICD 3stellig Erlauterung *)

1. Diagnose | | | | | | (48-52)

2. Diagnose | | | | | | (53-57)

3. Diagnose | | | | | | (58-62)

Abb. 6. Grundbogen zur Diagnosestatistik der kommunalen Krankenhäuser
in Schleswig -Holstein

sonders bedeutungsvoll, seit dem 1. Juli 1969 an 34 kommunalen Krankenhäusern die Grundinformationen erfaßt (Abb. 6). Von insgesamt 15.409 planmäßigen Betten (ohne Krankenhäuser für Psychiatrie sowie Tuberkulose) wird eine Morbiditätsstatistik für 6.685 Betten, = 43,38% der kommunalen Krankenhäuser und für 1.440 Betten für das Universitätsklinikum Kiel durchgeführt, zusammen für 8.125 Betten, = 52,73% aller Akutkrankenbetten in Schleswig-Holstein. Eine Auswertung ergab interessante Ergebnisse über die Alters-, Geschlechts- und Diagnosenverteilung innerhalb der Einzugsgebiete der Krankenhäuser. Ein Vergleich von 4 Chirurgischen Abteilungen zeigte bei Kranken mit chirurgischen "Standarderkrankungen", - wie Hernien, Appendizitiden und Magen-/Duodenalgeschwüren-, beträchtliche Unterschiede der durchschnittlichen Verweildauer von Krankenhaus zu Krankenhaus. Dabei ergab sich die größte Differenz bei den Ulkuskranken von 11,5 Tagen (max. 29,3/min. 17,8 bei einem Mittelwert von 27,4 Tagen). Geringer war der Unterschied bei den Appendicitiden mit 4 Tagen (max. 15,4/min. 11,4 bei einem Mittelwert von 12,1 Tagen). Erheblich war dagegen der Unterschied bei den Hernien mit 5,7 Tagen (max. 19,8/min. 14,1 bei einem Mittelwert von 17,8).

Derartige stark differierende Werte könnten sich bei aller Berücksichtigung regional verschiedener Altersstrukturen auf die Genehmigung oder Ablehnung einer finanziellen Unterstützung von Krankenhausneubauten beziehungsweise - erweiterungen gesundheitspolitisch auswirken.

Das Land Schleswig-Holstein verfügt über eine ganze Anzahl von Gesundheitsdaten, doch können wir von einem Gesundheits-Informations-System noch nicht sprechen. Die einzelnen Dateien bestehen unabhängig voneinander, außerdem sind ihre Ergebnisse nicht austauschbar. Ein großer Nachteil ist die nicht eindeutige Zuordnung der gewonnenen Informationen zu den Patienten. Aus den verschiedenen Erhebungsbögen fällt die unterschiedliche Art der Patienten-Identifikation auf. Bei der Studie über die Morbiditätsverhältnisse in der ambulanten Praxis fehlt eine Identifikations-Nummer vollkommen, weil eine derartige Kennzeichnung der Patienten die freiwillig übernommene Mehrbelastung der Ärzte so erheblich vergrößert hätte, daß mit einem Scheitern der gesamten Erhebung zu rechnen gewesen wäre. Ebenso enthält die Dokumentation zur Untersuchung nach dem Jugendarbeitsschutz-Gesetz keine personenbezogene Identifikation. Bei den anderen Erhebungen, z.B. bei der Krebsvorsorge, der Jugendzahnpflege und bei der Erfassung der Grundinformationen an den kommunalen Krankenhäusern, den Universitätskliniken Kiel und den Psychiatrischen Landeskrankenhäusern wurde zur Personenkennzeichnung die von der Deutschen Gesellschaft für Medizinische Dokumentation und Statistik empfohlene Identifikations-Nummer verwendet. Wir wissen aber seit den Untersuchungen von WAGNER, daß diese I-Nummer nicht eindeutig ist. Nach seinen Erhebungen ist mit einer falschen Identität in 6% aller Fälle zu rechnen. Daher erscheint es als erste Forderung für ein Gesundheits-Informations-System die möglichst rasche Einführung des Personenkennzeichens zur wirklich eindeutigen Personenidentifikation. Bei allen Planungen muß daher das kommende PK in die Überlegungen einbezogen werden. Nur dann wird es möglich sein, die in einem der vier Bereiche des öffentlichen Gesundheitswesens anfallenden Daten sinnvoll miteinander zu verknüpfen und sie eindeutig der Person des untersuchten bzw. erkrankten Bürgers zuzuordnen.

Ein weiteres Problem darf nicht übersehen werden. Das Gesundheitswesen in der Bundesrepublik, und so auch in Schleswig-Holstein, ist durch eine ausgesprochene Dezentralisierung in allen Bereichen und auf allen Ebenen gekennzeichnet.Die administrativen Kompetenzen sind weit gestreut, so daß eine einheitliche Form der Datengewinnung, Datenerfassung und Datenauswertung nicht durch Gesetz und Rechtsverordnung eingeführt werden kann, sondern nur durch mehr oder weniger freiwillige Vereinbarungen aller beteiligten Stellen, die von Nutzen und Sinn der vorgeschlagenen Maßnahmen überzeugt werden müssen. Daß dies mit einiger Mühe möglich ist, zeigt die Einführung der Diagnose-Statistik an den kommunalen Krankenhäusern des Landes.

Überdies ist zu bedenken, daß in einem Gesundheits-Informations-System auf die Mitwirkung der Ärzte nicht verzichtet werden kann. Sie sind an der Datengewinnung und -fixierung in der Peripherie eines solchen Systems zu einem erheblichen Maße beteiligt. Bekanntermaßen haben die meisten Ärzte jedoch keine große Neigung zu Schreib- und Verwaltungsarbeit, und zumindest in den Anfangszeiten der Einführung eines Gesundheits-Informations-Systems auch kein großes Verständnis für die von ihnen geforderte Arbeit. Es kommt also darauf an, den in der Peripherie mitarbeitenden Kollegen im Rahmen eines Informations-Systems einen Nutzen zu bieten. Unter den jetzigen Verhältnissen, etwa bei der Diagnose-Statistik der kommunalen Krankenhäuser, geschieht dies in der Form, daß den Krankenhausärzten Fall-Listen und Diagnose-Listen durch das Statistische Landesamt zur Verfügung gestellt werden. Diese Listen geben einen guten Überblick über die im abgelaufenen Berichtszeitraum geleistete ärztliche Arbeit. Sie erleichtern überdies in erheblichem Maße das Wiederauffinden früherer Fälle oder die kurzfristige Anfertigung von Übersichten über bestimmte interessierende Gruppen von Krankheiten. Außerdem wird den Krankenhäusern, die an der Diagnose-Statistik beteiligt sind, durch das Statistische Landesamt die Arbeit der sogenannten Mitternachtsstatistik abgenommen, so daß für die in den Krankenhäusern geleistete Mehrarbeit ein gewisses Äquivalent durch Arbeitserleichterung geboten wird.

Zweifellos ist damit zu rechnen, daß sich die Einstellung zu einem Gesundheits-Informations-System in dem Moment wandelt, wenn durch eine geeignete Form der Datenwiedergabe, etwa auf dem Weg der Datenfernverarbeitung, der einzelne Arzt die Möglichkeit hat, sehr rasch Informationen, die von ihm oder von einem anderen Kollegen dem System eingegeben worden sind, wieder abzurufen, das heißt, wenn er sein Informationsbedürfnis sehr viel schneller und vor allem vollständiger als unter konventionellen Bedingungen befriedigen kann.

Gerade im Hinblick auf die ärztliche Tätigkeit in der Peripherie eines Gesundheits-Informations-Systems muß auch an die Praktikabilität gedacht werden. Meines Erachtens steht und fällt mit ihr ein derartiges System. Wenn wir heute mit der elektronischen Datenverarbeitung nicht nur bessere, sichere und schnellere Informationen gewinnen und wiedergeben wollen, darf die Datenerfassung nicht zu einer unzumutbaren Mehrbelastung in der Peripherie des Systems führen. Ärzte, Verwaltungsangestellte und medizinisches Hilfspersonal sind keine "Computer-Leute". Formulare und Terminals für Datenerfassung und -wiedergabe müssen daher benutzerfreundlich konzipiert sein.

Betrachtet man die hier vorgetragenen Ansätze, dann bleibt für den unbefangenen Betrachter der vielleicht deprimierende Eindruck, daß tatsächlich alles nur Stückwerk sei und daß die große Konzeption fehle. Dieser Eindruck kommt umso mehr zustande, als man dem Computer eine immense Perfektionierung zutraut. Zweifellos tut man dies mit Recht; doch sollte man nicht übersehen, daß der Computer von sich aus kein perfektes System produzieren kann, sondern daß jedes computer-orientierte Informations-System von Menschen konzipiert, entwickelt, betrieben und unterhalten werden muß. Je komplexer und perfekter ein Informations-System ist, desto höher ist der Aufwand an menschlicher Arbeit und für die Computer-Komponenten.

Literatur

1. GRIESSER, G.: Automatisierung in der Medizin. Med. Welt _22_, (1971)

2. GRIESSER, G.: On line Datenverarbeitung im Rahmen eines Krankenhaus-Informations-Systems. IBM-Nachr. z. Z. im Druck

3. GRIESSER, G.: Stand der Krebsvorsorge-Untersuchungen im Lande Schleswig-Holstein. Jahresbericht 1970 des Schleswig-Holsteinischen Landesausschusses für Krebsbekämpfung und Krebsforschung e.V., S. 13-28

4. VOM HOFE, S.: Ergebnisse der Kieler Vierjährigen-Untersuchungen. Kiel, Diss. 1969

5. JANTZEN, G.: Zur Dokumentation im Gesundheitsamt mit Hilfe von Maschinenlochkarten. Öffentl. Gesundh. Dienst 24, 327-331 (1962)

6. VON JOHNN, R.: Ergebnisse der Untersuchung Kieler Schulanfänger. Kiel, Diss. 1970

7. THISSEN: Die Krankheiten der Krankenhauspatienten in Schleswig-Holstein 1969. Statistische Berichte des Statistischen Landesamtes Schleswig-Holstein vom 27.11.1970

8. WAGNER, G.: Über die Selektivität der sogen. I.-Zahl im Allgemeinen Krankenblattkopf und die Brauchbarkeit ihrer einzelnen Komponenten. Meth. Inform. Med. 2, 148-155 (1963)

Ansätze zu einem Gesundheits-Informations-System im Land Berlin

H. G. Wolters

Im Berliner Abgeordnetenhaus wurde die Frage diskutiert, inwieweit man die
EDV-Vorhaben in den Krankenhäusern Berlins weiter finanzieren kann, und ein Abgeordneter stellte dabei die Frage - ich erwähne das hier, weil das ganze symptomatisch ist - ob es nicht grundsätzlich wesentlicher wäre, daß man den erheblichen
Sanierungsüberhang, den wir an den Krankenhäusern haben, durch entsprechende
Baumaßnahmen befriedigt und darauf verzichtet, für ein so kostenaufwendiges Vorhaben wie die Einführung der EDV in den Berliner Krankenhäusern weitere Finanzmittel zur Verfügung zu stellen. Man sieht daran, wie außerordentlich schwer es
ist, einerseits die wesentlichen Motivationen - den Modernisierungszwang, das Auffangen des Personalmehrbedarfs und der Kostenlawine, die in den Krankenhäusern
auf uns zukommt - zu verdeutlichen, andererseits einigermaßen verläßliche Kosten-/
Nutzen-Analysen auf den Tisch zu legen und damit den Rationalisierungseffekt durch
die Einführung der EDV-selbst gegenüber Abgeordneten - deutlich zu machen.
Das aus meiner Sicht mindestens ebenso wesentliche zweite Motiv ist eigentlich
noch schwieriger zu vermitteln, daß nämlich mit der Einführung der EDV, ich möchte sagen, ein sanfter Zwang zu Strukturmaßnahmen in den Krankenhäusern ausgeübt wird, Strukturmaßnahmen, die nicht nur schwer durchsetzbar sind wegen der
Widerstände, die sich bei einzelnen Gruppen innerhalb der Häuser ergeben, sondern auch deshalb schwer durchsetzbar sind, weil sich in Berlin ähnliche Kompetenzstreitigkeiten, wenn auch auf anderer Basis, ergeben können, wie sie von
GRIESSER beispielsweise für Schleswig-Holstein dargestellt wurden, wenn man an
die Zuständigkeitsverteilungen zwischen den Hauptverwaltungen auf Landesebene
einerseits und den Bezirken, kleineren regionalen Einheiten in Berlin, andererseits
denkt. Es trifft auch für Berlin zu, daß es schwierig ist, durch allgemeine gesetzliche Regelung solche möglichen Kompetenzstreitigkeiten zu überwinden und daß

man weitgehend auf den guten Willen der einzelnen Mitarbeiter in diesen regionalen Einheiten angewiesen ist.

Das dritte Problem, mit dem wir uns in der Diskussion in Berlin eigentlich auch von vornherein auseinanderzusetzen hatten, ist die Befürchtung der niedergelassenen Ärzte, daß durch die Rationalisierung in den Krankenhäusern, die einer höher qualifizierten medizinischen Versorgung zugute kommt, gewissermaßen die niedergelassenen Ärzte noch stärker in eine Ecke gedrängt werden könnten, in die sie sich ohnehin schon leicht durch bestimmte politische Tendenzen - berechtigt oder unberechtigt, ich würde sagen unberechtigt - gedrängt fühlen. Deshalb ist in der Regierungserklärung des Senats von dem Begriff des Krankenhausinformationssystems abgegangen worden, und es ist von vornherein klar gesagt worden, daß, wenn auch erst in weiterer Zukunft, und es wäre, glaube ich, eine Illusion, damit in den nächsten vier oder fünf Jahren zu rechnen, ein Gesundheitsinformationssystem, in das neben den Krankenhäusern niedergelassene Ärzte als zweite Säule und der öffentliche Gesundheitsdienst als dritte Säule einbezogen werden müssen, die eigentliche Zielvorstellung ist.

Die augenblickliche Situation im Bereich der Krankenanstalten Berlins stellt sich so dar, daß vom Senat drei Modell-Vorhaben beschlossen worden sind, die sich z. Zt. in einer sehr unterschiedlichen Entwicklungsstufe befinden. Im Neuköllner Krankenhaus lautet die Aufgabenstellung Laborautomation, im Rudolf-Virchow-Krankenhaus Nuklearmedizin, und im Spandauer Krankenhaus - genauer gesagt: im Krankenhaus Spandau-Nord - ist die Aufgabenstellung die Verknüpfung zwischen Laborautomation auf der einen Seite und den Verwaltungsabläufen unter Zuhilfenahme der Patientenstammdaten auf der anderen Seite.

Im Krankenhaus Neukölln ist ein Prozeßrechner IBM 1800 installiert, der einige benachbarte Krankenhäuser für folgende Aufgaben einbeziehen soll:

1. Die Erfassung aller Patientengrunddaten in der Krankenhausaufnahme und die Meldung der Patientenabgänge durch die Stationen.

2. Die Anforderung von Laboruntersuchungen und Anfertigung von Probenidentifikationsetiketten auf den Stationen über Ein- und Ausgabeterminals.

3. Die on-line Datenerfassung der Labormeßwerte und der Probenidentifikationsnummern für chemische, klinisch-chemische und hämatologische Untersuchungen.

4. Die Auswertung der erfaßten Labormeß- und Identifikationswerte einschließlich Umrechnung zum Untersuchungsergebnis und Aussonderung fehlerhafter
   Meßwerte und

5. die Sofortmeldung der Untersuchungsergebnisse bei Eil- und Notfällen, der
   Tagesausdruck der Laborbefunde in kummulativer Form über Ein- und Ausgabeterminals.

Das zweite Modell-Vorhaben, das beschlossen ist, bezieht sich auf die Erarbeitung der Möglichkeiten in der Nuklearmedizin und der Strahlentherapie im Rudolf-
Virchow-Krankenhaus. Dort befaßt sich seit Beginn dieses Jahres eine Projektgruppe mit der detaillierten Ist-Aufnahme in der Nuklearmedizin und Strahlentherapie,
wobei die nuklearmedizinischen Abteilungen in anderen Berliner Krankenhäusern,
wir haben 7 als selbständige Organisationseinheiten geführte nuklearmedizinische
Abteilungen, gleich mitberücksichtigt werden sollen. Eine Schwierigkeit dabei auch
wieder, die auf die Zuständigkeiten abhebt: Zum Teil sind unsere nuklearmedizinischen Abteilungen der Universität zugeordnet, und die Universitätskliniken haben
sich im Moment noch - selbst in einem solchen Stadtstaat wie Berlin - mit ihren
EDV-Vorhaben verselbständigt, ein Zustand, den man sicher nicht auf längere Zeit
hinnehmen kann, vor allen Dingen, weil sich dahingehende Entwicklungen abzeich-
nen, daß die Datenverarbeitung der Universitätsmedizin einbezogen werden soll in
ein Verbundsystem der Gesamtuniversität, d.h. also unter ein rein wissenschaftli-
ches Etikett. Zumindest in einem Stadtstaat erscheint es dementgegen aus meiner
Sicht zweifellos sinnvoller, die Datenverarbeitung der Universitätsmedizin einzube-
ziehen in ein Gesundheitsinformationssystem der Stadt oder des Landes.

Um zurückzukommen auf die Nuklearmedizin im Rudolf-Virchow-Krankenhaus:
Die Ist-Aufnahme erstreckt sich dort auf die Teilbereiche Erfassung der Patientengrunddaten und der Anamnese, nuklearmedizinische Funktions- und Lokalisations-
diagnostik, nuklearmedizinische Therapie, Nuklid-Lagerhaltung, Betatronsimulation
sowie Bestrahlung und Bestrahlungsdokumentation.

Das am weitesten fortgeschrittene Vorhaben von den dreien in Berlin ist das Modell-Vorhaben im Krankenhaus Spandau unter dem Etikett Aufgabenintegration. Dort
hat eine Gruppe bereits im Jahr 1968 mit den ersten Vorarbeiten begonnen, die organisatorische Verknüpfung von Datenerfassung, Datenspeicherung und Arbeitsab-
läufen in der Verwaltung und in bestimmten medizinischen Funktionsbereichen herzustellen. Im November 1969 wurde eine IBM 1130 installiert, natürlich in klarer
Erkenntnis, daß die Aufgabenstellung nicht auf lange Sicht mit dieser Anlage bewältigt werden kann.

Die Implementationsphase für die Funktionsbereiche Labor und Patientenaufnahme hat dort im Herbst 1970 mit einem erfolgreichen Hardwaretest für die Geräte und Maschinen und mit Einzeltests für die Programme abgeschlossen. Das System, das bisher entwickelt wurde, besteht aus vier Modulen, und zwar einem Vorbereitungs-, einem Datenerfassungsmodul, einem Verarbeitungs- und Statistikmodul, einem Datenausgabemodul. Gleichzeitig wurde für dieses System ein Modul für die Langzeitspeicherung von Patientendaten und ein Modul dür die Erfassung der Patientendaten im Dialogverkehr über eine on-line in der Patientenaufnahme angeschlossene Schreibmaschine entwickelt. Da die Programme in einer problemorientierten Sprache, FORTAN, geschrieben sind und der Aufbau modular ist, ist eine Übertragbarkeit zunächst einmal innerhalb der Region Spandau auf andere Häuser mit ähnlichen Funktionsbereichen, später auch auf die übrigen Berliner Krankenhäuser durchaus gewährleistet, nachdem jetzt die einzelnen Modell-Vorhaben in einen Rahmenplan für die weitere Entwicklung eingeordnet sind.

Neben diesen drei Modell-Vorhaben werden einzelne Aufgaben des öffentlichen Gesundheitsdienstes vom Berliner Landesamt für elektronische Datenverarbeitung, das primär Aufgabenstellungen aus der Innenverwaltung und der Finanzverwaltung bearbeitet und die Problematik der medizinischen Versorgung, speziell der Krankenhäuser, nicht an sich gezogen hat, sondern weitgehend der Fachverwaltung überlassen hat, wahrgenommen. Über diese Dienststelle wird die schulärztliche Statistik abgewickelt: In den Schulgesundheitsfürsorgestellen werden in Berlin Daten über den Gesundheitszustand der Schüler bei den ärztlichen Untersuchungen erfaßt und ausgewertet. Die Untersuchungsergebnisse der Einschulungsuntersuchungen 1969 liegen für rund 27 500 Einschulungskinder aufbereitet vor. Zweitens wird die jugendzahnärztliche Statistik mit entsprechenden Reihenuntersuchungen in zweijährigem Turnus ausgewertet. Die Ergebnisse der Erhebungen für die Jahre 1968 und 1970 liegen vor.

Weiterhin wird eine Basisdokumentation in den psychiatrischen Abteilungen der Krankenhäuser, seit dem 1. Januar 1968 zunächst in vier Kliniken, durchgeführt, wobei die medizinisch-diagnostischen Daten der entlassenen Patienten erfaßt und unter epidemiologischen Gesichtspunkten ausgewertet werden. Diese Daten werden seit dem 1.1.1970 von allen psychiatrischen Abteilungen Berlins erhoben. Auch für den Einsatz der Cobaltbombe in einem Städtischen Krankenhaus z.B. werden über die Anlagen des LED die Daten zur Strahlendosisverteilung berechnet, ohne daß es dabei mit dem Modell-Vorhaben Nuklearmedizin zu einer Überschneidung kommt.

Nachdem der Stand der drei Modell-Vorhaben soweit fortgeschritten war, ist in der weitergehenden Planung, die dem Abgeordnetenhaus vorgelegt wird, zunächst die Entscheidung gefällt worden zwischen den beiden theoretischen Möglichkeiten, ein von einem zentralen Großrechner gesteuertes Verbundsystem anzustreben oder ein dezentral arbeitendes Verbundsystem mit zentraler Lenkung des Datenaustausches. Der Senat hat sich entsprechend dem bisherigen Erkenntnisstand auf ein dezentral arbeitendes Verbundsystem festgelegt, weil die aktuelle Steuerung auf der operierenden Ebene erfolgen soll, weil damit außerdem der stufenweise Aufbau über regionale Modellvorhaben möglich ist - das wäre er im anderen Falle nicht - und weil man nicht gezwungen ist, von vornherein komplizierte und teure Geräte einzusetzen. Sichergestellt ist dabei in den einzelnen Projektgruppen von vornherein auch die Abstimmung mit Datenverarbeitungsvorhaben der Verwaltung, indem in jeder Projektgruppe ein Vertreter des Landesamtes für Datenverarbeitung, das der Innenverwaltung zugeordnet ist, mitarbeitet und optimale Koordination gewährleistet. Unter diesem Gesichtspunkt eines zentralen medizinischen Auskunftssystem mit angeschlossenem Krankenhaussteuerungssystem wird die Entwicklung jetzt besonders vorangetrieben in dem Krankenhaus Spandau, wo auch die Vorarbeiten am weitesten fortgeschritten sind. Dort soll innerhalb der nächsten Jahre, basierend auf einem Gutachten von Prof. SCHNEIDER aus Uppsala, ein Integrationsmodell hardware- und softwaremäßig - ein Krankenhaus-Steuerungssystem für die gesamte Spandauer Region - entwickelt werden, einer Region, die 3 000 Krankenbetten hat (nicht gerechnet eine große 2 000-Betten-Nervenklinik, die zunächst nicht einbezogen wird). Dieses Modell soll neben der Übernahme von Massenarbeiten, Pflegekostenabrechnung, Kontenführung der Betriebsbuchhaltung, im wesentlichen als Steuerungssystem für den Betriebsablauf dienen und außerdem auch zur Erprobung von Verfahren für ärztlich-diagnostische Entscheidungshilfen. Kernstück des Systems sind dabei die patientenbezogenen Dateien für Verwaltungs- und medizinische Daten, wobei klar ist, daß dies eine Datenverarbeitungsorganisation voraussetzt, die unter Verwendung von externen Speichern mit Direktzugriff und Datenfernübertragungseinrichtung sämtliche Abteilungen und Tätigkeitsbereiche der drei Spandauer Krankenhäuser, die ich vorhin genannt habe, miteinander verknüpft. Wir gehen davon aus, daß ein mittelgroßer kommerzieller Rechner mit Terminalbetrieb für diese Planungen, die ich eben angedeutet habe, geeignet ist. Die beiden anderen Modelle, das Krankenhaus Neukölln, Funktionsbereich Labor, und das Rudolf-Virchow-Krankenhaus, Funktionsbereich Nuklearmedizin, bleiben in der weiteren Planung zunächst bei der Aufgabenstellung, die jetzt bereits in Angriff genommen worden ist, wobei die Lösungen, die im RVK für den nuklearmedizinischen Bereich erarbeitet werden, dann vom Spandauer Krankenhaus auch übernommen werden sollen.

Zu dem Zeitpunkt, zu dem das jetzt entwickelte und bereits erprobte Verfahren im Krankenhaus Spandau - die Verknüpfung von Aufnahme und Labor - zunächst auf das gesamte Krankenhaus (Anschluß aller Stationen also) und dann auf die übrigen Spandauer Krankenhäuser übertragen wird, wäre dann in einer Fortschreibung dieser Planung, die zunächst nur in sehr groben Zügen vorliegt, zu entscheiden, ob Zwischenebenen zwischen der zentralen Anlage, der zentralen Datenspeicherung und dem Krankenhaus-Steuerungssystem notwendig sind. Dann wird auch zu entscheiden sein, ob die einzelnen Rechner in einem solchen Verbundsystem in Berlin zum Zentralrechner sternförmig, ringförmig oder als Stern-Ring-System zu schalten sind. Dazu sind noch keine endgültigen Überlegungen angestellt worden. Wir gehen allerdings davon aus, daß vor 1974/1975 Entscheidungen dieser Art nicht anstehen werden. Ich will einiges vielleicht noch dazu sagen, wie im Krankenhaus Spandau im einzelnen die weitere Entwicklung laufen soll.

Nachdem der Einsatz gleichartiger Datenerfassungssysteme in den Laboratorien der Krankenhäuser Spandau-Nord und Spandau-Süd und der Anschluß an die bereits installierte Anlage durchgeführt worden sind, außerdem die entsprechende Standardisierung der Laborverfahren durchgeführt worden ist (bisher sind die automatischen Geräte dazu nur im Krankenhaus Spandau-Nord vorhanden), soll die gesamte Erledigung dieser Routinearbeiten vereinheitlicht werden. Außerdem sollen sämtliche Rechnungsverfahren, Verwaltungsverfahren, Kostenarten-, Kostenstellenrechnung, Lagerhaltung, Apotheke, Küchenwesen für die insgesamt drei Spandauer Krankenhäuser auf einen kommerziellen Rechner übertragen werden. Das wird nach der augenblicklichen Planung etwa 1973 der Fall sein. Zum gleichen Zeitpunkt soll dann auch die nuklearmedizinische Diagnostik durch Übernahme des Modells aus dem Rudolf-Virchow-Krankenhaus in der Spandauer Region eingeführt werden, und es wäre dann die Überlegung anzustellen, inwieweit die Notwendigkeit besteht, Rechner in den anderen Berliner Krankenhäusern zu installieren.

In der Zwischenzeit sind über die Daten aus dem öffentlichen Gesundheitsdienst hinaus, die das Landesamt für elektronische Datenverarbeitung bereits aufbereitet, Vorarbeiten notwendig, damit weitere Daten über Angehörige der Berufe des Gesundheitswesens, aus dem öffentlichen Gesundheitsdienst, Daten aus der Gesundheitsfürsorge und -Vorsorge und Daten über die amts- und gerichtsvertrauensärztliche Gutachtertätigkeit einbezogen werden können. Dafür sind auf Berliner Ebene, abgesehen von den einzelnen, sehr eng begrenzten Projekten, die ich vorhin genannt habe, noch keine Vorarbeiten geleistet worden. Für die dritte Säule, nämlich die Einbeziehung der Daten, die bei den niedergelassenen Ärzten anfallen, fehlen zur Zeit noch alle Vorarbeiten, so daß wahrscheinlich erst in einigen Jahren sinnvolle Unterhaltungen mit den Vertretern der niedergelassenen Ärzte über die Einbeziehung auch der dort anfallenden Daten in ein zentrales medizinisches Auskunftssystem geführt werden können.

Dennoch ist, das möchte ich zum Schluß noch einmal sagen, das notwendige Fernziel die Einbeziehung auch dieser beiden anderen Säulen in das zentrale medizinische Informationssystem, selbst wenn man weiß, daß im öffentlichen Gesundheitsdienst wenig und bei den niedergelassenen Ärzten, ich würde sagen, nahezu keine konkreteren Vorstellungen darüber bestehen, wie die zentrale Datei, die dann im Informationsaustausch allen drei Säulen zur Verfügung steht, aufgebaut werden kann. Gerade weil das so ist, war es einfach aus dem Sachzwang heraus, und um gesundheitspolitisch glaubwürdig zu sein, notwendig, das System von vornherein als Gesundheitsinformationssystem mit dieser langzeitlichen Zielsetzung auszuweisen.

Dies gilt umsomehr, weil verständlich gemacht werden muß, daß mit dem Einsatz der gewiß hohen Investitionskosten für ein integriertes Informations- und Krankenhaus-Steuerungssystem die drohende Kostenexplosion im Krankenhauswesen nicht vermieden, allerdings auf lange Sicht die jährliche Kostensteigerungen in erträglichen Grenzen gehalten werden.

Es ist schließlich die Einsicht erforderlich, daß die Einführung der elektronischen Datenverarbeitung "notwendiges Vehicel" ist, um Strukturänderungen in den Krankenhäusern und sinnvolle Zuständigkeitsregelungen (in Berlin beispielsweise zwischen Bezirken und Hauptverwaltung) durchzusetzen und einzuführen.
Auch diesen Gesichtspunkt der Vehicelfunktion der Datenverarbeitung stelle ich heraus, um deutlich zu machen, daß das künftige medizinische Auskunftssystem das Krankenhaus von morgen als Brückenfunktion in einem funktionsdifferenzierten, aber integrierten Gesundheitswesen ausweist.

Elektronische Datenverarbeitung als Hilfsmittel der Gesundheitshilfe durch die öffentliche Verwaltung

R. GROSSMANN

1. Die Gesundheitsverwaltung als Teil der öffentlichen Verwaltung

Die Anwendung der EDV im Gesundheitswesen hat wohl zunächst im Verwaltungsteil und im medizinischen Bereich der Krankenhäuser eingesetzt. Der EDV-Einsatz in diesen Bereichen muß und kann aber im Zusammenhang mit den übrigen Aufgaben der Gesundheitshilfe durch die öffentliche Verwaltung und darüber hinaus in Verbindung mit dem gesamten Aufgabenkatalog der öffentlichen Verwaltung gesehen werden. Diese Notwendigkeit ergibt sich aus der Tatsache, daß die Aufgaben der Gesundheitspflege, -fürsorge und -vorsorge z. T. nur unter Rückgriff auf die Daten anderer Verwaltungsbereiche lösbar sind, ebenso wie die anderen Verwaltungsbereiche z. T. auf die Daten der Gesundheitsverwaltung angewiesen sind (s. Abb. 1). So benötigt oder liefert der Krankenhausbereich z. B.

- Daten über den Einwohner (Patient)
- Daten über Grundstücke und Gebäude
- Daten über das Personal im öffentlichen Dienst.

Entsprechend dem Organisationsgrundsatz, daß Daten nach Möglichkeit nur einmal erfaßt, einmal gespeichert und einmal verarbeitet werden sollten, führen diese Gedanken unter Einbeziehung der Möglichkeiten der EDV zu einem System von Grunddaten und Spezialdaten (s. Abb. 2). Hierbei stehen die Grunddaten - wie z. B. Name und Adresse des Einwohners - zur Erledigung aller Aufgaben der öffentlichen Verwaltung bereit, während die Spezialdaten - wie zum Beispiel Daten über erfolgte Impfungen eines Einwohners - nur den zuständigen Fachverwaltungen zu deren Aufgabenerledigung zugänglich sind.

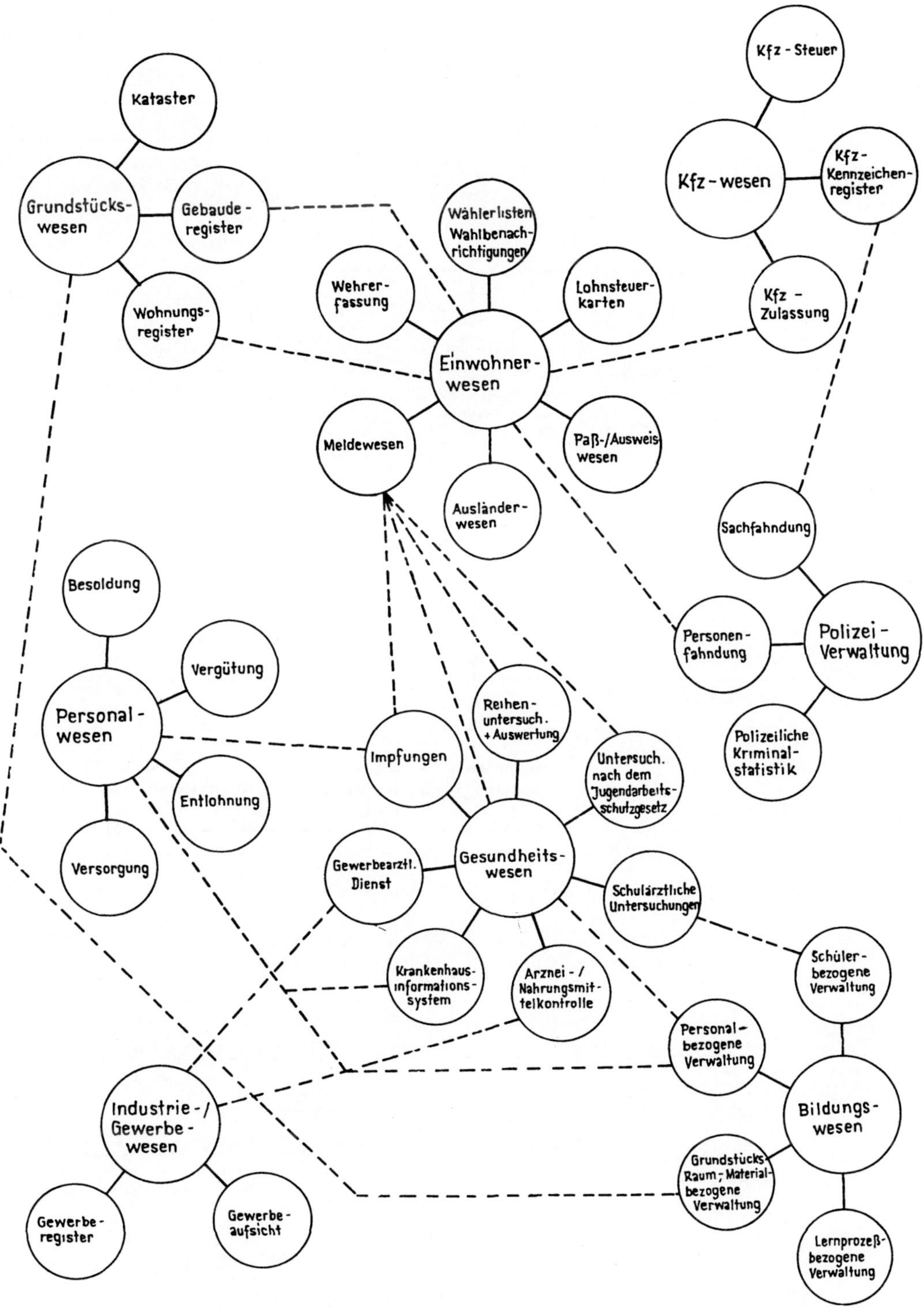

Abb. 1. Die Gesundheitsverwaltung als Teil der öffentlichen Verwaltung (dargestellt in einem Ausschnitt anhand einiger Beispiele)

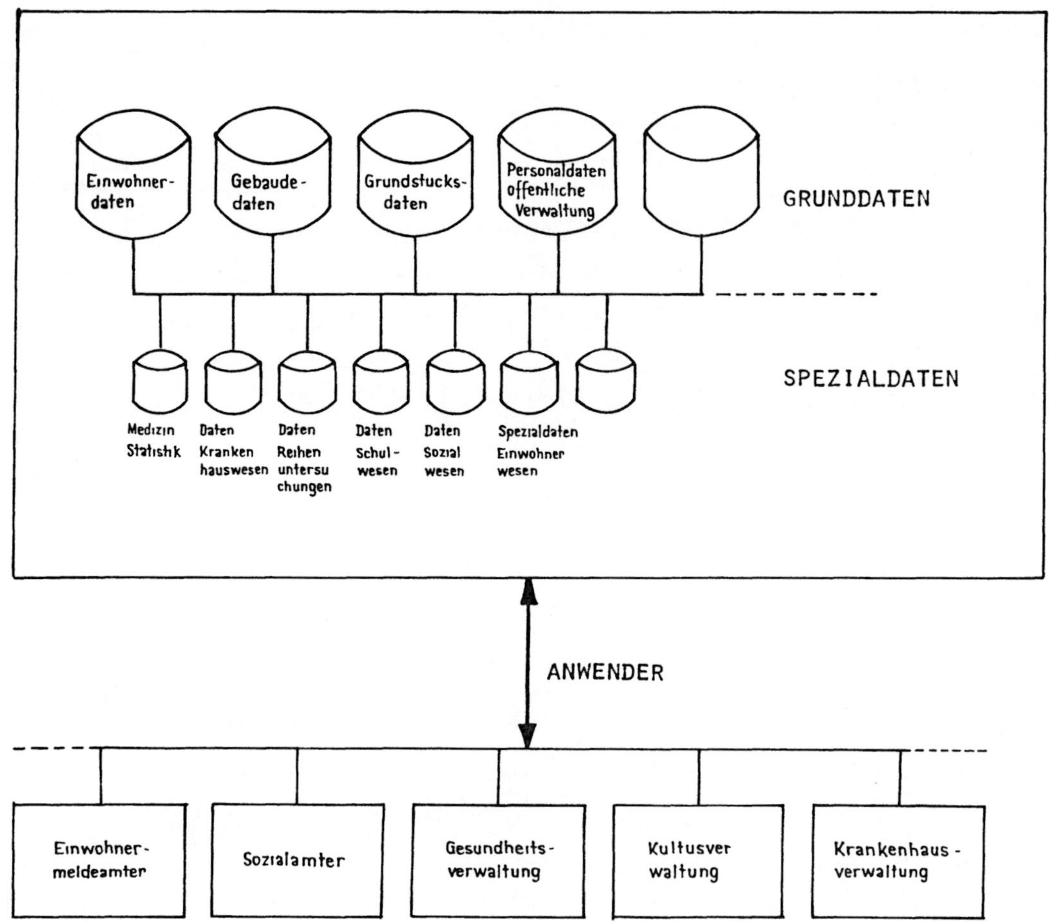

Abb. 2. Datenbestände der öffentlichen Verwaltung

2. EDV-Einsatz in der operierenden Ebene der Gesundheitsverwaltung

2.1 Aufgaben der Gesundheitsverwaltung im Uberblick

In der Abb. 3 ist das Ergebnis des Versuches, einen Uberblick über Aufgaben der Gesundheitsverwaltung zu geben, dargestellt. Zum großen Teil handelt es sich um Aufgaben der operierenden Ebene, d.h., hier bezieht sich der EDV-Einsatz im wesentlichen auf eine Erleichterung der organisatorischen Abwicklung der Verwaltungsaufgaben. Die Aufgabe der planenden Ebene ist im Punkt 15.24 der Abb. 3 zusammengefaßt. Unter der Aufgabe der planenden Ebene ist die Entscheidungsfindung im Hinblick auf die Auswahl und Planung von Maßnahmen zu verstehen.

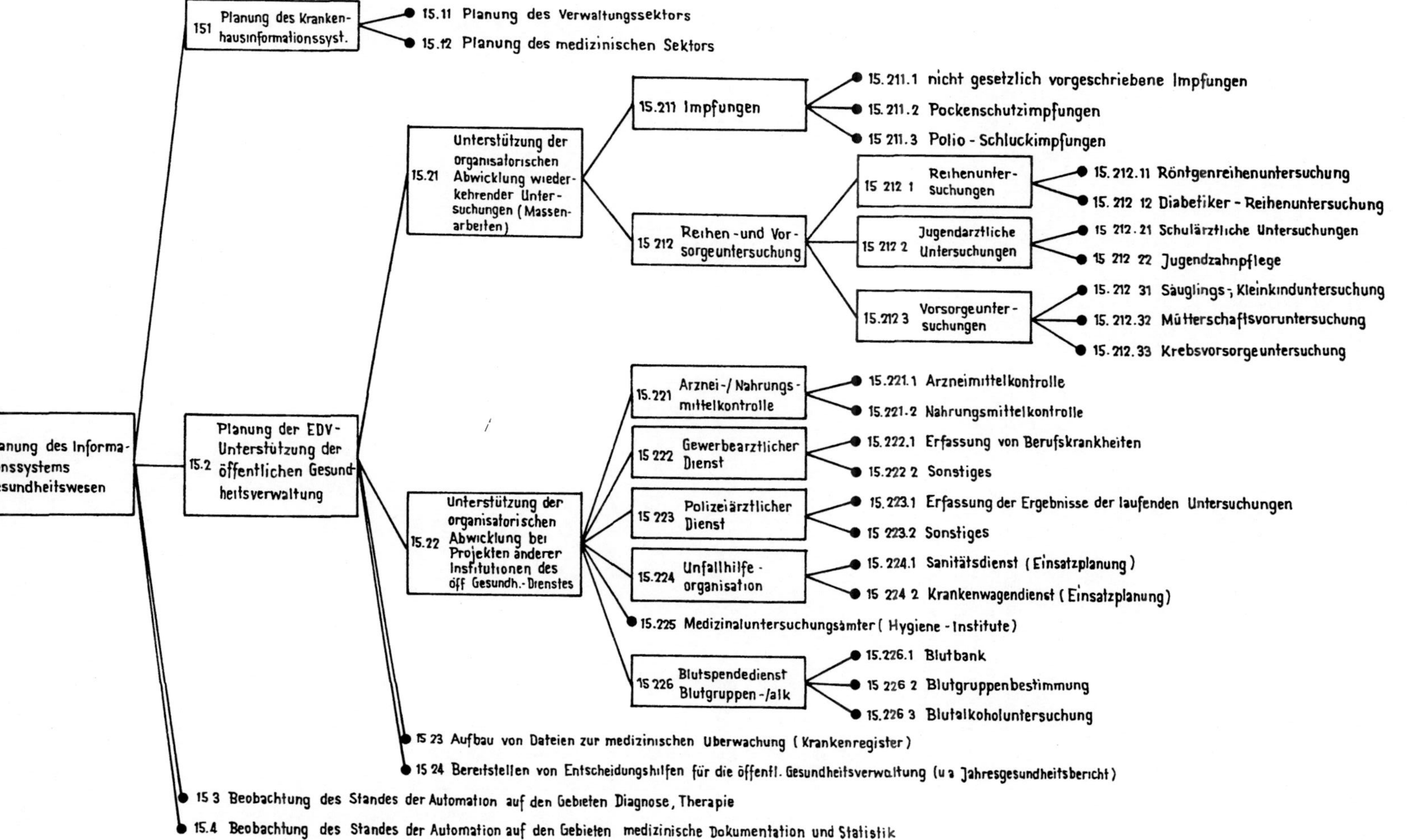

Abb. 3. Aufgaben des öffentlichen Gesundheitswesens

2.2 Automation von Aufgaben unter Ausnutzung vorhandener Datenbestände

Besonders eng sind die Verflechtungen der Aufgaben der Gesundheitsverwaltung naturgemäß mit den Aufgaben des Einwohnermeldewesens, da sich die Maßnahmen der Gesundheitsverwaltung auf die Gesundheitshilfe für den Bürger richten. Deshalb ergibt sich eine besonders pragmatische und wirtschaftliche Vorgehensweise bei der Automation des Gesundheitswesens, wenn die bereits weitgehend auf elektronisch auswertbaren Datenträgern wie Magnetband und Magnetplatte gespeicherten Daten der Einwohnermelderegister als Grunddaten für den EDV-Einsatz im Rahmen der Gesundheitshilfe durch die öffentliche Verwaltung verwendet werden. Hierbei können der Gesundheitsverwaltung umfangreiche Such- und Schreibarbeiten durch die EDV abgenommen werden. So werden bereits z.B. bei

- der Poliomyelitisschluckimpfung
- der Pockenschutzimpfung
- der Röntgenreihenuntersuchung
- der schulärztlichen Untersuchung
- der Jugendzahnpflege

die Einwohnerdatenbestände im Hinblick auf das Heraussuchen bestimmter Einwohnergruppen nach dem Geburtsdatum und/oder nach regionalen Gesichtspunkten wie Gemeinde-, Ortsteil-, Wohnblock- oder Straßenzugehörigkeit ausgewertet. Die herausgesuchten Einwohner können dann durch automatisch erstellte Anschreiben aufgefordert werden, zu von den Gesundheitsverwaltungen festgelegten Terminen und Orten zur Durchführung der vorgesehenen Maßnahmen zu erscheinen.

In gleicher Weise kann man auch vorhandene Datenbestände aus anderen Bereichen für die Zwecke der Gesundheitsverwaltung nutzen. Hier sei nur noch als Beispiel auf die Personaldaten verwiesen, die zur Besoldungs-, Vergütungs- und Lohnberechnung erfaßt werden, aber ebensogut den Verwaltungsarbeiten dienlich sein können, die im Zusammenhang mit dem Einsatz, der Schulung oder anderen Maßnahmen des medizinischen oder des im Pflege- und Verwaltungsbereichs tätigen Personals notwendig sind.

2.3 "Vollautomation" von Verwaltungsaufgaben des Gesundheitswesens

Mit der im vorigen Abschnitt dargelegten Ausschöpfung von Datenbeständen, die bereits auf elektronisch auswertbaren Datenträgern wie Magnetband und Magnetplatte gespeichert sind, ist bereits der Grundstein für einen weitergehenden EDV-Einsatz gelegt, der auf die "Vollautomation" ganzer Verwaltungsaufgaben des Gesundheitswesens zielt. Das soll am Beispiel der Pockenschutzimpfung verdeutlicht werden.

In der Abb. 4 ist die verwaltungsmäßige Abwicklung dieser Aufgabe beschrieben. Die Quadrate und Kreise mit den darin enthaltenen Zahlen stellen die beteiligten Kräfte oder Stellen dar, die unten auf der Abb. 4 näher erläutert sind. Die stark ausgezogene Linie gibt den Ablauf im Normalfall wieder. Die Erziehungsberechtigten erscheinen mit den impfpflichtigen Kindern, die Kinder werden geimpft, am Nachschautag wird der Impfverlauf als positiv beurteilt.

Bei dem im vorigen Abschnitt dargestellten EDV-Einsatz wird den Bediensteten der Gesundheitsverwaltung nur in dem mit II gekennzeichneten Bereich durch die automatische Erstellung der Impfaufforderungen und Impflisten geholfen. Bei einem integrierten Verfahren zur Durchführung der Pockenschutzimpfung können in allen mit römischen Ziffern versehenen Bereichen wesentliche Arbeiten durch die EDV unterstützt oder erledigt werden.

Die allmähliche Erweiterung der EDV-Unterstützung über das Schreiben der Impfaufforderungen und Impflisten hinaus liegt nahe, weil durch das elektronische Heraussuchen der Impfpflichtigen bereits die Grunddaten für alle weiteren EDV-Arbeiten bereitgestellt sind. Der Einsatz der optischen Belegleser kommt dieser Entwicklung insofern entgegen, als die Grunddaten per EDV auf optisch lesbare Belege übertragen werden können, so daß der Arzt, die Schwester oder der Sachbearbeiter nur die zusätzlichen Eintragungen durch Strichmarkierungen, über Schreibmaschine mit maschinenlesbarer Schrift oder durch handschriftliche Zeichen vorzunehmen braucht.

Durch die "Vollautomation" ganzer Verwaltungsaufgaben werden bereits die im Abschnitt 1., Abb. 2 erwähnten Spezialdaten - hier die Informationen über die Registrierung der gegen Pocken Geimpften und die dabei erzielten Resultate - gewonnen und je nach Anforderung weiterverarbeitet.
Als weiteres Beispiel sei nur noch die Röntgenreihenuntersuchung erwähnt, bei der nach der Auswertung der Schirmbildaufnahmen die Personen mit Befund elektronisch registriert werden können, um sie zu späteren Zeitpunkten zu Nachuntersuchungen mit der EDV erneut heranziehen zu können.

2.4. Planung und Einrichtung von Teilinformationssystemen

Bewertet man die mit der EDV zu unterstützenden Verfahren nach der Komplexität der dem Verfahrensbereich zugehörigen Einzelaufgaben und der zu ihrer Durch-

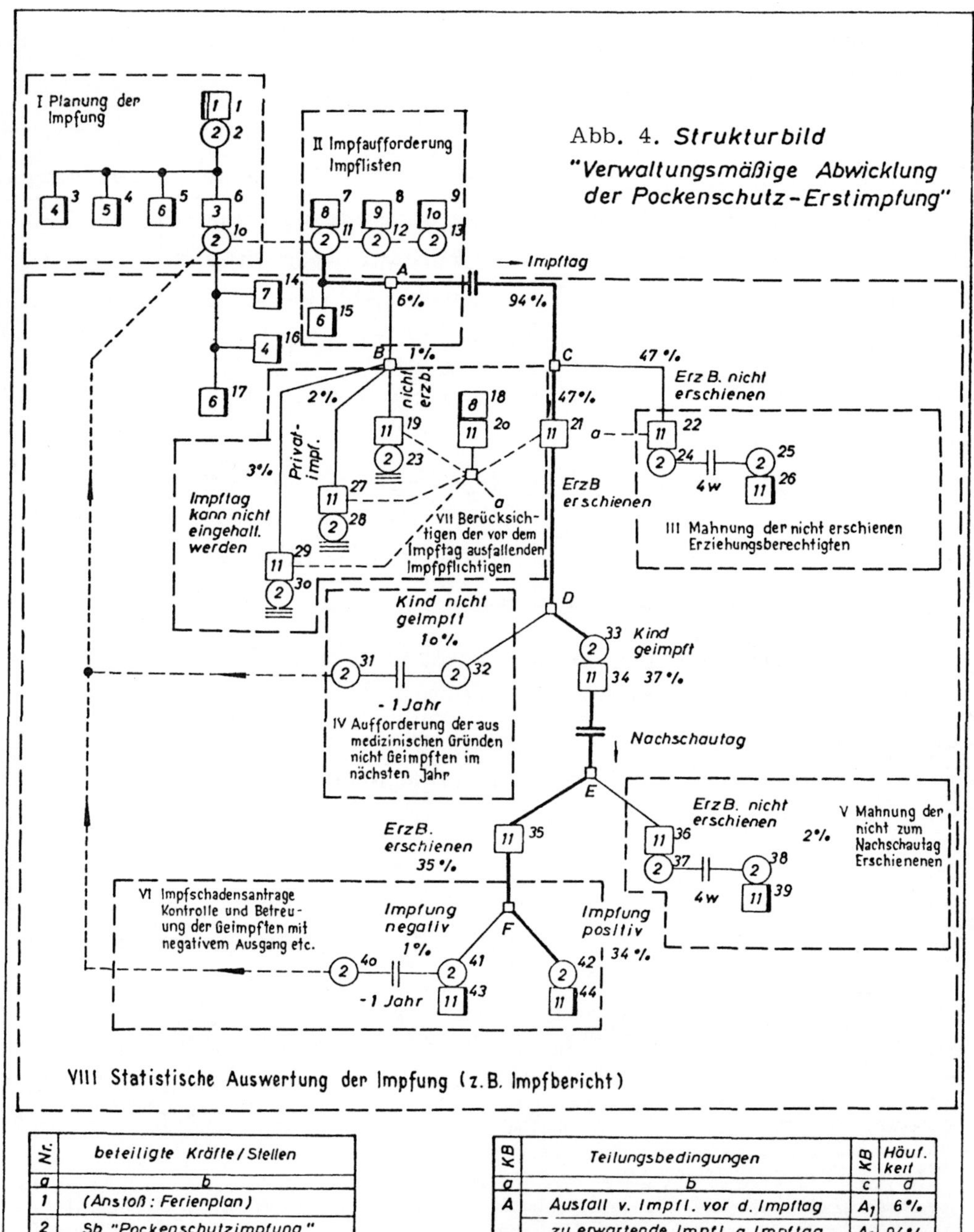

Nr.	beteiligte Kräfte/Stellen
a	b
1	(Anstoß: Ferienplan)
2	Sb "Pockenschutzimpfung"
3	Amtsarzt
4	Schulamt
5	Techn. Ausschuß f. BundesJSp
6	Gesundheitsamt
7	Schulen mit Impflokal
8	Standesamt
9	fremde Gemeinden
1o	eigenes Einwohnermeldeamt
11	Erziehungsberechtigte

KB	Teilungsbedingungen	KB	Häuf. keit
a	b	c	d
A	Ausfall v. Impfl. vor d. Impftag	A_1	6%
	zu erwartende Impfl. a. Impftag	A_2	94%
B	Impftag kann nicht eingeh. werden	B_1	3%
	Impfl. wird privat geimpft	B_2	2%
	Angeschrieb. sind nicht erziehungsb.	B_3	1%
C	Erziehungsberechtigte erschienen	C_1	47%
	Erziehungsberechtigte nicht ersch.	C_2	47%
D	Impfl. wurde geimpft	D_1	1o%
	Impfl. wurde nicht geimpft	D_2	37%
E	Erziehungsberecht. erschienen	E_1	35%
	Erziehungsberecht.	E_2	2%
F	Impfung positiv	F_1	34%
	Impfung negativ	F_2	1%

führung benötigten Daten (Integrationsgrad), folgt auf die vollständige Automation einer Verwaltungsaufgabe die Durchführung mehrerer zusammengehöriger Verwaltungsaufgaben im Rahmen eines EDV-Teilinformationssystems. Im Bereich der Gesundheitsverwaltung liegt ein solcher Aufgabenbereich bei den Krankenhäusern. Es sollen hier nur einige Gesichtspunkte kommentarlos aneinandergereiht werden, die nach unseren in Schleswig-Holstein gemachten Erfahrungen von Bedeutung sind:

1. Für den Bereich der Krankenhäuser sollten möglichst genormte EDV-Verfahren entwickelt werden, die nicht nur für ein spezielles Krankenhaus, sondern für große und kleine und für in städtischen und ländlichen Gegenden liegende Krankenhäuser konzipiert sind. Ausnahmen sollten nur für echte Spezialfälle - wie z.B. den Bereich der Forschung - gelten.

2. Die Kommunikationsbeziehungen zu den anderen Bereichen der öffentlichen Verwaltung sollten berücksichtigt werden (s. Abb. 5).

3. Die betroffenen Stellen sollten sich über die Berechnungsgrundlagen abstimmen und sie automationsgerecht gestalten. Dies gilt z.B. für den DKG-NT-Katalog und eine Medikamentendatei.

Andere Teilinformationssysteme in diesem Bereich könnten sich auf die Erstellung einer Notfalldatei, eines Krankenregisters etc. beziehen.

3. EDV-Unterstützung als Hilfsmittel zu einer rationalen Entscheidungsfindung im Bereich der Gesundheitsverwaltung

Die bisher geschilderten Einsatzmöglichkeiten der EDV betreffen vorwiegend die operierende Ebene der Gesundheitsverwaltung. Gleiche Bedeutung hat die EDV für die planende Ebene. Die Grundlagen für die planende Ebene können sowohl aus den Arbeiten der operierenden Ebene gewonnen werden als auch durch spezielle statistische Erhebungen. Die EDV eröffnet hier die Möglichkeit, die Vielzahl von "isolierten" Statistiken sowie Daten des Verwaltungsvollzuges zu echten Entscheidungsunterlagen aufzubereiten.

Der Vorzug dieser Art des EDV-Einsatzes resultiert aus der Tatsache, daß häufig auf eine relativ geringe Zahl bestimmter Methoden zurückgegriffen werden kann und nur die Datenbasis von Anwendung zu Anwendung verschieden ist. Solche programmierbare Methoden sind u.a.

- Auswahl und Zusammenführen von Datengruppen verschiedener Bereiche und ihre tabellarische Darstellung (z.B. Daten der polizeilichen Unfallstatistik, Daten über das Straßennetz etc. als Entscheidungsunterlage für die Stationierung von Rettungswagen);

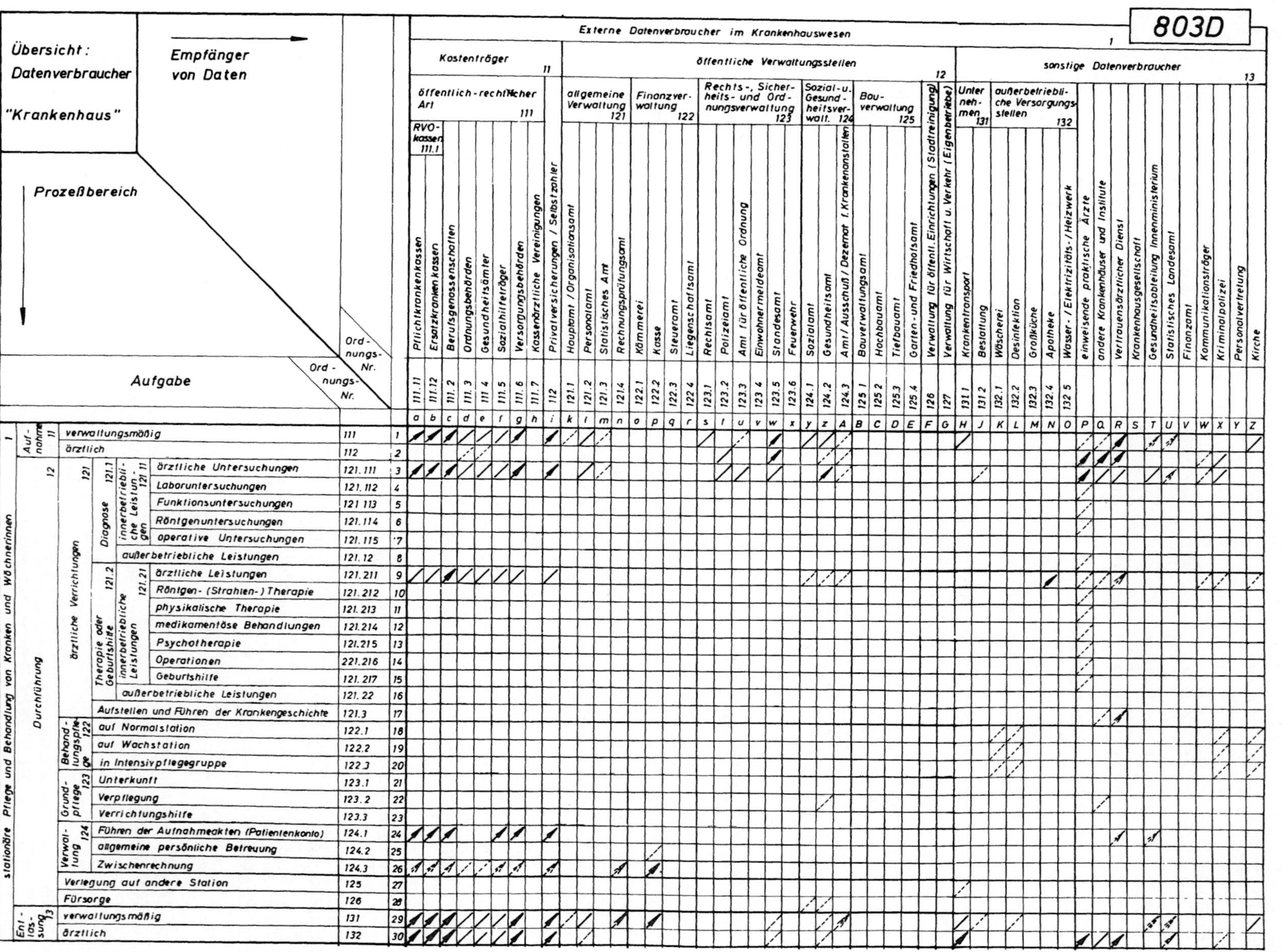

Abb. 5. Kommunikationsmatrix

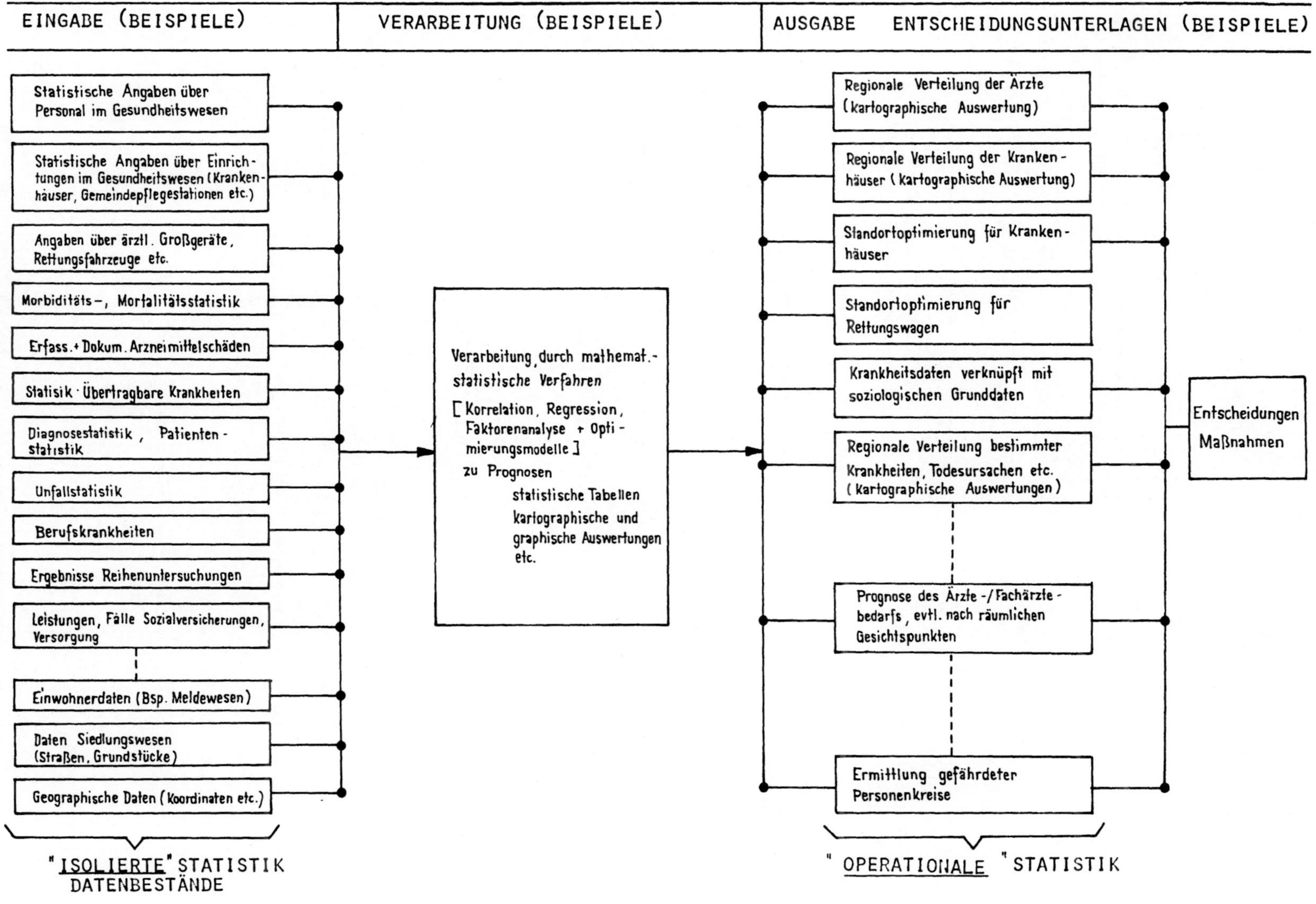

Abb. 6. Möglichkeiten der EDV-Unterstützung der Entscheidungsfindung (ausgewählte Beispiele)

WACHSENDER INTEGRATIONSGRAD

INFORMATIONSSYSTEM DER GESAMTEN OFFENTLICHEN VERWALTUNG	VERKNUPFUNG DER INFORMATIONS-SYSTEME ALLER INTEGRATIONS-KREISE
AUFBAU VON INFORMATIONS-SYSTEMEN FUR EINZELNE INTEGRATIONSKREISE	INFORMATIONSSYSTEM GESUNDHEITSWESEN
AUFBAU VON TEILINFORMATIONS-SYSTEMEN	INFORMATIONSSYSTEM KRANKENHAUS
VOLLAUTOMATION VON EINZELNEN VERWALTUNGS-AUFGABEN	GESAMTVERFAHREN POCKENSCHUTZIMPFUNG
TEILAUTOMATION VON EINZELNEN VERWALTUNGS-AUFGABEN	AUFFORDERUNG ZUR POCKENSCHUTZIMPFUNG
EINFACHE EDV–AUSWERTUNG	AUSWERTUNG DER DATEN FÜR GESUNDHEITSSTATISTIK

Abb. 7. Wachsender Integrationsgrad bei steigender Komplexität des EDV-Einsatzes

- graphische und kartographische Darstellungen mit Schnelldruckern oder dem automatischen Zeichengerät;
- mathematische Verfahren (z. B. Einsatz der Linearen Programmierung unter Verwendung der Daten der polizeilichen Unfallstatistik und Daten über das Straßennetz zur Optimierung der Standorte von Rettungswagen).

Zur Veranschaulichung der Einsatzmöglichkeiten ist in der Abb. 6 der Zusammenhang zwischen einigen Beispielen möglicher Entscheidungsunterlagen und der erforderlichen Datenbasis gezeigt.

4. Schlußbemerkungen

Wie in der Wirtschaft und anderen Bereichen der Verwaltung stehen wir auch bei
der Gesundheitsverwaltung noch auf der unteren Hälfte der Leiter, die von den einfachen Auswertungen mit Hilfe der EDV bis zu dem in das EDV-Informationssystem
der öffentlichen Verwaltung integrierten Gesundheitsinformationssystem führt
(Abb. 7). Der Weg dorthin wird erst in vielen Jahren zurückgelegt sein. Wir wissen
aber heute, daß wir diesen Weg im Rahmen der zur Verfügung stehenden finanziellen Mittel gehen müssen, wir wissen aber auch, daß die Gesundheitsverwaltung mit
der EDV ein Organisationsmittel zur Verfügung hat, mit dem sie die heutigen und
die auf uns zukommenden Aufgaben bewältigen wird.

Praxisgerechte EDV als Serviceleistung für den niedergelassenen Arzt

W. Giere

1. Prämissen

1. Wenn man sinnvoll <u>Daten</u> sammelt, lassen sich aus ihnen auch in der Medizin <u>Informationen</u> mittels EDV gewinnen. Bitte beachten Sie, daß ich Daten und Informationen unterscheide. Der Arzt erhebt Daten, mehrere Daten verknüpft er unbewußt mit seiner <u>Erfahrung</u> - einem kumulierten Informationspool - zu neuen Informationen, zum Beispiel Diagnosen. Diese bestimmen sein Handeln. Aus dem Erfolg ergeben sich Rückwirkungen auf den Informationspool, die Erfahrung wächst.

In der Medizin gibt es zwar schon erfolgversprechende Ansätze zu elektronischer <u>Daten</u>-Verarbeitung, kaum jedoch zur gewünschten <u>Informations</u>-Verarbeitung, obwohl an manchen Stellen leider noch immer versucht wird, diesen zweiten Schritt vor dem ersten zu tun.

Im Folgenden ist also ausdrücklich von der <u>Daten</u>-Verarbeitung die Rede als der Voraussetzung für eine spätere <u>Informations</u>-Destillation.

2. Die heutige Generation von Ärzten, jüngere Kollegen inbegriffen, hat noch nicht das nötige kritische EDV-Bewußtsein oder dokumentationsgerechte Denken. Zwar fasziniert sie die Idee, so daß sie vehement nach Einsatz rufen, zum Beispiel EKG-Analyse per Telefon, lästern aber dann über das, was der Computer wirklich sehr gut liefern kann: Meßwerte und kritische Parameter, weil es keine "<u>Diagnose</u>" ist. Gefragt können sie nicht antworten, was das Ziel des Computereinsatzes bei ihnen sein soll, ob z. B. eine Minimierung der falsch negativen zu Screening-Zwekken. Sie sind zufrieden, wenn der Rechner eine Diagnose druckt. Dies ist kein Vorwurf, sondern eine Tatbestandsaufnahme.

3. Das medizinische Wissen besser zu fundieren und verfügbar zu machen, ist die geheime Motivation der medizinischen Informatiker. Ihr missionarischer Eifer

beweist die Unzufriedenheit mit der gegenwärtigen Situation. Sie treffen sich in ihren Zielen mit den Gesundheitspolitikern, denen es um bessere Grundlagen für weitreichende Entscheidungen geht. Beide vermissen relevante Informationen und hoffen auf die EDV, wie heute wiederholt anklang. Soweit die Prämissen.

2. Ziele

Nun zu den Zielen:

Die Informationskluft zwischen den drei klassischen Trägern der Gesundheitsversorgung: niedergelassener Arzt - Krankenhaus - öffentlicher Gesundheitsdienst wird beklagt. Es herrscht auch weitgehend Einigkeit darüber, daß die elektronische Datenverarbeitung integrierend wirken kann. Zweifellos unterscheidet sich die Informationsverteilung beim niedergelassenen Arzt von der des Krankenhauses und beide Spektren sind anders als das der öffentlichen Gesundheitsfürsorge. Wie die unterschiedlichen Spektren jedoch beschaffen sind, darüber fehlen zur Zeit noch fast alle Angaben.

Ein Teil der beklagten Informationskluft betrifft sicherlich die mangelnde Koordination und Information der Bemühungen um den Patienten. Oft werden die daraus resultierenden Vielfachuntersuchungen und zusätzlichen Belastungen angeprangert, ohne daß bisher Abhilfe erreicht wurde. Es handelt sich um ein Problem des Medical Record Lincage, der Zusammenführung aller Informationen zu einem Patienten, und zugleich um ein Problem der Informationsübermittlung, der Datenerfassung und des gezielten Zugriffs. Die Vernetzung der Bereiche scheitert heute häufig am mangelnden Schreibpersonal einerseits, an der mangelnden Zeit des Empfängers - wenn er mal einen Brief erhält - ihn zu lesen andererseits. Zudem versteht er oft nicht alles, was ihm an den Kopf geworfen wird, der bedauernswerte Kollege im Frontdienst, denn was <u>gedacht</u> wurde, erfährt er in den seltensten Fällen!

Ein sehr wichtiger Aspekt der Informationskluft ist diese mangelnde Überbrückung des Informationsniveaus hinsichtlich diagnostischer Notwendigkeiten und therapeutischer Möglichkeiten. Es hat eben nicht jeder Arzt gleiche Kenntnis von gesicherten aktuellen Forschungsergebnissen, welche die Routine bestimmen sollten. Qualifizierte Informationsverdichtung und Optimierung der Präsentation gibt es noch nicht. Sie sind die Voraussetzung dafür, daß die gewünschten Auskünfte ad hoc auf Anfrage zur Verfügung stehen - und zwar stets aktuell! Im Gegenteil: Jeder Kollege, der sich fortbilden möchte, leidet unter dem Informationsüberangebot - besser: <u>Daten</u>-Überangebot, aus dem er meist rein zufällig, oft sicher auch unbewußt ten-

tenziös, das auswählt, was er für sein Handeln für wichtig erachtet. Auch dies sollte langfristig unter Einsatz komplexer Informationsverarbeitungsmethoden mit Hilfe der EDV zu vermeiden sein, zur Zeit gehört es noch zu den Wunschvorstellungen.

3. Probleme

Die Einführung von Dokumentationsmethoden mittels EDV stellt in der Praxis ein erhebliches Problem dar.
Erstens muß mit der Einführung der neuen Methoden zwangsläufig ein Umschulungsprozess des ärztlichen Denkens und Berichtswesens einhergehen, der nur schrittweise und unter großer Geduld auf beiden Seiten zu erreichen ist. Zweitens verbietet die Arbeitsüberlastung der niedergelassenen Kollegen jegliche zusätzliche Arbeit zur Dokumentation seiner Erhebungen.

Auch von seiten der medizinischen Informatik stellen sich dem gezielten Abbau der Informationslücken erhebliche Hindernisse entgegen. Grundvoraussetzung ist die Ermittlung des Informationsspektrums, d.h. praxisgerechte Dokumentation. Hierfür sind schrittweise Schulung des Arztes und fortlaufende Kontrolle der gespeicherten Daten notwendig. Nur so ist die Vereinheitlichung und damit Vergleichbarkeit der Informationen, die wünschenswerte Standardisierung langfristig zu erreichen.

4. Lösung

Unter Berücksichtigung der o. g. Constraints ist eine Dokumentation zusätzlich zur herkömmlichen Informationsübermittlung nicht denkbar. Es muß die EDV-Datenübermittlung durch Einschaltung in den Informationsprozeß ermöglicht werden. Die Lösung heißt also "programmierte Befundschreibung". Sie kann dem Arzt Erleichterung bei der Befundniederlegung, der Sekretärin erhebliche Arbeitszeitersparnis, darüberhinaus den Vorteil bieten, daß die im Befund enthaltenen Daten dokumentationsgerecht zur beliebigen Auswertung gespeichert werden.

5. Programmierte Befundschreibung

Die programmierte Befundschreibung macht sich die banale Beobachtung zu nutze, daß zwar zur Beschreibung aller in der Medizin vorkommender Tatbestände ein unendlich großer Wortschatz notwendig ist, daß aber zur Beschreibung der meisten sehr wenige Deskriptoren genügen.

Unter Deskriptoren werden in diesem Zusammenhang sämtliche medizinischen Aussagen, also sowohl Diagnosen, als auch Symptome, als auch komplette Sätze verstanden.

Verzichtet man auf vollständige Kodierung, so genügen wenige Kodes zur Beschreibung der meisten Tatbestände, es muß allerdings erlaubt sein, den Rest im Klartext zu formulieren. Dies ist ein ähnlicher Vorgang wie das Stenogramm, das die Sekretärin aufnimmt: In der Regel wird sie mit der Einheitskurzschrift auskommen, jedoch bei schwierigen Passagen langtextliche Einfügungen vornehmen.

Es gibt verschiedene Möglichkeiten, dieses Ziel zu erreichen.

a) Erhebungsbögen

Die erste Möglichkeit ist die Befundung mit Kürzeln, die auf einem Erhebungsbogen vorgegeben sind. Es handelt sich in der Regel um nemotechnische Kodes. Sehr rasch wird sich der Arzt daran gewöhnen, statt Druckschmerz ein D und statt Klopfschmerz ein K zu formulieren.

Beispiel:

DUTAP-Befundung: Kürzel für Häufiges

1. Niere und abl. Harnwege

Nierenlager	o. B. (O) Druckschmerz-Klopfschmerz-Vorwlbg.
Niere	nicht tastbar, tastbar-abnorm beweglich
Wirbelsäule	o. B. (O) Druckschmerz-Klopfschmerz
	Kyphose Skoliose Bew. Einschränkung
Ableitende Harnw.	o. B. (O) Druckschmerz-Loslaßschmerz
Blasenregion	o. B. (O) Druckschmerz-Loslaßschm.-Vorwlbg.
Leistengegend	o. B. (O) Vorwlbg. spont, auf Hust., Press.-Drucksch.
Lymphknoten	o. B. (O) (keine)kl., mitt., groß-gut abgrzb, verbck.
Leistenbr.	o. B. (O) (keine)dir., indir., repbl., irrep.-Bruchbd.

Zusätzliche Vereinfachungen können sich aus der Struktur des Erhebungsbogens ergeben, wie das Beispiel zeigt: Die Spalte, unter der ein Eintrag vorgenommen wird, ergibt gleichzeitig die Lokalisation. Auf diese Weise ist es möglich, mit nur drei Zeichen einen Druckschmerz beiderseits, Klopfschmerz links und rechts eine abnorme Beweglichkeit der Niere zu charakterisieren.

Beispiel:

DUTAP-Befundung: Kürzel + Struktur = Lokalisation

1. Niere und abl. Harnwege

		bds	re	li
Nierenlager	o. B. (O) Druckschmerz-Klopf- schmerz-Vorwlbg.	3) __ / __ / __		
Niere	nicht tastbar, tastbar-abnorm beweglich	4) __ / __ / __		
Wirbelsäule	o. B. (O) Druckschmerz-Klopf- schmerz Kyphose Skoliose Bew. Einschränkung	5) __ 6) __		
Ableitende Harnw.	o. B. (O) Druckschmerz-Loslaß- schmerz	7) __ / __ / __		
Blasenregion	o. B. (O) Druckschmerz-Loslaß- schm. -Vorwlbg.	8) __		
Leistengegend	o. B. (O) Vorwlbg. spont. , auf Hust. , Press. -Drucksch.	9) __ / __ / __		
Lymphknoten	o. B. (O)(keine)kl. , mitt. , groß- gut abgrzb, verbck.	10) __ / __ / __		
Leistenbr.	o. B. (O)(keine)dir. , indir. , repbl. , irrep. -Bruchbd.	11) __ / __ / __		

Ein anderes Beispiel für die Ausnutzung der Erhebungsbogenstruktur für zusätzliche Informationen sehen Sie im nächsten Beispiel, das zeigt, wie mehrere Befunde mit gleichen Kürzeln befundet werden können. Es handelt sich

1. um eine rechtsgelegene Unterbauchnarbe mit Wandschwäche,

2. um eine Pfannenstielnarbe und

3. um eine linksgelegene Leistenbruchnarbe mit Narbenbruch.

Beispiel:

DUTAP-Befundung: mehrere Befunde mit gleichen Kürzeln

		1.	2.	3.	4.
Narben	o. B. (O) (keine), rechts, median, links Flankenschn. , Pararectal. , Leisten. , Unterbauch. , Rippen. , Pfannenst. , sonstiges	12) R / __ / L / 13) U / A / L /			
	Wandschwäche-Narbenbruch-sonstiges	14) W / __ / N /			

Bei der Erhebungsbogenmethode werden klartextliche Zusätze hinzugeschrieben, wobei ein Stern den Kode S für Sphinkter starr von dem Beginn des Zusatzes "Zustand nach Sphinkterotomie" trennt. Da nicht der ganze Zusatz in eine Zeile geschrieben werden kann, verweist am Ende des ersten Teils ein Stern mit Angabe der Fortsetzungszeilennummer auf den Rest des Zusatzes. Auf diese Weise ist es möglich, beliebig lange Zusätze über beliebig viele Zeilen gezielt einem bestimmten Kode zuzuordnen.

Nebenbei sei erwähnt, daß die Zuordnung zu bestimmten Kodes erheblich kürzere Klartexte erlaubt, da ihr Sinn sich aus dem Zusammenhang ergibt.

Beispiel:
DUTAP-Befundung: Klartextliche Zusätze

Rectal	o. B. (O), Sphincter starr, schlaff-	
	Hämorrh. innen, außen-Marisken	41) S+Zustand+45)
Sonstiges	42) ________________________________	
	43) ________________________________	
	44) ________________________________	
Zusätze	45) nach Sphincterotomie _____________	
	46) ________________________________	
	47) ________________________________	
	48) ________________________________	

b) Kode-Diktat

Eine weitere Methode, die sich zur Verminderung der Schreibarbeit eines diktierbaren Ziffernkodes bedient, ähnelt in ihrer Systematik dem allseits bekannten Prinzip, daß ganze Textbruchstücke durch zweistellige Nummernkodes abgerufen werden. Für jede Befundart existiert ein Befundlexikon. Im Gegensatz zu der bekannten Magnetbandschreibmaschine der Firma IBM, oder anderen vergleichbaren Selektionsautomaten, ist es bei dieser Methode jedoch möglich, die Standardformulierung durch ebenfalls kodierte Modifikatoren für Lokalisation, Qualität, Quantität und andere zu verändern. Das System der Modifier kann für sämtliche Befundarten gleich bleiben, so daß der Lernaufwand für den Arzt sehr gering ist. Die einzelnen Kodes können beliebig durch Klartexte unterbrochen werden. Damit ist dem Arzt fortlaufendes Diktat ermöglicht. Daß sich hiermit die Redundanz gewaltig vermindern läßt, leuchtet ein: In vielen Fällen werden mit einem einzigen Kode eine ganze Kette von Standardformulierungen abgerufen.

128

<u>Beispiel:</u>

<u>Diktat und Eingabe Sekretariat:</u>

Ø5

<u>Ausgabe Computer:</u>

THORAXDURCHLEUCHTUNG UND AUFNAHME

ZWERCHFELLBOGEN BEIDERSEITS GUT BEWEGLICH, SINUS BEIDERSEITS FREI, LUN-
GEN FREI, KEINE UMSCHRIEBENEN VERDICHTUNGEN, HILI NICHT VERSTAERKT,
HERZSCHATTEN NICHT VERGROESSERT, IN MITTELSTELLUNG. AORTA REGELRECHT.
OBERER MEDIASTINALSCHATTEN NICHT VERBREITERT. KNOECHERNER THORAX NICHT
AUFFAELLIG.

B E U R T E I L U N G :
KEINE LUNGENHERDE, HERZ NICHT VERGROESSERT UND NICHT VERFORMT.

Das nächste Beispiel zeigt einen außerordentlich komplizierten Befund mit vielen Modifiern, der sicher dem Arzt das Diktat nicht erleichtert hat. Immerhin wird
auch bei diesen komplizierten Befunden Redundanzverminderung noch deutlich. Solche Befunde sind sehr selten, so daß aus diesem Beispiel nicht auf die Inpraktikabi-
lität der Methode geschlossen werden darf.
Diese Methode eignet sich für Ärzte, die leicht Telefonnummern behalten, sehr gut.
Nach drei Wochen schauen sie nicht mehr oft in das Wörterbuch.

Ich möchte an dieser Stelle Herrn Dr. Gockel, einem niedergelassenen Röntgenologen in Mainz, für seine wertvollen und konstruktiven Anregungen bei der Entwicklung dieses Programmsystems danken.

<u>Beispiel:</u>

<u>Diktat und Eingabe Sekretariat:</u>

11 14(Ø) 16 21 22(Ø3 Ø8 13 51)kleiner dichter Herdschatten im rechten Oberlappen.
40 50 61(14 42(11)). 70 80 91 92(14 51. 41 43.) Kleiner Alter, vermutlich spezifi-
scher Herdschatten im rechten Oberlappen.

<u>Ausgabe Computer:</u>

THORAXDURCHLEUCHTUNG UND AUFNAHME

ZWERCKFELLBOGEN BEIDERSEITS TIEFSTEHEND UND MAESSIG VERSCHIEBLICH,
ZWERCHFELLBOGEN RECHTS MEHRBOGIG, SINUS BEIDERSEITS FREI, LUNGEN VER-
MEHRT STRAHLENDURCHLAESSIG. LUNGENZEICHNUNG BEIDERSEITS BASAL ETWAS VER-
MEHRT. KLEINER DICHTER HERDSCHATTEN IM RECHTEN OBERLAPPEN. HILI NICHT
VERSTAERKT. HERZSCHATTEN NICHT VERGROESSERT, IN MITTELSTELLUNG. AORTA
MAESSIG ELONGIERT MIT KALKEINLAGERUNG IN FORM EINER SICHEL. OBERER ME-
DIASTINALSCHATTEN NICHT VERBREITERT. KNOECHERNER THORAX NICHT AUFFAEL-
LIG.

BEURTEILUNG :
MAESSIGES EMPHYSEM MIT ZEICHNUNGSVERMEHRUNG WAHRSCHEINLICH DURCH BRON-
CHITIS. KEINE UMSCHRIEBENEN LUNGENHERDE. HERZ NICHT VERGROESSERT. AORTA
MAESSIG ELONGIERT MIT KALKEINLAGERUNG, KLEINER ALTER, VERMUTLICH SPEZI-
FISCHER HERDSCHATTEN IM RECHTEN OBERLAPPEN.

c) Ablauf

Prinzipiell verläuft der Ablauf der programmierten Befundschreibung immer nach
demselben Schema:

Der Arzt erhebt, die Sekretärin schreibt, der Computer dekodiert, irgendein Druck-
medium druckt den fertigen, langtextlichen Befund aus.

Es hat seinen Grund, daß wir zunächst nicht versucht haben, den ungeschulten
Arzt völlig aus seiner Routine und Gewohnheit zu lösen und direkt an ein Terminal
zu setzen. Das intelligente und in sehr weiten Grenzen programmierbare Interface
"Sekretärin" ist eine große psychologische Erleichterung für den Arzt.

d) Arbeitsersparnis

Die Arbeitsersparnis vor allem für die Sekretärin ist beweisbar.

6. Voraussetzungen

Welche Voraussetzungen sind zu beachten, wenn man diese Methode nutzen will?

a) Datenerfassung

Die Datenerfassung muß sich zunächst weitgehend den bestehenden Verhältnissen
in der Praxis anpassen. Sekretäringerecht ist primär die Schreibmaschinentastatur,
ein Umdenken auf Lochertastatur scheint jedoch möglich, da die Sekretärin leicht
von der Arbeitsentlastung überzeugt werden kann.

b) Datenübertragung

Die räumliche Entfernung des Rechenzentrums von der Praxis erfordert den Einsatz der Datenübertragung. Bei dem relativ geringen Datenvolumen pro Arzt kommt
als wirtschaftliche Übermittlungsform nur die telefonische Datenübertragung in
Frage. Im Hinblick auf die Diskrepanz zwischen Ein- und Ausgabegeschwindigkeit
beim Arzt, sowie der Verarbeitungsgeschwindigkeit im Computer ist jedoch Datenpufferung sowohl bei der Eingabe als auch bei der Ausgabe, dem Drucken erforderlich.

c) Datenpufferung

An einer größeren Stichprobe wurde der Informationsumfang einer röntgenologischen Praxis untersucht. Hierbei zeigte sich, daß die Sekretärin bei einer mittleren

Schreibgeschwindigkeit von weniger als 2 Zeichen pro Sekunde eine Stunde zu schreiben hat, wenn die Datenreduktion durch Kodierung 90 % beträgt - ein absolut realer
Wert. Zur Datenübermittlung zum Rechenzentrum sind etwa 30 Sekunden, zur Datenübermittlung der dekodierten, langtextlichen Befunde vom Rechenzentrum etwa
5 Minuten Telefonübertragung mit 1 200 Baud notwendig. Das Ausdrucken mit voller
Schreibgeschwindigkeit von 15 - 20 Zeichen pro Sekunde ergibt erneut eine Schreib-
zeit von ca. einer Stunde. Die Bedingungen beweisen, daß mindestens zum gegenwärtigen Zeitpunkt auf sinnvolle Datenpufferung nicht verzichtet werden kann. Praktisch läßt sich die programmierte Befundschreibung also in folgender Form verwirklichen:

d) Praktische Lösung

Über eine Eingabetastatur wird auf eine Magnetbandkassette als Datenpuffer geschrieben. Von dieser Magnetbandkassette werden per Telefon die Daten direkt zum
Computer übermittelt. Das Datenerfassungs- und Speicherprogramm DUSP bereitet
die übermittelten Daten zu verarbeitungsgerechten Sätzen auf und prüft formal. Die
Datensätze werden zwischengespeichert. Nach Abschluß der Übermittlung aller Informationen aus der Praxis in das Rechenzentrum werden die Datensätze vom De-
kodierungs- und Textausgabe-Programmsystem DUTAP verarbeitet und erneut per
Telefon auf die Magnetbandkassette in der Praxis zurückgeschrieben. Die auf Magnetbandkassette gespeicherten kompletten Befunde werden schließlich automatisch
mit einem Zeichendrucker ausgedruckt. Diese Lösung ist auch wirtschaftlich vertretbar, wenn man die Einsparung einer vollen Sekretärin und die Arbeitsentlastung
der verbleibenden anderen Sekretärin berücksichtigt.

e) Individualität und Standardsoftware

Im Hinblick auf die Schulung des praktischen Arztes empfiehlt es sich, dem Individualitätsbedürfnis zunächst weitgehend Rechnung zu tragen. Die Bereitschaft zur
Anpassung an bestehende Systeme und Standardisierung wächst erfahrungsgemäß
durch die Beschäftigung mit solchen EDV-Hilfsmitteln. Erst nach mehrjährigem Umgang mit der elektronischen Datenverarbeitung haben dann Standardisierungsvor-
schläge Aussicht auf Erfolg.

Dem Individualitätsbedürfnis des niedergelassenen Arztes muß die Software
Rechnung tragen. Das darf nicht bedeuten, daß für jeden angeschlossenen Praktiker
und jede neue Befundungsart ein komplett neues Programmsystem erstellt werden
muß, vielmehr ist eine problemorientierte, leistungsfähige Basis-Systemsoftware
nötig, wie sie im Dekodierungs- und Textausgabe-Programmsystem DUTAP zur

Verfügung steht. Parametergesteuert lassen sich die meisten Anwenderwünsche erfüllen, auch Weiterentwicklung der Erhebungsmethodik mit wachsender Erfahrung des niedergelassenen Kollegen bis zum On-line-Betrieb ist leicht zu verwirklichen.

f) Zusammenfassung

Damit lassen sich die Voraussetzungen für den sinnvollen Einsatz der programmierten Befundschreibung in der Praxis wie folgt schildern:

1. Akzeptabler Datenerfassungsplatz für die Sekretärin,
2. Datenpufferung bei Ein- und Ausgabe,
3. wirtschaftliche Datenübertragung per Telefon,
4. leistungsfähige Datenverarbeitung während des Bestehens der Telefonverbindung,
5. anpassungsfähige Bausteinsoftware,
6. praxisorientierte, unaufdringliche Beratung, die mit wachsendem Schulungseffekt letztlich zu konsequenter Weiterentwicklung unter aktiver Mithilfe des Kollegen führt.

7. Vorteile

Die Vorteile für alle Beteiligten liegen auf der Hand:

1. Für den Arzt entsteht durch die Einführung derartiger Methoden zumindest keine Mehrarbeit, in der Regel wird er mit zunehmender Gewöhnung eine deutliche Arbeitsentlastung spüren. Die Befunde stehen ihm wegen der schnelleren Daten-Ein- und Ausgabe sehr viel rascher zur Verfügung. Sie können in einer weiteren Ausbaustufe auch direkt an den Kollegen übermittelt werden, der sie angefordert bzw. der den Patienten überwiesen hat. Gar nicht genug kann der Wert der sukzessiven Umschulung des Kollegen in Richtung auf dokumentationsgerechte Denkweisen betont werden.

2. hat die Sekretärin durch die wesentliche Verminderung des zu schreibenden Datenumfangs eine erhebliche Arbeitserleichterung.

3. Der medizinische Informatiker wird sich über die dokumentationsgerechten Daten freuen, die weitgehend redundanzfrei und zudem wohl strukturiert und damit dokumentationsgerecht anfallen.

8. Stufen zur Erreichung der Ziele

Mit der Einführung der programmierten Befundschreibung in die Praxis sind jedoch die eingangs formulierten Ziele noch nicht erreicht. Zwar ist damit eine Methode gefunden, die es überhaupt erlaubt, Daten aus dem Bereich der ambulanten

Medizinversorgung zu gewinnen, jedoch ist die Erreichung des Ziels ein langwieriger Prozess über mehrere Stufen:

Nach der reinen Dokumentation der Daten muß die Auswertung zeigen, ob eine weitere Verbesserung der Struktur oder eine weitere Redundanzverminderung möglich ist. Der anwendende Kollege wird nach einiger Zeit von selbst mit Verbesserungsvorschlägen kommen - ein erwünschter Schulungseffekt - so daß sich ein kybernetischer Regelkreis aus den Stufen Dokumentation, Auswertung und Verbesserung der Dokumentation ergibt. Erst wenn in dieser Hinsicht eine gewisse Vollständigkeit erreicht ist, kann das Ziel der Standardisierung der Informationen angegangen werden. Standardisierung ist Voraussetzung für das Anlegen einer mehreren Kollegen zugänglichen Patientendatenbank. Aus den Bemühungen um Stufe 4 und 5 können sich wieder Rückwirkungen auf die davorliegenden Stufen 1 bis 3 ergeben.

Das letzte Ziel, die Informations-Bank mit diagnostikunterstützenden Indikationshilfen und therapeutischen Strategien kann mit Sicherheit erst nach eingehender statistischer Analyse der in den Stufen 1 bis 5 gewonnenen Daten erreicht werden. Bis zu dieser Stufe der medizinischen Informations-Verarbeitung unter Zuhilfenahme des Computers werden viele Probleme zu überwinden sein. Ganz sicher sind jedoch die Schwierigkeiten zwischen den einzelnen hier aufgeführten Stufen niemals so groß wie die primäre Schwierigkeit, einen Kollegen dazu zu bewegen, in seiner Praxis überhaupt Methoden anzuwenden, die EDV-gerechte Volldokumentation gewährleisten. Die Innovationsschwelle im Jetztzustand zur Erreichung der Stufe 1 ist erheblich größer als alle folgenden. Die gezeigte Methodik zur Überwindung dieser Schwelle hat sich in mehreren Tests auch beim niedergelassenen Kollegen bewährt. Das Interesse an dem Verfahren, das Dokumentation mit Arbeitserleichterung und Überwindung ausgesprochener Engpässe verbindet, ist größer als die psychologische Scheu vor der Einführung automatischer Methoden in die Individualpraxis, so daß zu hoffen ist, daß auch das Fernziel der Informationsdatenbank nicht unerreichbar bleibt.

Der niedergelassene Arzt im Rahmen eines umfassenden medizinischen Informationssystems

O. P. Schaefer

Die Vorstellungen, wie der niedergelassene Arzt in der Zukunft in den Rahmen eines umfassenden medizinischen Informations-Systems paßt, sind höchst unterschiedlich und in erster Linie wohl vom Standpunkt des Betrachters abhängig.

Legen wir der Betrachtung die gegenwärtige strukturelle Situation einer stark gegliederten medizinischen Versorgung der Bevölkerung zugrunde, so wird die Kritik reformfreudiger Gesundheitspolitiker bald einsetzen und zur Verbesserung des gegenwärtigen Systems den umfassenden Einsatz der Datenverarbeitung auch zur Optimierung der Organisationsstrukturen fordern. Mit anderen Worten: Der Computer als Argument gesundheitspolitischer Zielvorstellungen!

Als Arzt bin ich aber gezwungen, von der Frage ärztlich-medizinischer Notwendigkeiten auszugehen. Dazu muß ich mir die Mängel vergegenwärtigen, die der ärztlichen Tätigkeit heute anhaften und fragen, ob sie evtl. durch den Einsatz von Datenverarbeitungsanalgen zu beheben oder zu vermindern sind. Wir müssen berufsspezifische und strukturspezifische Mängel unterscheiden.

Unter berufsspezifischen Mängeln möchte ich z. B. die mangelhafte innere Ordnung in der gegenwärtigen ärztlichen Praxis verstehen, die sich auf die
- Dokumentation und Archivierung von Patientendaten
- Die Terminplanung
- Die Bewältigung von Massenproblemen, z. B. bei den Vorsorgeuntersuchungen
- Das Abrechnungswesen
- und den Informationsaustausch unter Ärzten bezieht.

Strukturspezifische Mängel werden in erster Linie durch die scharfe Trennung der verschiedenen Versorgungsbereiche ärztlicher Tätigkeit bedingt. Sie führt zu
- mangelhaftem Informationsfluß zwischen Klinik und Praxis und damit zu unzureichender Durchlässigkeit der Bereiche,

- zur vermeintlichen Notwendigkeit von Doppel- und Mehrfachuntersuchungen und einer dadurch bedingten Kosteneskalation,

- zu einer trägen Vermittlung neuer medizinischer Erkenntnisse und Verfahren,

- zu einer unbefriedigenden Lösung echter medizinischer Gemeinschaftsaufgaben.

Zur Behebung all dieser Mängel benötigen wir keinesfalls obligatorisch der Hilfe des Computers. Ein Großteil ist sogar bei einigem guten Willen sehr wohl ohne EDV zu lösen.

Ebenso sicher kann man aber zur Lösung einer Reihe von Problemen in der Zukunft besser beitragen, wenn man sich der EDV bedient. Nicht billiger und nicht ausschließlich, sondern einfach besser, bequemer und optimaler. Und das ist im Hinblick auf das angestrebte Ziel einer Optimierung ärztlicher Leistungen für den Patienten von ausschlaggebender Bedeutung, auch wenn man auf die Kosten sieht.

Die Möglichkeiten, die sich aus dem Einsatz datenverarbeitender Maschinen in der Medizin ergeben, sind vielgestaltig. Uns soll hier nur interessieren, wie der niedergelassene Arzt in den Rahmen des umfassenden medizinischen Informations-Systems paßt.

Der Begriff des medizinischen Informations-Systems fußt auf der Entwicklung von Arzt-Informations-Systemen bzw. Arzt-Auskunfts-Systemen, die in einigen Kliniken entwickelt und zumeist noch sehr bruchstückhaft im Entstehen sind. Die Projektion dieser Systeme, gewissermaßen durch das Vergrößerungsglas gesundheitspolitischer Wunschvorstellungen, hat den Blick auf eine mögliche Ausweitung zu umfassenderen Systemen gelenkt.

Die Aufgabenstellung in Klinik und Praxis ist zwar gleichartig, wenn man Diagnostik und Therapie des Patienten als den wesentlichen Inhalt ansieht. Die Voraussetzungen sind jedoch sehr unterschiedlich. Die Akutversorgung der Patienten setzt nicht anlässlich jeder Konsultation eine Durchuntersuchung von Kopf bis Fuß voraus. Die zahllosen Kontrolluntersuchungen chronisch Kranker erschöpfen sich zwangsläufig mit der Erhebung nur eines Befundes zu wiederholten Malen über lange Zeiträume. Bei vielen Patienten genügen gelegentliche Kontrollen des Allgemeinzustandes bei immer wiederkehrender Erneuerung einer notwendigen Dauerverordnung. Nicht jede Lumbalgie kann eine erschöpfende Diagnostik bis hin zur Myelographie zur Folge haben. Die Ermahnung des Arztes aber, mindestens einmal jährlich eine Ganzuntersuchung bei jedem seiner Patienten vorzunehmen, wäre sinnvoll, wenn man nicht plötzlich mit inkurablen Krankheiten konfrontiert werden will.

Ganz anders aber in der Klinik. Hier muß jede Aufnahme komplett anamnestiziert und durchuntersucht werden. Hier muß jedem Symptom auf den Grund gegangen werden, schon weil das "den-Dingen-auf-den-Grund-gehen" für den Erkenntnisprozess des jungen Arztes unentbehrlich ist, um später in der Lage zu sein, zu abstrahieren. Diesen Unterschieden müssen wir auch bei der Planung von Arzt-Informationssystemen gerecht werden. Wir müssen davon ausgehen, daß die Bewältigung der verschiedenen Probleme spezifische Entwicklungen von der Basis her erforderlich macht, sowohl in der Klinik als auch in der Praxis.

Was wir beklagen, ist in erster Linie der für die heutigen Verhältnisse schon zu träge Informationsfluß. Hier muß die Verbesserung an der Basis einsetzen.

Gleich problematisch für beide Bereiche ist dabei die Frage der Datenerfassung, wenn wir den diagnostischen Prozeß des Arztes in folgende Einzelschritte untergliedern:

a) Anamnesedatenerfassung

b) Erfassung des ärztlichen Untersuchungsbefundes

c) Erfassung von Labor- und funktionsdiagnostischen Daten

d) Zusammenführung aller gewonnenen Daten

e) Erarbeitung eines therapeutischen Konzepts

f) Zusammenführung älterer mit neuen Befunddaten zur vergleichenden Analyse und Verlaufskontrolle, sowie zur Korrektur der therapeutischen Strategie

Grundvoraussetzung ist die Erarbeitung einer einheitlichen Systematik und die Verabredung, eine einheitliche Systematik auch gemeinsam anzuwenden. Eine solche Vereinheitlichung bedeutet in jedem Falle den Verzicht auf Individualität, zu dem der Arzt von Natur aus ungern bereit ist.

So stellt sich nicht eine Aufgabe der Erziehung, sondern der Auftrag, zu überzeugen. Der Verlust an Individualität wird aufgewogen durch einen Gewinn an Aktualität, der hinsichtlich einer Verbesserung des Informationsflusses nicht zu unterschätzen ist.

Die Voraussetzungen hierfür sind durch die Erstellung einer problemorientierten "soft-ware" für die ambulante Medizin und durch die Entwicklung einer aufgabenspezifischen "hard-ware" zu schaffen. Modulare Entwicklungen auf dem Gebiet der Meßdatenerfassung können parallel oder im zweiten Schritt den Katalog interner Informationsverbesserung erweitern. Wenn schließlich eine genügend große Anzahl von Ärzten über modular zu entwickelnde Einrichtungen dieser Art verfügt, läßt sich eine Verknüpfung mehrerer zu einem ambulanten Arzt-Informations-System planen. Das setzt aber auch voraus, daß die Industrie aufgrund der möglichst breit anwendbaren Modellentwicklungen in die Lage versetzt wird, aufgabenspezifische DV-Anlagen in genügend großer Zahl zu planen und zu produzieren.

Die Tendenz, die interne Leistungsfähigkeit durch ein Mehr an Information zu bereichern, ist unübersehbar. Dazu bietet sich die Benutzung ausführlicher Anamnesekataloge, wie sie von den verschiedenen Kliniken und Institutionen entwickelt wurden, geradezu an. Das Hauptaugenmerk ist auf die Entlastung des Arztes bei der Erhebung der Anamnese gelenkt, gewissermaßen als Rationalisierungseffekt, und da man schon nicht selber fragen muß, fragt man gleich auch viel ausführlicher. Der Nutzen solcher Fragen bzw. der Antworten des Patienten auf Fragebögen ist aber noch recht zweifelhaft und nur dann zu beurteilen, wenn man die gegebenen Antworten im persönlichen Gespräch überprüft bzw. verifiziert. Je zahlreicher die gestellten Fragen, desto geringer wird der Rationalisierungseffekt, bedingt durch die notwendige Überprüfung. Wollen wir die Bildung wertloser Datenfriedhöfe vermeiden, so bedarf es der Einigung auf gemeinsame Verfahrensweisen, die sich - so meine ich - vorerst an den bescheidensten Ansprüchen orientieren müssen.

Natürlich betrifft das nicht die wissenschaftliche Forschung, die gezwungen ist, scheinbar Unsinniges zu tun, um Sachverhalte und Zusammenhänge aufzuklären. Nicht so aber die ärztliche Praxis, die sich eines pragmatischen Vorgehens zur Lösung ihrer Aufgaben bedienen muß. Mit anderen Worten: Lieber weniger und verläßliche, als eine Unzahl unzuverlässiger Daten.

Die Entwicklung von Entscheidungshilfen muß aus den Kliniken, den medizinischen Hochschulen kommen und als Fernziel Denkmodelle und differentialdiagnostische Programme anbieten, sobald solche verläßlich genug zur Verfügung stehen.

Das Wenige, das wir aber heute schon als zuverlässige Information über Patienten weitergeben können, das sollte man dem weiter- oder mitbehandelnden Arzt möglichst unverzüglich übermitteln können und ihn damit in die Lage versetzen, sinnvoll weiterzuarbeiten.

Dazu bedarf es nicht nur einer Systematisierung der Datenerfassung in der Praxis, sondern auch der Qualitätssteigerung bei der Erhebung von Befunden. So z. B. im ärztlichen Labor und in der gesamten Funktionsdiagnostik. Dies zu gewährleisten, wird in der Zukunft kaum anders möglich sein als durch die Verbesserung der benutzten Hilfsmittel, die ihrerseits nur zu ermöglichen ist, wenn die hohen Investitionskosten gemeinsam getragen werden.

Diese Notwendigkeit zwingt gewissermaßen zur Erstellung von Gemeinschaftseinrichtungen, die in Ärztehand verbleiben sollten, da jeder ärztliche Benutzer
auch die Verantwortung für die Qualität der von ihm veranlaßten und durchgeführten Untersuchung übernehmen muß.

Der gemeinsame Betrieb von Labors und funktionsdiagnostischen Einheiten be-
günstigt seinerseits die Benutzung von EDV-Anlagen, weil es sich hier sehr bald
um die Bewältigung echter Massenprobleme handelt. Sie ergeben sich aus der Notwendigkeit der eindeutigen Identifikation der großen Zahl der Einsender, wie der
noch größeren Zahl von Patienten. Die zügige Erstellung von Befundberichten und
die Übermittlung an die übersendenden Ärzte läßt sich von einer bestimmten Größenordnung an am besten lösen, wenn man sich der Möglichkeiten der EDV bedient.
Hierbei spielt auch die Aufstellung und Berechnung der Unkosten für jeden Einzelnen eine wesentliche Rolle.

Wenngleich diese Entwicklung den Einsatz von EDV-Anlagen nicht zwingend voraussetzt, so ist die kostensparende Bewältigung solcher Massenprobleme doch ein
eindeutiges Argument für die Nutzung der EDV. So ergibt sich aus der Notwendigkeit, sich des Computers auch im Rahmen der ambulanten ärztlichen Tätigkeit in
Zukunft zu bedienen, die Möglichkeit, zahlreiche andere Aufgaben zu bewältigen.

Ein weiteres Problem, das periodisch sämtliche niedergelassenen Ärzte in der
Bundesrepublik belastet, ist die Kassenabrechnung. Sie ist bisher eine echte crux
medicorum und bringt alle 3 Monate ärztliches Hilfspersonal und ganze Arztfamilien
zur Verzweiflung.

Mit der Einführung einer einheitlichen Versicherungs-Nummer oder des einheitlichen Personenkennzeichens für die Gesamtbevölkerung der BRD bietet sich die
Möglichkeit, Datenerfassungsgeräte zu entwickeln, die neben der Versicherungs-
Nummer des Patienten gleichzeitig in der Lage sind, die Leistungsdaten des Arztes
aufzuzeichnen und mit einer Arbeitsdiagnose zu komplettieren. Eine mehrfache Datenerfassung, die nachträgliche Übertragung von einem Datenträger auf den anderen und die nachträgliche Eintragung einer den Leistungsdaten zuzuordnenden Diagnose würde sich dadurch erübrigen. Dies würde einen wertvollen Baustein innerhalb eines umfassenden Arzt-Informations-System darstellen.

Fassen wir das bisher Gesagte zusammen, so ergibt sich die Möglichkeit, über
Gemeinschaftseinrichtungen ambulant tätiger Ärzte auch in diesem Bereich DV-An-

lagen sinnvoll einzusetzen. Für die Bewältigung einer Reihe von Aufgaben scheint ihr Einsatz nicht nur wünschenswert, sondern auch möglich. Modulare Entwicklungen von soft- und hard-ware sind notwendig, um den spezifischen Gegebenheiten der Praxis gerecht zu werden. Daraus erst ergibt sich die Möglichkeit einer generellen Verbreitung der Verfahren und ihrer Integration in ein umfassendes regionales Informations-System. Aufgabenspezifische Entwicklungen müssen von vornherein die Anpassung an große Rechnersysteme berücksichtigen.

Die Öffnung der ärztlichen Praxis nach außen, die im 2. Schritt einer solchen Entwicklung angestrebt werden muß, bringt zwangsläufig neue Probleme mit sich.

1. Welche Wege der Datenübermittlung werden beschritten?
2. Wer wird Träger von zentralen Rechenanlagen?
3. Wer kommt für die Kosten von Rechenzeiten auf?
4. Wie ist der Datenschutz gewährleistet?

Die ersten drei Fragen sind jetzt nicht zu beantworten, bedürfen aber Zug um Zug der Klärung durch die Körperschaften und Verbände.

Die Frage nach dem Datenschutz wurde bereits von Herrn AUERNHAMMER in seinem Referat über den Datenschutz aus der Sicht der Gesetzgebung angeschnitten und auch von Herrn Professor WAGNER in seinen Ausführungen über die medizinische Datenbank untersucht.

Nach meiner Auffassung ist die Wahrung der ärztlichen Schweigepflicht, auch angesichts der Einführung der EDV in der Medizin wieder eine so aktuelle Frage geworden, daß Gesetzgeber und ärztliche Körperschaften sich unverzüglich zusammensetzen müssen, um eine möglichst befriedigende Lösung herbeizuführen.

Dabei müssen wir uns darüber klar sein, daß der Grundsatz der Verschwiegenheit schon jetzt - ohne EDV - derart durchlöchert ist, daß man kaum noch den französischen Begriff des "Kollektivgeheimnisses" anwenden kann.

Eine Harmonisierung der Bestimmungen im EWG-Raum ist unerläßlich, wenn wir an die Einführung der Niederlassungsfreiheit denken. Dazu wird es einer einheitlichen und neuen Definition des Begriffes des ärztlichen Berufsgeheimnisses bedürfen. Auch wird zu klären sein, ob und in welchem Maß der Patient einen Anspruch auf seine Daten hat, ein Recht, das im allgemeinen Verkehr mit den Verwaltungen zu begrüßen ist, in der Medizin, insbesondere der medizinischen Datenverarbeitung aber äußerst problematisch sein dürfte.

Eine hierarchische Gliederung der Datenkategorien und der Zugriffsberechtigungen erscheint mir unerläßlich.

Ich möchte dazu meinen an anderer Stelle formulierten Vorschlag der Einteilung in drei Ebenen wiederholen.

1. Basisebene:

   Sie umfaßt alle Personen, die an der unmittelbaren ärztlichen Versorgung eines Patienten teilhaben und im klassischen Sinne der Schweigepflicht unterworfen sind. Sie beinhaltet ferner geschlossene Versorgungsbereiche, wie Universitätskliniken, Krankenhäuser, Gruppenpraxen und Individualpraxen.

   Zugriffsberechtigt ist nur der Arzt, der den Patienten unmittelbar betreut, ggf. das seiner Weisung direkt unterstehende Hilfspersonal bei der Erstellung und Archivierung der Daten.

2. Mittlere Ebene:

   Sie stellt den Bereich des ärztlichen Informationsaustausches bei der Überschreitung geschlossener Versorgungsbereiche dar. So z.B. bei der Weitergabe von Patientendaten anläßlich der Krankenhauseinweisung, bei der Überweisung von Arzt zu Arzt und von Klinik zu Klinik.

   Zugriffsberechtigt sind nur Ärzte und ihr Hilfspersonal nach Freigabe der Daten durch den Patienten an einen definierten Dritten. Im Notfall kann auch der vorbehandelnde Arzt die Freigabe vornehmen.

3. Verwaltungsebene:

   Sie umfaßt alle Bereiche der Verwaltung und des Gesundheitsdienstes, die zur Erfüllung spezieller Aufgaben ein Anrecht auf Teilinformationen über Patienten haben. Sie enthält auch den Umfang an Daten, der zur Erfüllung der gesetzlichen Meldepflicht weitergegeben werden muß.

   Zugriffsberechtigt sind Verwaltungsorgane im Rahmen der gesetzlichen Bestimmungen, ohne daß hierdurch die Verpflichtung zur Verschwiegenheit vollständig aufgehoben wird.

Eine Selektion der Patientendaten vor Weitergabe von Stufe zu Stufe ist unerläßlich und wird schon notwendig, wenn der behandelnde Arzt Informationen über Patienten auf der Basisebene speichert, da der Mißbrauch streng vertraulicher oder sozial diskriminierender Angaben durch keine Schutzmaßnahme völlig auszuschließen ist.

Die Wahrung der ärztlichen Schweigepflicht ist bei überregionalen Datenbank-Informations-Systemen nur durch strengste programm- und systemspezifische Schutzmaßnahmen zu realisieren.

Darüber zu wachen, daß durch die Anwendung der EDV in der Medizin der Grundsatz der ärztlichen Schweigepflicht nicht weiter durchlöchert wird, ist eine der wichtigsten Aufgaben der Zukunft für die gesamte Ärzteschaft.

Lassen Sie uns bei all unseren Bemühungen um eine Verbesserung des Informationsaustausches unter Ärzten nicht vergessen, daß wir dem Menschen verpflichtet sind und nicht der Maschine. Die Integrität des Individuums zu wahren ist letztlich wichtiger, als die Perfektion seiner Verwaltung.

Möglichkeiten und Probleme des "Screenings" in der Kardiologie

H. Gillmann

Da die Herz-Kreislauf-Erkrankungen in zunehmendem Maße Ursache einer vorzeitigen Invalidisierung sind und in der Todesursachenstatistik an die erste Stelle getreten sind, besteht an der unbedingten Notwendigkeit einer möglichst frühzeitigen Erkennung dieser Krankheitsgruppe kein Zweifel.

So einfach es erscheint, durch Reihenuntersuchungen diese Erkrankungen aufzuspüren und damit zum frühestmöglichen Zeitpunkt zu behandeln, so kompliziert ist die Realisierung dieses Projektes.
Wodurch ist nun zu erklären, daß dieses als einziges mit physikalischen Methoden zu untersuchende Organsystem bei Screening-Untersuchungen so schwer zu erfassen ist? Eine Ausnahme bildet hierbei lediglich die Feststellung von Hypo- und Hypertonien. Durch Blutdruckmessung ist insbesondere die als Risikofaktor wichtige labile oder fixierte Hypertonie leicht zu erkennen und damit einer effektiven Behandlung zuzuführen.

Der Nachweis peripherer Durchblutungsstörungen ist schwieriger, da, wie schon die "Baseler Studie" bewies, der technische Aufwand erheblicher ist als bei der einfachen Blutdruckkontrolle. Es müssen sowohl Lokalisation als auch Ausmaß der fast immer im kleinen Becken oder in den Beinarterien liegenden Strombahneinengung festgestellt werden. Davon abhängig sind dann die therapeutischen Konsequenzen, seien sie konservativ oder chirurgisch.

Sehr schwierig ist es, die wesentlichste Komponente des Herzkreislaufsystems, die effektive Herzleistung, durch Methoden zu erfassen, die in einem Screening-Verfahren angewandt werden können. Geht es doch hierbei nicht um die Feststellung schwererer Herzleiden - diese Patienten brauchen nicht erst durch Screening-Methoden ermittelt zu werden, denn sie suchen von sich aus den Arzt auf - sondern um die frühzeitige Erkennung von Herzfunktionsstörungen, welche dem Patienten kaum oder noch gar nicht bewußt sind.

Da die Herzfunktion alleine nach dem Nutzeffekt für den Gesamtorganismus bewertet wird, ist die maßgebende Größe das "Herzzeitvolumen". Es ist diejenige Blutmenge, die innerhalb einer Minute dem arteriellen System zugeführt wird. Sie muß, den Bedürfnissen des Gesamtorganismus entsprechend, identisch sein mit dem jeweiligen Blutbedarf des Körpers, und daher innerhalb von Sekunden zu adaptieren sein.

Das Herzzeitvolumen wird durch Schlagvolumen und Herzfrequenz bestimmt, d. h. es entspricht dem Produkt von beiden. Sowohl durch Änderung des Schlagvolumens als auch der Frequenz ist das Herz in der Lage, sich augenblicklich dem Blutbedarf des Organismus anzupassen. Voraussetzung sind ein sofort reagierender Schrittmacher, normalerweise der Sinusknoten, eine kontraktionsfähige und auf das Füllungsvolumen reagierende Muskulatur und ein funktionierender Klappenapparat. Die Kontraktionsstärke wiederum hängt mit von dem diastolischen Tonus ab, der seinerseits vom Herzmuskelstoffwechsel und dem enddiastolischen Füllungsdruck mitbestimmt wird.

Wir hätten daher folgende Größen zu bestimmen, wenn wir die effektive Herzleistung messen wollen: Diastolische Füllung, Kontraktionsstärke und Klappenfunktion, und damit das Schlagvolumen, sowie die Schrittmacherfunktion. Unter klinischen Bedingungen und mit differenzierten Herzuntersuchungen wie Sondierung und speziellen Kreislaufmessungen sind diese Funktionsgrößen selbstverständlich leicht zu ermitteln. Für Screening-Methoden können jedoch eingreifendere Untersuchungen nicht herangezogen werden. Dadurch sind die Richtlinien für die Beurteilung von Herz-Kreislauferkrankungen nicht mit klinischen Maßstäben zu bestimmen.

Eine wesentliche zusätzliche Aussage ist die Belastungsreaktion. Kommt es doch bei der Aufdeckung latenter oder leichter Funktionsstörungen weniger darauf an wie das Herz unter Ruhebedingungen arbeitet, als darauf, wie es unter Belastungen, die im Verlaufe des Alltages auftreten, reagiert. Integraler Bestandteil einer Herz-Kreislauffunktionsprüfung muß daher eine dem Einzelfall angemessene Belastungsreaktion sein.

Welche Möglichkeiten ergeben sich bei dieser Situation nun für Feldstudien?

1. Das EKG

Auf Eigenheiten des Ableitungsprogrammes kann hier aus Zeitgründen nicht eingegangen werden.

Folgende Eigenheiten der Herzfunktion können mit dem EKG erfaßt werden:

1.1. Alle Zeitfaktoren, d. h. Reizbildung und damit alle Reizbildungsstörungen, Vorhofkammerleitung und damit alle AV-Überleitungsstörungen, die intraventrikuläre Erregungsausbreitung und alle ihre Veränderungen durch lokale oder diffuse Blockierungen, die Gesamtzeit der Kammerkontraktion und alle Beeinflussungen, insbesondere durch Kalium- und Calciumstoffwechsel sowie lokale Erregungsrückbildungsstörungen.

1.2. Die Störungen in der Phase der Vollerregung und Erregungsrückbildung. Damit sind Innenschichtschäden infolge O_2-Mangel unterschiedlicher Genese und Außenschichtschäden durch Herzbeutelerkrankungen, die auf die äußeren Muskelpartien übergegriffen haben, sofort zu erkennen. Alle Störungen der Erregungsrückbildung sowohl die uncharakteristischen durch Hypertrophie und Dilatation eines oder beider Ventrikel als auch die terninalen Störungen durch verspätete Repolarisation in Narbengrenzgebieten sind im EKG erkennbar.

1.3. Da Veränderungen der Muskelmassenverhältnisse einen Einfluß auf die elektrischen Potentiale haben, sind Rechts- und/oder Linksbelastungen des Herzens aus dem EKG zu lesen. Dadurch kann aus dem EKG ein Rückschluß auf eine Fehlbelastung des Herzens, sei es durch einen Hochdruck im großen oder kleinen Kreislauf oder durch einen Klappendefekt oder angeborenen Herzfehler gezogen werden.

Damit sind die Möglichkeiten des EKG für Screening-Methoden abgesteckt. Zwar ist die wesentliche Herzfunktion, das Herzzeitvolumen, außer in Grenzfällen wie extremer Tachycardie oder Bradycardie nicht zu erfassen, es können aber entscheidende Hinweissymptome auf Herzfunktionsschädigungen festgestellt werden, die dem betreffenden Patienten nicht bewußt sind: Alle Vorhofkammerleitungsstörungen, alle intraventrikulären Leitungsstörungen, polytope Extrasystolen, latente Durchblutungsstörungen, latente Mineralstoffwechselstörungen, Veränderungen des Muskelmassenverhältnisses. Durch Untersuchungen unter Belastungsbedingungen, die mit dem EKG sehr leicht möglich sind, ist die Aussage der Untersuchung noch wesentlich zu erweitern. Ein entscheidender Faktor ist noch zu erwähnen: Trotz mancher grundsätzlicher Schwierigkeiten bieten sich die Analogkurven des EKG zur elektronischen Datenverarbeitung und damit zur "on-line"- und "off-line"-Analyse an.

2. Röntgen

Mit dieser Methode sind alle Veränderungen der äußeren Herzkontur zu erfassen. Spezielle Röntgenverfahren, mit denen wir durch Kontrastmittel auch die zu- und abführenden Gefäße und die Herzhöhlen darstellen können, sind für Screening-Untersuchungen aufgrund des großen technischen und zeitlichen Aufwandes, und insbesondere wegen der damit verbundenen Belastung des Untersuchten, nicht zu verantworten. Durch eine Herzfernaufnahme, die innerhalb einer Feldstudie sehr einfach durchgeführt werden kann - sie würde gleichzeitig Aussagen über das Bronchialsystem und die Lunge erlauben - können folgende diagnostische Hinweise in Beziehung auf die Herzfunktion gemacht werden:

2.1. Alle Größenveränderungen einzelner Herzabschnitte oder des ganzen Herzens sind zu erkennen. Sie lassen Rückschlüsse zu auf abnorme Belastungen oder Entlastungen der einzelnen Herzabschnitte. In Verbindung mit weiteren Untersuchungen (EKG und Phonokardiogramm) sind exakte diagnostische Aussagen möglich.

2.2. Untersuchungen unter Ruhe- und Belastungsbedingungen würden einen entscheidenden Vorteil bieten, da sie etwas über die alles entscheidende Anpassungsfunktion des Myokards aussagen könnten. Latente Herzmuskelschädigungen könnte man auf diese Weise in ihrem effektiven Ausmaß ermitteln. Das gesunde Herz, auch wenn es aufgrund abnormer Belastungen wie zum Beispiel Hochdruck, vergrößert ist, verkleinert sich unter zusätzlicher Belastung durch eine vermehrte Ausschöpfung des Restblutvolumens. Das insuffiziente Herz vergrößert sich dagegen unter Belastung, ein Befund, der im Röntgenbild leicht zu erkennen ist. Selbstverständlich wäre eine Röntgenuntersuchung unter Belastung eine zusätzliche technische und zeitliche Erschwernis für Screening-Methoden. Es hängt daher ganz von den Gegebenheiten ab, unter denen eine Feldstudie durchgeführt wird, inwieweit auf diese sehr wichtige Aussage zurückgegriffen werden kann.

2.3. Durch Kymographie würde die Untersuchung technisch noch komplizierter, könnte aber über den Bewegungsablauf mehr aussagen. Die verminderte Kontraktion oder der völlige Ausfall einzelner Herzmuskelpartien durch Herzmuskelschäden oder Herzbeutelverkalkungen wäre so aufzudecken. Für Screening-Methoden erscheint diese zusätzliche Belastung jedoch z. Zt. nicht tragbar.

Wichtig für unsere Fragestellung ist auch, daß bisher noch keine befriedigende Lösung für die elektronische Datenverarbeitung von Röntgenbefunden gefunden werden konnte.

3. Das Phonokardiogramm

Beide bisher beschriebenen Untersuchungsmethoden haben auf direktem Wege nichts über eine wesentliche Funktion des Herzens, die Klappenfunktion, ausgesagt. Es konnten nur indirekte Schlüsse dadurch gezogen werden, daß durch die Herzklappenfunktion sekundär typische Veränderungen des Herzmuskelmassenverhältnisses entstehen. Das Phonokardiogramm ist die adäquate Methode, die Ventilfunktion und angeborene Kurzschlüsse oder Ventilmißbildungen zu erfassen. Für unsere Fragestellung ist dabei jedoch folgender Umstand erschwerend: Zur diagnostischen Deutung des Phonokardiogramms sind vier unterschiedliche physikalische Befunde notwendig: Die Frequenz, die zeitliche Zuordnung zur Herzaktion, die Stelle auf dem Thorax, an welcher das Geräusch am stärksten zu hören ist und der zeitliche Verlauf der Amplitudengröße des Geräusches. Individuelle Einflüsse von Herzgröße, Herzlage und Thoraxform und die komplizierten akustischen Bedingungen des Thorax erschweren eine Standardisierung sowohl des phonokardiographischen Ableitungsprogrammes als auch seiner Deutung. Dadurch ist eine befriedigende Lösung für die elektronische Datenverarbeitung der akustischen Phänomene der Herzaktion bisher noch nicht gefunden worden. Obwohl das Phonokardiogramm integraler Bestandteil aller kardiologischen Untersuchungen ist, eignet sich daher diese Methode nur sehr bedingt für Feldstudien, da subjektive und zum Teil schwer vergleichbare Befunde verwertet werden müssen.

Abschließend ist zu sagen, daß an der Notwendigkeit einer Einbeziehung der kardiologischen Befunde in die Screening-Programme, kein Zweifel bestehen kann.

Für die elektronische Datenverarbeitung, die eine großangelegte Feldstudie erst ermöglicht, sind jedoch zur Zeit nur Blutdruckregistrierung und Elektrokardiogramm zu verwerten.

Trotzdem sollte man schon heute versuchen, mit den gegebenen Mitteln Blutdruck- und EKG-Studien durchzuführen. Wesentliche Risikofaktoren wie Hochdruck, latente Durchblutungsstörungen, Reizbildungs- und Reizleitungsstörungen sowie Herzmuskelschädigungen entzündlicher Art können frühzeitig erfaßt und einer rechtzeitigen Behandlung zugeführt werden.

Integrierte Versorgung eines Gebietes

J. Fehler

I. Einleitung

Die Diskussion um die optimale Versorgung der Bevölkerung eines Gebietes mit medizinischen Leistungen ist heute so stark in den Brennpunkt der Betrachtung gerückt, daß sie nicht mehr ein Gespräch unter Fachleuten bleibt, sondern in der Öffentlichkeit einen breiten Platz einnimmt. Wie jede Diskussion, die einen bestimmten Rahmen sprengt, wird auch diese nicht mehr vorrangig sachlich bleiben, sondern mit Sprengstoff geladen sein. In ihr finden die mit Ressentiments, Gruppen- und Berufsinteressen, Standesurteilen, vor allem aber mit Unkenntnis und Vorurteilen - die gleichzusetzen sind mit Werturteilen - aufgeladenen Argumente einen Stellenwert, der ihnen nicht zukommt.

Um in eine sachliche Diskussion einzutreten, müssen Beurteilungsparameter gefunden und festgelegt werden. Zumeist ist die Vergangenheit Grundlage für die Beurteilung der Zukunft, auch dann, wenn für diese Zukunftsbeurteilung eigentlich andere Ausgangsfaktoren die Basis sein sollten. Diese Form der Beurteilung eines zukünftigen Geschehens ist zwar nicht generell zu verneinen, da der Mensch in seinen Denkvorgängen und den daraus abgeleiteten Schlüssen, die erfahrungsorientiert sind, die Grundlage für sein zukünftiges Tun empfindet. Er baut also seine Entscheidungen grundsätzlich aus der Vergangenheit, d.h. aus seiner Erfahrung kommend, auf, stützt und sichert sie darauf ab.

Es gibt aber Situationen, die eine völlige Neuorientierung verlangen. Zwar beruht diese Neuorientierung - besonders dann, wenn dieser Begriff weit ausgelegt wird - auch auf den Erfahrungen von gestern, aber mit der Feststellung: So geht es nicht mehr. Daraus ist die Aufgabe abzuleiten: "Sucht neue Wege".

Die Aufgabenstellung, eine Region mit einer bestimmten Einwohnerzahl optimal mit medizinischen Leistungen zu versorgen, dürfte eine solche Aufgabe sein. Hier ist der Zeitpunkt eingetreten, zu dem man feststellen kann, so wie es in der Vergangenheit war, geht es in der Zukunft nicht mehr.

Vergangenheitsorientiert spricht man bei der Versorgung mit medizinischen Leistungen grundsätzlich von einer <u>Kranken</u>versorgung. Die Aufgabenstellung, die angesprochen werden soll, beschäftigt sich mit dem Zustand des Menschen, der nicht mehr als gesund bezeichnet wird. Alle zusätzlichen Leistungen dieses Bereiches sind auf den negativen - den Krankheitszustand - bezogen, es wird gesprochen von:

- Krankenversorgung
- Krankenversicherung
- Krankenkasse
- Krankenhaus
- Krankenschwester
- Krankenpfleger
- Krankenpflegehelferin oder -helfer
- Krankengymnastik

Mit anderen Worten, der Mensch wird dann aktiv, wenn ein Zustand eingetreten ist, der nicht mehr der Normvorstellung des Positiven, des Guten, des Akzeptablen entspricht. Das dadurch ausgelöste Tun soll einen negativen Zustand beseitigen. Der Grundgedanke, der allen Einrichtungen, Überlegungen und Vorstellungen zu eigen ist, geht also dahin, daß etwas getan und verändert werden muß, um wieder einen positiven Zustand herzustellen.

Hier muß ein Umdenken einsetzen. Es sollte nicht mehr vergangenheitsorientiert eine Lösung gesucht werden, sondern aus den vorhandenen Erkenntnissen mit der Vergangenheit abgeschlossen, fundiert eine zukünftige Lösung angeboten werden, die nicht mehr den negativen Zustand als Ausgangspunkt benutzt. Ausgangspunkt muß vielmehr die Überlegung sein, daß dem Menschen besser geholfen werden kann, wenn der positive Zustand des Gesundseins erhalten wird. Nicht nur Beseitigung eines als krank bezeichneten Zustandes sollte Aufgabe medizinischer Leistungen sein, sondern die Erhaltung eines als gesund zu bezeichnenden Zustandes. Damit soll nicht implizit gesagt werden, daß eine Vorsorgeleistung billiger ist - zumindest kurzfristig betrachtet -, aber das Wort: Man fing an, sich mit der Vorsorgemedizin zu beschäftigen, als man merkte, wie teuer die Kurativmedizin ist, gilt doch in seinem Aussagewert, nur darf man "teuer" nicht allein auf "monetär" beziehen.

Langfristig dürfte das Wort stimmen, denn Vorsorgemedizin beinhaltet auch eine Schulung, vielleicht besser eine Unterrichtung des Patienten. Vorsorgemedizin ist deshalb - von der medizinischen Leistungsskala her gesehen - nicht nur ein Tätigsein im Sinne von Produktion, sondern auch ein Tätigsein im Sinne von Lehren. Dies gilt vor allem für die dafür benötigte "Therapie". Hier liegt also der Ansatzpunkt. Nicht mehr die Krankheit sollte zukünftig Mittelpunkt des Denkens beim Planen von Versorgungseinrichtungen sein, sondern - laienhaft ausgedrückt - die Erhaltung der Gesundheit.

Sicher, dies ist sehr leicht ausgesprochen. Welche Probleme, welche Konsequenzen stecken eigentlich dahinter?
Was ist Vorsorge? Die Früherkennung nicht manifestierter Krankheiten, die Vorbeugetherapie? Sind dies alles Schlagworte, die zum Teil mit sehr wenig Inhalt gefüllt sind? Man hat zur Beurteilung der Aufgabenstellung keine Parameter. Man kennt kaum Fakten, die eine nicht manifestierte Krankheit erkennen lassen - sie ist dann ja noch keine Krankheit -, wie kann man Symptome festlegen, die mit an Sicherheit grenzender Wahrscheinlichkeit die Aussage beinhalten, daß sich hier in dem Organismus eines Menschen die ersten Anzeichen erkennen lassen, die zu einer bestimmten Krankheit führen? Es gibt noch keine Methode und kein System, zu ermitteln, welche therapeutischen oder quasi-therapeutischen Leistungen zu bieten sind, um die Manifestation einer Krankheit zu verhindern. Kurz gesagt, alles befindet sich noch in den Anfängen. Es gibt also keine Möglichkeit, Vorsorgemedizin als ein geschlossenes System anzubieten.

Auch wenn eine Festlegung neuer Methoden in der Medizin nicht möglich ist, muß man sich doch mit Faktoren auseinandersetzen, die in der Vergangenheit - dieses sei hier besonders betont - gezeigt haben, daß die bestehende Medizin mit vielen Aufgaben nicht fertig wird. Es muß also nach neuen Wegen gesucht werden, um die anstehenden Aufgaben erfüllen zu können.

Es gibt noch weitere Faktoren, die eine Veränderung der Vorstellung verlangen, wie heute die medizinische Versorgung eines Gebietes sicherzustellen ist. Diese Einflußfaktoren sind zwar in der Basis mit den eingangs erwähnten Vorstellungen fast gleich, für die Beurteilung einer bestehenden Situation haben sie jedoch unterschiedlichen Stellenwert. Einige Beispiele:

Die Krankenhäuser der Akutversorgung gehen in ihrer Konzeption von der Voraussetzung aus, es gäbe nur bettlägerige Patienten. Erhebungen[+] in Allgemein-

---

[+] Vgl. Eichhorn-Raab, Fehler, Hähnchen, Dr. Leich: Das Patientenzimmer, Krankenhaus-Umschau 11/69.

Krankenhäusern haben aber gezeigt, daß bei vergleichbarer Zielsetzung nur etwa
30% aller stationären Patienten so schwer krank oder behindert sind, daß sie in-
tensiver betreut werden und im Bett bleiben müssen. Die überwiegende Zahl der
Patienten ist in der Lage, sich mehr oder weniger selbst zu versorgen. Viel mehr
Patienten als oft angenommen, können ihre Mahlzeiten am Tisch einnehmen und
bevorzugen den jeweiligen Aufenthalt in der Sitzgruppe des Zimmers oder im Ta-
gesraum. Bei kritischer Prüfung dieser Frage errechnet sich ein Anteil dieser
Patienten bis etwa 60%. Untersuchungen haben ergeben, daß fest bettlägerige Patienten nur etwa 30%, bedingt aufstehfähige Patienten etwa 25%, Aufsteh-Patienten
etwa 45% ausmachen.
Vergleicht man diese Zahlen, so muß man feststellen, daß sich die Vorstellungen,
wie eine Versorgung vorzunehmen ist, allein aufgrund dieser Tatsachen wandeln
müssen.

Es gibt einen weiteren Faktor, der in der Diskussion immer wieder angesprochen wird, aus dem man aber kaum Konsequenzen zieht: Moderne Medizin ist auf
einen hohen technischen Einsatz angewiesen. Hier gilt aber die Aussage, daß
höhere Qualität größere Quantitäten zur Folge hat, damit ergeben sich für Lei-
stungsbereiche, die mit technischen Geräten ausgestattet werden, andere Einfluß-
zonen als für manuell betriebene Leistungsstellen auch bei gleicher Zielsetzung.
Hier sind Betriebsformen zu suchen, die sich nicht mehr mit den Vorstellungen
von gestern und vorgestern zur Deckung bringen lassen. Es müssen Wege gesucht
werden, die die Bildung neuer Strukturen für eine integrierte Versorgung der Bevölkerung einer Region zum Ziel haben.

In der Einleitung zum Landeskrankenhausplan des Landes Nordrhein-Westfalen
stellt der Minister für Arbeit, Gesundheit und Soziales fest, daß das Krankenhaus
der Gegenwart nicht mehr das Hospital der Vergangenheit sei. Medizinisch-technischer und sozialer Fortschritt stellten Traditionen in Frage. Er führt weiter aus,
daß im Interesse des kranken Menschen aber das Krankenhaus nicht zu einem Feld
ungesicherter Experimente werden darf und daß deshalb für das Land Nordrhein-
Westfalen dieser Krankenhausplan vorliege. Dies sei geschehen, um die Diskussion zu versachlichen und notwendige Entwicklungen einzuleiten.

Es ist sehr zu begrüßen, daß in dem Landeskrankenhausplan die Förderung von
Modellmaßnahmen als geeignet angesehen wird, Entwicklungen im Sinne der Ziel-
projektion - nämlich die zur Verfügung stehenden Mittel sinnvoll einzusetzen - zu
beschleunigen.

Man kann auch ältere Zitate heranziehen. In den ärztlichen Mitteilungen von 1925 (Nr. 3, Seite 59) erklärt der Geschäftsführer der Allgemeinen Ortskrankenkasse Berlin, Albert C o h n , daß die Ambulatorien der Krankenkassen, die seinerzeit eingerichtet wurden, keine Kampfmaßnahmen gegen die Ärzteschaft seien, sondern eine Notwendigkeit, daß er den "Kleingewerbebetrieb" des Arztes durch den ärztlichen technischen Großbetrieb für überholt halte.

Solche Gedanken sind also nicht neu. Sie wurden bereits zu einer Zeit vorgetragen, als viele Bereiche der Medizin noch nicht einen Stand erreicht hatten, der heute bereits als überholt gilt. Es soll deshalb versucht werden, durch das Vorstellen eines theoretischen Denkmodells, das bis zu einer Lösungsvorstellung im Extrem geht, einen Parameter der Bewertung zu schaffen. Es sei allerdings ausdrücklich betont: <u>dieses theoretische Denkmodell, das in dieser konsequenten Form vorgestellt wird, darf nicht realisiert werden.</u> Es würde wegen seiner theoretisch konsequenten Form zum Scheitern verurteilt sein, weil es der Unzulänglichkeit des Menschen, und zwar sowohl des Patienten als auch des in der Einrichtung Tätigen, keinen Raum gibt. Für die Bewertung anstehender Fragen ist es als Parameter aber unerläßlich.

II. Grundgedanken

Aufgabe eines Allgemeinen Krankenhauses war es, im Rahmen des Gesundheitswesens mit Hilfe vorgehaltener Personalgruppen und medizinisch-technischer Ausstattung kranken Menschen Heilung, Besserung oder Linderung ihrer Leiden zu verschaffen. Die dabei angewandte Arbeitsmethode war primär auf die stationäre Behandlung der Patienten ausgerichtet. Im Rahmen der wirtschaftlichen Überlegungen sollte dabei das ökonomische Prinzip Grundlage der Gesamtkonzeption sein. Aufgabe des niedergelassenen Arztes im Rahmen der Krankenversorgung war die nicht-stationäre Versorgung kranker Menschen. Ihre Krankheit konnte also entweder durch eine ambulante Behandlung oder durch eine "quasi stationäre" Behandlung zu Hause, geheilt, gebessert oder gelindert werden.

In den letzten Jahren zeichnen sich tiefgreifende Veränderungen im Bild dieser Krankenversorgung ab; Kennzeichen dieser Veränderungen sind neben der Weiterentwicklung der medizinischen Wissenschaft, der medizinischen Technik, der allgemeinen und speziellen Organisationsformen vor allem die allgemeine Finanznot und der akute Personalmangel. Für den Konsumenten wird dieses sichtbar in langen Wartezeiten und in selbst für den Laien erkennbarer teilweise schlechter Gesamtleistung. Die eigentliche Ursache dürfte in der Wandlung der Medizin liegen, die z. B. sowohl die Betriebsstruktur und die Stellung des Allgemeinen Krankenhauses verändert hat, als auch die Struktur und Leistung der niedergelassenen Ärzte. Dieser Wandel der Medizin ist nach G. WAGNER, Heidelberg vor allem "in dem Übergang von einer deskriptiven, vorwiegend qualitativen Erfahrungslehre zu einer analytischen, weitgehend quantitativ objektivierbaren Wissenschaft" zu sehen. Er ist die auslösende Ursache für den großen Einfluß der Technik und für die Spezialisierung der Fachgebiete; um aber optimal wirken zu können, muß als koordinierende Einrichtung ein Steuerungsinstrument geschaffen werden.

Ein weiterer Wandel zeichnet sich dadurch ab, daß sinnvollerweise nicht mehr die Versorgung des kranken Menschen absolut privilegiert ist, sondern daß die Erhaltung der Gesundheit des Menschen immer mehr in den Vordergrund rückt. Die Einführung der Vorsorgemaßnahmen, die zur Zeit bei den Überlegungen einer Neustrukturierung des Gesundheitswesens im Vordergrund stehen, beweist dieses.

Insgesamt ist festzustellen, daß die derzeitige Krankenversorgung einer modernen Aufgabenstellung nicht mehr entspricht. Die Kosten für Krankenversorgungsleistungen wachsen zur Zeit im Durchschnitt doppelt so stark wie das Brutto-Sozialprodukt. Die Medizin setzt heute, um optimal wirken zu können, Teamarbeit voraus. Darüber hinaus müssen sich Medizin und Technik bei der Aufgabenstellung ergänzen. Die innerbetriebliche Gliederung und Organisation müssen das berücksichtigen. Insgesamt gesehen muß dieser Strukturwandel von der Krankenversorgung zur Gesundheitsfürsorge sinngemäß in die bisherigen Formen der Allgemeinen Krankenversorgung eingreifen. Es müssen betriebliche Strukturen erarbeitet werden, die sowohl die stationäre Krankenversorgung als auch die notwendige ambulante Krankenversorgung und vor allem die Aufgaben berücksichtigen, die durch diese Wandlung von der Krankenversorgung zur Gesundheitsfürsorge not - wendig werden. Dies wird sich in einer Steigerung der Leistungsqualität und -quantität niederschlagen. Die moderne Medizin muß sich technischer Hilfseinrichtungen bedienen, um diese Aufgabenstellung erfüllen zu können. Es ist deshalb notwendig, die "Institutionen des Gesundheitswesens" mit diesen neuen, sich aus den Erfordernissen ergebenden Konsequenzen abzustimmen.

Es sollte aber allen bewußt sein, daß eine solche neue Struktur sich nicht auf eine bestehende Organisationsform aufpfropfen läßt, sondern daß sie eine grundsätzliche Veränderung des allgemeinen Gesundheitswesens mit sich bringt.

In der Konsequenz sollte eine bessere Versorgung der Bevölkerung mit besseren Diagnostik- und Therapieleistungen, einer allgemeinen Transparenz des Geschehens, einer größeren Effizienz der Leistungen und kürzeren Wartezeiten erreicht werden. Es ist weiterhin an der Zeit, ausgelöst durch die Faktoren Sicherheit und Zuverlässigkeit, Einzelbereiche der Gesundheitsversorgung neu zu gestalten. Die Frage nach Kontrolle und Normung der abgegebenen Leistungen muß in den möglichen Auswirkungen untersucht werden. Volkswirtschaftlich ist an eine Optimierung des Preis-Leistungsverhältnisses zu denken, um im Rahmen der Gesamtfürsorge die notwendigen Leistungen überhaupt zu ermöglichen. Eine Angemessenheit der Kosten kann durch bessere Koordinierung und durch angestrebte Transparenz der Gesamtleistungen erreicht werden.

Aus diesen Überlegungen ist abzuleiten, daß die Gesundheitsversorgung einer geographischen Region nicht mehr in Einzelinstitutionen unabhängig voneinander geplant werden kann, sondern nur noch als Gesamtleistung. Diese Gesamtleistung muß alle Aufgaben umfassen, die sich aus den Anforderungen der modernen Medizin ergeben, also ambulante, stationäre und gesundheitsfürsorgende Gesamtversorgung der Bevölkerung. Im Rahmen dieser Strukturen muß sichergestellt werden, daß die vorhandenen und für diese Aufgabe einzusetzenden materiellen und personellen Güter optimal ausgelastet sind. Dabei ist zu berücksichtigen, daß die moderne Technik in der besseren Qualität auch die Möglichkeit der größeren Quantität bietet. Auch aus diesem Grund muß der Wirkungsbereich der medizinisch-technischen Einrichtungen neu bewertet und konzipiert werden. Im Rahmen volkswirtschaftlicher Überlegungen ist es nicht vertretbar, hier mit Maßstäben der Vergangenheit zu denken. Für die Versorgung einer Region mit "Gesundheitsleistungen" darf das Krankenbett in Fachabteilungen nicht mehr alleiniger Maßstab für die Planung sein. Es ist an der Zeit, nicht mehr Einzelinstitutionen in den Vordergrund von Planungen zu stellen, sondern die in einer medizinisch-technischen und personell integrierten Region benötigten Leistungen insgesamt. Daraus ergibt sich eine Konzeption betrieblicher Integration, in der alle Einrichtungen des Gesundheitswesens vom niedergelassenen Arzt bis zur Fachinstitution ihre Tätigkeit sowohl in personeller als auch in apparativer Hinsicht aufeinander abstimmen.

Die dargelegten Grundgedanken lassen sich in folgende Thesen fassen:

- Die derzeitigen Einrichtungen der Krankenversorgung entsprechen nicht mehr der heutigen Aufgabenstellung.
- Die heutige Medizin erfordert die Teamarbeit, um optimal wirken zu können.

- Neben der-Heilung des kranken Menschen sollte die Erhaltung der Gesund-
  heit des Menschen im Vordergrund stehen.
- Medizin und Technik müssen sich bei der Erfüllung der Aufgabe ergänzen.
  Struktur, betriebliche Gliederung und Organisation müssen das berücksichti-
  gen.
- Die Einrichtungen der Gesundheitsfürsorge sind für eine Region als Einheit
  zu planen und zu betreiben.
- Für die Betriebsführung gelten die Grundsätze des Managements.

III. Theoretisches Denkmodell

Aus den im Kapitel II dargelegten Grundgedanken läßt sich ableiten, daß zur
Versorgung einer geographischen Region nur eine integrierte Gesamtheit von Einheiten in der Lage ist, die geforderten Leistungen anzubieten, zu erstellen und von
der volkswirtschaftlichen Seite her zu ermöglichen. Diese integrierte Gesundheitsversorgung für eine Region setzt sich aus mehreren Integrationskreisen zusammen,
die sich aus der heute praktizierten Versorgung der Bevölkerung ableiten lassen:

Integrationskreis I erfaßt die Aufgabenstellung, die in Form ambulanter Versorgung der Bevölkerung durchzuführen ist.

Integrationskreis II ist die Versorgungseinheit, in der stationäre und teilstationäre Diagnostik und Therapie durchgeführt wird.

Integrationskreis III ist der medizinische Sachbereich, der die Leistungen der
Gesundheitsfürsorge anbietet. Dieser Integrationskreis befaßt sich in der Hauptsache mit dem gesunden Menschen.

Basis dieser Überlegung ist, alle Integrationskreise nicht als autarke Betriebseinheiten, sondern als ein integriertes Gesamtsystem zu schaffen. Die Darstellung (Abb. 4) zeigt in schematischer Form die Funktionsweise dieser Gesamtver-
sorgungseinheit als integriertes Modell.

1. Integrationskreis I - Ambulante Versorgung

Die dem Benutzer am nächsten stehende Versorgungsform ist die Tätigkeit
niedergelassener Ärzte. Die bisherigen Ausführungen lassen erkennen, daß die
Individualpraxis den gestellten Forderungen nicht mehr genügen kann; sie ist für
zukünftige Planungen kaum als erstrebenswert anzusehen.

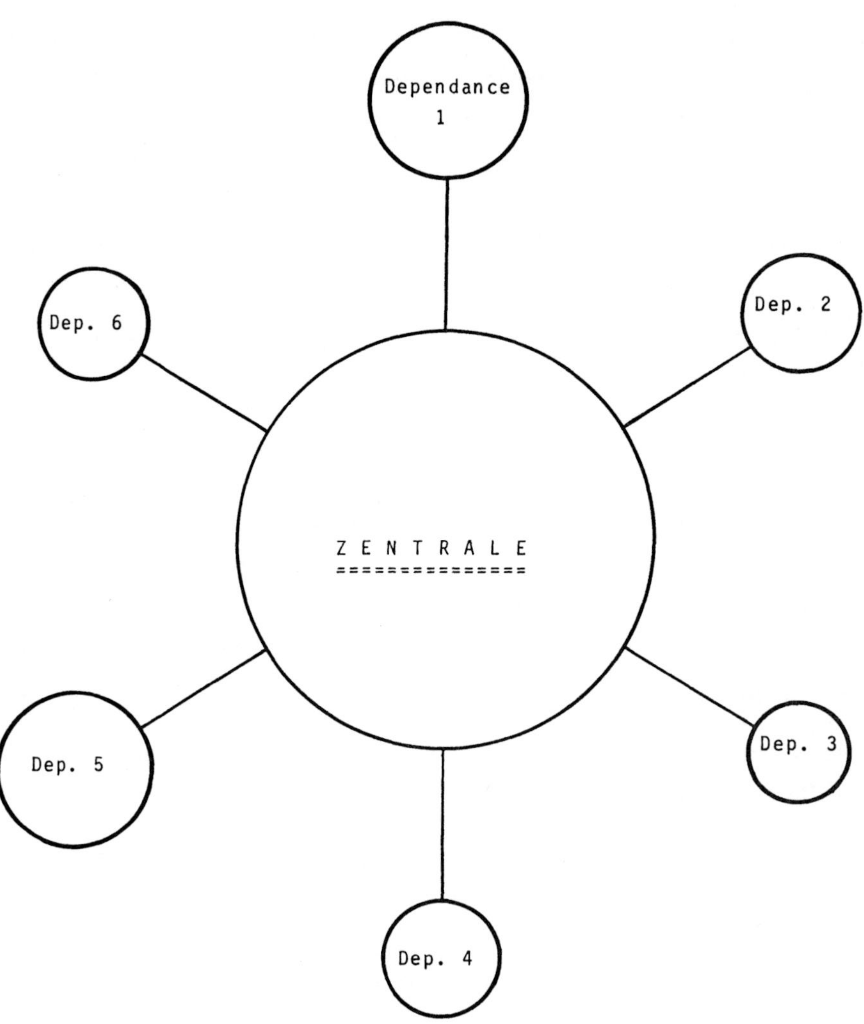

Abb. 1. Integrationskreis I: Ambulante Versorgung

Eine Sicherstellung der Gesundheitsversorgung bedeutet den optimalen Einsatz der niedergelassenen Ärzte, darunter auch die Garantie dafür, daß ein durchgehender Bereitschaftsdienst für die Bevölkerung der Versorgungsregion sichergestellt ist. Nach den heutigen Erfahrungen ist dies in der Betriebsform einer Individualpraxis nicht mehr möglich. Es kommen weitere Fakten hinzu, die die Individualpraxis in ihrer Wirksamkeit nachhaltig beeinträchtigen: die Medizin ist heute stark auf technische Apparaturen angewiesen, die zum Bedienen Fachpersonal benötigen; Teamarbeit gewinnt an Bedeutung, mehrere Fachleute müssen gemeinsam die erstrebte Gesamtleistung offerieren; weiterhin wirkt sich das Problem der Wartezeiten in der Individualpraxis negativ aus; hinzu kommen Probleme der Dokumentation u. a. m. Alle Gründe zusammengenommen lassen die Gruppenpraxis als erstrebenswertes Ziel für die ambulante Versorgung erscheinen.

Das Zentrum der in einer Gruppenpraxis tätigen Ärzte ist in dem vorliegenden Modell eine Zentrale, in der die medizinisch-technischen Gerätschaften und Apparaturen mit dem benötigten medizinischen Fachpersonal vorgehalten werden und in der solche Fachbereiche ihren Standort haben, die in ihrem Wirkungskreis nicht mit dem Einzugsbereich der um diese Zentrale in Dependancen angegliederten Leistungs- und Betriebsstellen übereinstimmen.

Wie in Abb. 1 konzipiert, ist diese Zentrale Aktionsmittelpunkt für die Gruppenpraxis. Die Gruppenpraxis darf in dem Modell nicht als bauliche Einheit verstanden werden, sondern als Organisationseinheit. Um diese Zentrale gliedern sich über die zu versorgende Region verteilt Dependancen, in denen je zwei bis vier Ärzte ihre Tätigkeit zur Versorgung der Bevölkerung ausüben. Es ist denkbar, daß bei einer größeren Region auch die medizinisch-technischen Gerätschaften und Apparaturen an mehreren Orten vorhanden sind.

Zur Kooperation im Rahmen dieser Gruppenpraxen wird ein leistungsfähiges Transportsystem benötigt. Aufgabe eines solchen Systems ist die Bewältigung der tatsächlich anfallenden Transporte von Patienten und Materialien, aber auch der Transport von Informationen. Das Transportsystem ist als Kommunikationssystem aufzufassen und auf diese Aufgabenstellung zu fixieren; es muß verbindendes Element für den Integrationskreis I sein und seine Wirksamkeit garantieren.

Es ist noch nicht bis zum Letzten festzulegen, welche Aufgaben sich bei diesem Denkmodell für die einzelnen Betriebsstellen herausstellen. Wichtig ist, daß im Rahmen des Integrationskreises I eine optimale Leistung im Sinne einer Gesamtleistung anzubieten ist, die die Aufgabenstellung "ambulante Versorgung der Bevölkerung einer Region" erfüllen kann. Es ist Aufgabe eines Modellversuches herauszufinden, wie sich die einzelnen Dependancen zusammensetzen sollen, ob es z. B. Gruppen von Ärzten gleicher Fachrichtung oder ob es Gruppen von Ärzten unterschiedlicher Fachrichtungen sein sollen. Beide Möglichkeiten sind real und werden wahrscheinlich nach Bedarf in einem solchen Integrationskreis anzutreffen sein. Sie werden in der Hauptsache von den Erfordernissen des Einzugsgebietes bestimmt.

Bei der organisatorischen Lösung im Integrationskreis I wird davon ausgegangen, daß Träger der gebäudlichen Einheiten, der investierten medizinischen Appa-

raturen und Gerätschaften juristisch eine andere Person ist als die Betriebsgesellschaft, die in diesen Gebäuden und mit diesen Geräten die in der Zielsetzung
umrissene Tätigkeit ausübt. Es ist anzustreben, daß im Rahmen der ersten Realisierungsstufe eine Betriebsgesellschaft gegründet wird, an der alle Personenkreise, die notwendigerweise zum Funktionieren einer solchen Einheit benötigt
werden, beteiligt sind. Diese Personenkreise schließen sich in einer zu wählen-
den Rechtsform zusammen.

Es muß darauf hingewiesen werden, daß die volle Wirksamkeit des Gesamt-
modelles "Integrierte Gesundheitsversorgung" nur dann erreicht werden kann,
wenn im Rahmen einer zweiten Realisierungsstufe die Ausdehnung der Betriebsgesellschaft auf alle Integrationskreise vorgenommen wird. Nur dann wird sich
eine optimale Versorgung der Gebietsregion erreichen lassen. Die Schwierigkeiten der Grenzzonen lassen sich ebenfalls nur in einem Gesamtsystem lösen. Aus-
einandersetzungen mit hergebrachten Formen werden sich hier nicht vermeiden
lassen.

2. Integrationskreis II - Stationäre und teilstationäre Versorgung

Im Rahmen dieses Integrationskreises II wird die Aufgabe der stationären und
teilstationären Versorgung der Bevölkerung gelöst. Im Modell wird davon ausgegangen, daß die im stationären Bereich aufgenommenen Patienten zu mehr als 50%
einer anderen Versorgung bedürfen, als sie im Pflegebereich des Allgemeinen Krankenhauses heute angeboten wird. Die bauliche Einrichtung und die personelle Betreuung entspricht nicht dem Krankheitsgrad dieses Teiles der darin versorgten
Patienten. Alle Einrichtungen sind so geplant und gebaut, als ob es im Rahmen der
stationären Versorgung nur schwerkranke Patienten gäbe, die voll im Bett zu versorgen seien und die Verpflegung, tägliche Verrichtungen und Körperpflege nur im
Bett liegend empfangen könnten. Auch das Personal ist nach Zahl und Ausbildung
darauf abgestellt. Die Versorgung im stationären und teilstationären Bereich läßt
sich in drei Kategorien gliedern:

a) Für einen Patientenkreis ist die Versorgung im Sinne einer Intensivbehand-
   lung notwendig. Dieser stationäre Versorgungsbereich steht primär unter den
   Stichwort "Tätigsein am Patienten". Der Patient, der in diesem Bereich Aufnahme findet, ist entweder durch die Schwere seiner Krankheit oder durch
   eine empfangene Therapieleistung voll auf Hilfeleistungen angewiesen. Diese
   Hilfeleistungen bestehen neben der menschlichen Pflegekraft vor allem in der
   angewandten Technik. Für diesen Intensivbehandlungsbereich kann vorausge-

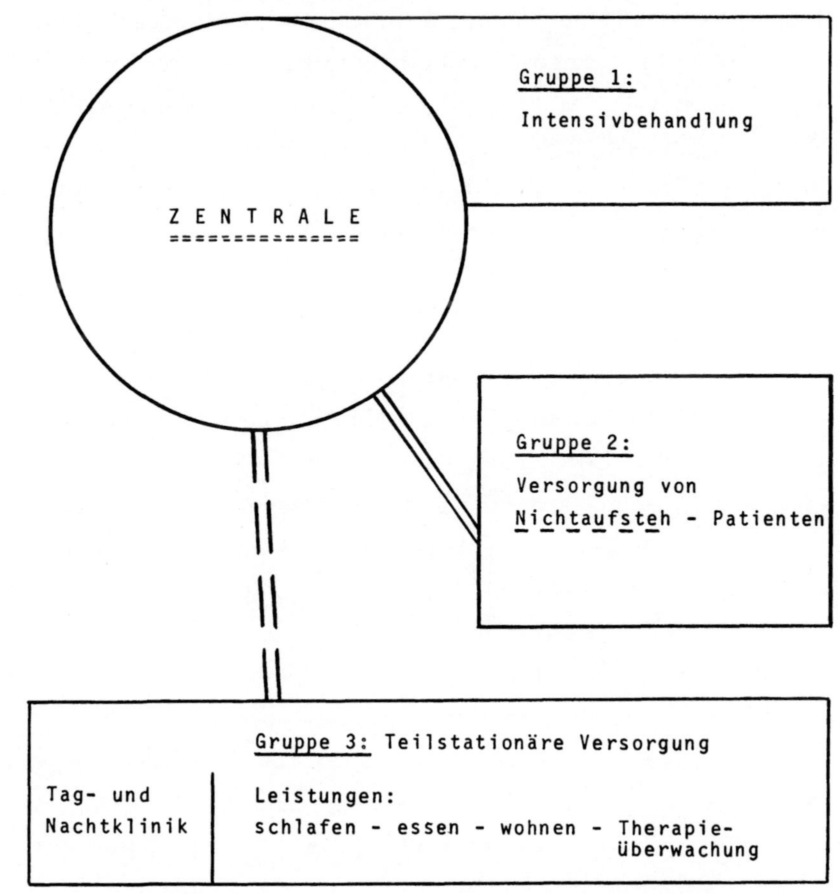

Abb. 2. Integrationskreis II: Stationäre und teilstationäre Versorgung

setzt werden, daß das Leben der dort untergebrachten Patienten nur durch Spezialpersonal und die vorgehaltene Technik erhalten werden kann. Dieser Bereich ist nach Aufgabenstellung baulich und organisatorisch zu konzipieren.

b) Neben dem Intensivbehandlungsbereich ist ein Pflegebereich nötig, in dem bettlägerige Patienten, d. h. "Nichtaufsteh-Patienten" zu versorgen sind. Für diese Leistungsstelle ist eine räumliche Konzeption zu entwickeln, nach der für nichtaufstehfähige Patienten Zimmer vorhanden sind, die von der pflegerischen und betreuerischen Seite her eine bestmögliche Versorgung zulassen. Maßstab für diese Einheit ist der vollbettlägerige Patient, der alle Verrichtungen und Hilfeleistungen im Bett liegend empfängt. Es ist davon auszugehen, daß in diesem Bereich Personal arbeitet, das zur persönlichen Betreuung und Hilfeleistung für den Patienten ausgebildet ist. Eine relative Nähe zu der technischen Zentrale ist wünschenswert.

c) Im dritten Bereich dieses Integrationskreises II ist eine teilstationäre Versorgung vorzusehen; die hier zu versorgenden Personen sind "Aufsteh-Patienten". Struktur und Ausstattung dieser Gruppe wird mehr einem Hotel gleichen als dem Pflegebereich eines herkömmlichen Krankenhauses. Hier sollen alle Möglichkeiten vorhanden sein, die es zulassen, daß der Patient sich tagsüber außerhalb des Bettes aufhalten kann. Die hier anzubietenden Leistungen werden darin bestehen, dem Patienten eine Schlafmöglichkeit zu bieten, ihn zu verpflegen, ihm die Möglichkeit des Wohnens zu geben und eine Kontrolle einzurichten, die überwacht, daß der Patient die ihm verordneten Therapieleistungen einhält. In diesem Bereich wird Personal in einer Ausbildungsqualifikation tätig, die weitaus mehr dem Hotelpersonal ähnelt und nicht so sehr dem heute üblichen Pflegepersonal im Krankenhaus.

Neben diesen stationären und teilstationären Gruppen ist im Rahmen dieses Integrationskreises eine medizinisch-technische Zentrale zu planen, die hochqualifizierte technische Apparaturen sowie das dazu benötigte Personal bereithält. Die darin einzurichtenden Betriebsstellen sind so auszuwählen und zu konzipieren, daß sowohl eine optimale Auslastung des benötigten Personals als auch der vorgehaltenen Apparaturen gewährleistet ist. Der Begriff der optimalen Auslastung beinhaltet eine Überkapazität, die bei Katastrophen und Spitzenbelastungen noch eine Versorgung garantiert. Allerdings sollte diese Überkapazität geringer sein als sie im stationären Versorgungsbereich des Allgemeinen Krankenhauses heute allgemein üblich ist.

In eine solche Zentrale gehören u. a. Laboratorium, Radiologie, Nuklearmedizin,

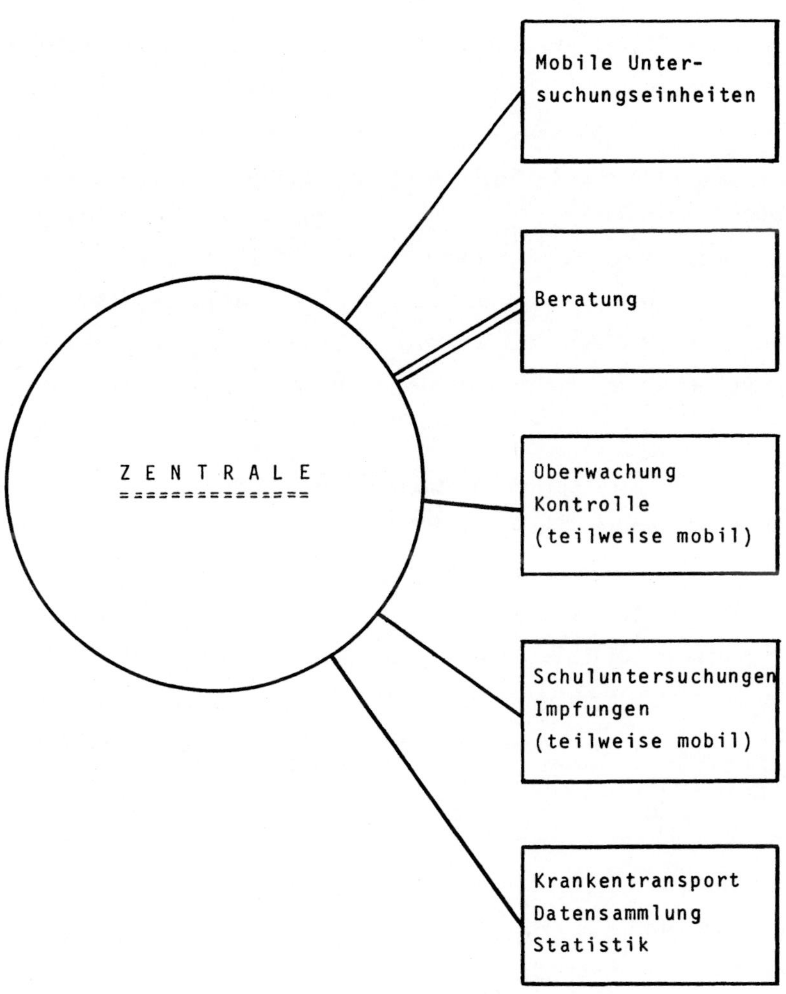

Abb. 3. Integrationskreis III: Gesundheitsfürsorge

Operationsabteilung, Entbindungsabteilung, Physikalisch-therapeutische Einheiten, Apotheke und alle Fachbereiche, die im Rahmen der medizinischen Gesamtleistung notwendig sind.

Es muß dabei beachtet werden, daß im Rahmen dieses Integrationskreises II (Abb. 2) zwar Aufgaben des heutigen Allgemeinen Krankenhauses übernommen werden, daß die Struktur des Betriebes aber nicht diesem Allgemeinen Krankenhaus entspricht. Im Rahmen des integrierten Gesamtsystemes wird in den Übergangsstellen eine Kooperation mit den Ärzten der ambulanten Versorgung angestrebt. Es ist wünschenswert, daß bei der Diagnostik von Problempatienten die Arztgruppen beider Versorgungskreise tätig werden. Durch die Einbeziehung der ambulanten Versorgung oder durch die Öffnung der stationären Versorgung - je nach Standort der Betrachtung - wird eine bessere Filterwirkung möglich, es werden nur Patienten in den Stationär-Versorgungsbereich kommen, die wirklich dieser hochqualifizierten und damit teuren Einrichtungen bedürfen. Durch die Zusammenarbeit der Ärzte im Rahmen der Zentrale ist dies gewährleistet. Nur bei einer solchen konsequenten Lösung ist es möglich, die anstehenden Probleme der ärztlichen Versorgung eines Gebietes in Zukunft zu lösen. Auch von den darin tätigen Personalgruppen wird es als wesentliche Erleichterung empfunden werden, in einem solchen kooperativen System tätig zu sein.

Wichtig ist es, daß diese Konzeption im Rahmen eines Modellversuches ohne Änderung der derzeitig bestehenden Gesetze und Verordnungen begonnen werden kann. Es muß angestrebt werden, im Rahmen einer freiwilligen Kooperation eine solche Zusammenbindung dieser Hauptaufgaben möglich zu machen. Das dürfte sich relativ einfach in einer ersten Stufe dadurch lösen lassen, daß die Betriebsgesellschaften der Integrationskreise I und II bestimmte Einheiten als gemeinsame Einrichtungen konzipieren. In der ersten Phase dürften sich dafür vor allem die technischen Betriebsstellen anbieten, die durch Automation zu einem großen Wirkungsbereich kommen.

Für die Erstellung und Erhaltung der baulichen und apparativen Einheiten gilt das für den Integrationskreis I Gesagte. Auch hier ist eine Trennung zwischen Träger der Gebäude und Einrichtungen und der für den Betrieb zuständigen Gesellschaft wichtig. Die Betriebsgesellschaft ist in der ersten Realisierungsphase für den Bereich des Integrationskreises II allein zuständig. In ihr sind alle Personalgruppen vertreten, die in diesem Integrationskreis tätig werden. Es wurde schon erwähnt, daß in einer zweiten Phase die Betriebsgesellschaft für die Gesamteinheit konzipiert werden muß.

3. Integrationskreis III - Gesundheitsfürsorge

Im Rahmen des dritten Integrationskreises, der die Bezeichnung Gesundheitsfürsorge trägt, steht der gesunde Mensch im Mittelpunkt. Hierin sind die Aufgaben zu lösen, die im Rahmen einer vorsorgenden, einer überwachenden und kontrollierenden Tätigkeit notwendig werden, auch durch Gesetz bestimmte Reihenmaßnahmen zur Erhaltung der Gesundheit. Dieser Kreis wird sich im Laufe der Tätigkeit mit weiteren Aufgaben anfüllen. Heute können nur beschreibende Andeutungen für die

Tätigkeiten gemacht werden, die im Rahmen dieses Integrationskreises auszuführen sind (Abb. 3).

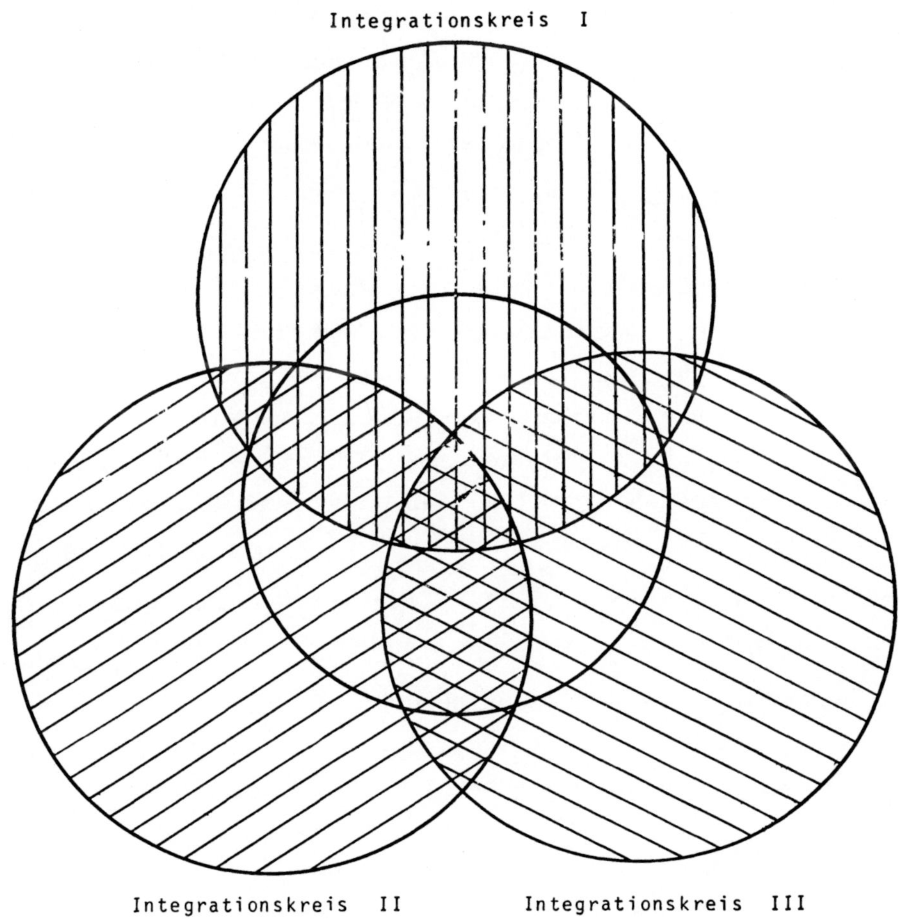

Abb. 4. <u>Funktionsschema</u>: Integrierte Gesundheitsversorgung

Eine Aufgabe dieses Integrationskreises ist, Maßnahmen der vorsorgenden Medizin durchzuführen. Diese Leistungen sollten im allgemeinen mit Hilfe mobiler Einheiten ausgeführt werden. Die Untersuchungseinheit soll zu dem zu Untersuchenden kommen, um die Wege und Wartezeiten zu verkürzen. Auch viele der anderen weiter unten geschilderten Tätigkeiten sollten in den mobilen Einheiten durchgeführt werden.

Ein weiterer Schwerpunkt dieses Integrationskreises wird die beratende Tätigkeit sein. Sie ist für alle Teile der Bevölkerung wichtig und wird an Bedeutung ständig zunehmen, auch hier ist zu überlegen, ob diese Tätigkeit nicht eine nachgehende Form erhalten kann.

Ein weiterer Tätigkeitsbereich dieses Integrationskreises ist die Ausführung der kontrollierenden und überwachenden Aufgaben. Auch hier wird teilweise eine mobile Tätigkeit günstiger sein als eine zu starke Ausrichtung auf das Zentrum. Es sind neue Maßstäbe zu erarbeiten, die sich mit der Aufgabe decken. Auch die im Rahmen der gesundheitspolizeilichen Vorschriften durchzuführenden Arbeiten gehören in diesen Integrationskreis.

In diesem Kreis sind die vom Gesetz angeordneten Reihenuntersuchungen, Impfungen, Schuluntersuchungen, aber auch die kontrollierenden Tätigkeiten im Rahmen des Gesundheitsschutzes auszuführen. Für alle Tätigkeiten sind neben den Leistungsstellen, die diese Untersuchungen am Patienten oder Untersuchungsobjekt direkt durchführen, technische Einheiten notwendig, die Labortätigkeiten ausüben, deshalb ist auch für diesen dritten Versorgungsbereich eine Zentrale einzusetzen, die sich in vielen Leistungseinheiten mit den Zentralen der Integrationskreise I und II deckt.

In den Bereich des Integrationskreises III ist der Krankentransport einzugliedern, ebenso die technischen Einrichtungen für Datensammlungen, Statistiken u. ä.

Es sei noch einmal erwähnt, daß die Aufgaben dieses Integrationskreises nur in Teilen beschrieben werden können, daß hier eine wachsende Aufgabenbreite erfüllt und geleistet werden muß, die sich heute nicht bis zur letzten Feinheit beschreiben läßt.

4. Integrierte Versorgungseinheit

Bei allen drei Integrationskreisen ist eine Zentrale erforderlich, die neben Apparaturen und Spezialeinrichtungen das dafür notwendige Bedienungspersonal unterhält. Zu dem Bedienungspersonal gehört auch das qualifizierte Wartungspersonal, das ein reibungsloses Funktionieren garantieren muß. Im Rahmen dieser Zentrale gibt es auch die Fachbereiche, die von der Quantität her eine andere Einzugsgröße haben als sie den Betriebseinheiten und Leistungsstellen, die im Rahmen des integrierten Systemes in den einzelnen Kreisen ihre Aufgabe wahrnehmen oder als Dependancen tätig werden, zu eigen sind (Abb. 4).

Beim Arbeitsablauf wird davon ausgegangen, daß keine Leistung doppelt zu erstellen ist. In dem integrierten Gesamtsystem werden deshalb die im Bereich der

ambulanten Versorgung erstellten Leistungen bei gleich qualifizierter Aussage in
denselben Bereichen erstellt wie die zur stationären Diagnostik notwendigen Untersuchungen. Erstrebenswert ist, daß die Ärzte beider Bereiche gemeinsam tätig
werden. Nur so ist eine Doppelgleisigkeit der Tätigkeiten, wie sie heute gang und
gäbe ist, zu vermeiden. Die Konsequenz der einmaligen Leistungserstellung wird
sich vor allen Dingen in der Kostenrelation günstig niederschlagen. Die überhöhten
Leistungskosten, die im Rahmen der Behandlung einer Krankheit oder Krankheits-
art heute immer wieder kritisiert werden, sind primär in dieser Doppelarbeit begründet. Die Leistungen des niedergelassenen Arztes müssen aus Sicherheitsgrün-
den im Bereich der stationären Versorgung wiederholt werden, um die Richtigkeit
zu gewährleisten und vor allen Dingen wegen später möglicher Haftungsansprüche.
In dem vorgeschlagenen integrierten Gesamtmodell werden die Ärzte der ambulanten Versorgung gemeinsam mit den Ärzten der stationären Versorgung diese Leistungen erstellen, damit ist die Sicherheitsquote wesentlich höher als sie bei der
heutigen Form erreichbar ist. Wichtig ist, daß an den Kumulationspunkten der Gedanke der gemeinsamen Tätigkeiten in die Organisationsform einzufügen ist, daß
die damit verbundenen rechtlichen Konsequenzen eines integrierten Systems erkannt werden und daß sie für den laufenden Betrieb in eine praktikable Form geklei-
det werden. Vor allen Dingen müssen sie Grundlage der zweiten Phase der Gesamtkonzeption sein. Es wird im Rahmen der ärztlichen Tätigkeiten eine Kooperation
verlangt, die in den Auswirkungen eine wesentliche Verbesserung der medizinischen
Leistungen bringen muß.

Auslösender Faktor für die Konzipierung dieses integrierten Modelles ist die Erkenntnis, daß sowohl unter modernen medizinischen Gesichtspunkten als auch unter
Gesichtspunkten der Wirtschaftlichkeit eine Zusammenarbeit aller Institutionen notwendig ist, wenn das vorhandene Volksvermögen ausreichen soll, diese Leistungen
für die gesamte Bevölkerung optimal zu realisieren. Alle Leistungen müssen so geboten werden, daß sie für den Konsumenten möglich sind. Möglich bedeutet hier,
daß sie bezahlbar sind, gleichgültig von wem. Es soll noch eine weitere Voraussetzung betont werden. Das Modell einer integrierten Gesundheitsversorgung geht davon aus, daß der Benutzer bis zu einem gewissen Grade frei entscheiden kann, welchen Arzt oder welches Arzt-Team er für seine Behandlung auswählen will. Es
bleibt eine Entscheidungsfreiheit für den Patienten bestehen. Allerdings zieht das
Modell in Erwägung, daß aus wichtigen Gründen gewisse Einschränkungen möglich
werden können. Strikt abgelehnt wird eine Zuordnung der Bevölkerung eines Ge-
bietsteiles zu bestimmten Ärzten oder Einrichtungen. Innerhalb einer freien Ent-

scheidung - und dies sei betont - soll allen Menschen einer Region eine optimale Versorgungsmöglichkeit geboten werden.

Technisch und theoretisch gesehen sind alle Leistungen, die im Rahmen moderner Gesundheitsfürsorge benötigt werden, zu realisieren. Die Faktoren, die eine integrierte Versorgungseinheit in der Realisierung einschränken, sind Kosten und Personal. Die Frage der Kosten dürfte dabei noch relativ einfach zu lösen sein gegenüber dem Faktor Personal. Es ist nicht mehr möglich, in absehbarer Zeit das benötigte Fachpersonal bereitzustellen. Für alle Leistungen im Rahmen der Gesundheitsfürsorge wird deshalb der Faktor Personal ein absoluter Begrenzungsfaktor sein.

Integriertes Modell bedeutet, daß alle Leistungen, die im Rahmen der Gesundheitsfürsorge benötigt werden, unter einem gemeinsamen Gesichtspunkt anzubieten sind. Die Probleme der Trägerschaft solcher Einrichtungen, der betrieblichen Organisation und der dafür benötigten Rechtsformen sind lösbar. Bei der Modellkonzeption wird davon ausgegangen, daß in allen drei Integrationsbereichen Trägergesellschaft und Betriebsgesellschaft unterschiedliche juristische Personen sind. Diese Form läßt eine weitgehende Möglichkeit kooperativen Handelns zu, ohne daß eine Verstaatlichung jemals notwendig wird. Es muß aber klar ausgesprochen werden, daß nur im Rahmen solcher kooperierender Einrichtungen die Leistungen angeboten werden können, die heute im Sinne der modernen Medizin zur Sicherstellung der Gesundheitsversorgung einer Region benötigt werden.

IV. Resumée

Das Modell einer integrierten Gesundheitsversorgung ist in der hier vorgelegten Form als reines Denkmodell zu betrachten. Es soll zeigen, welcher Konsequenzen moderne Medizin bedarf, um erforderliche Effizienz zu erreichen. Es soll gleichzeitig zeigen, daß ein erwünschter Zustand nicht sofort zu erreichen ist. Sämtliche Kreise, Berufsgruppen, Organisationsformen, Institutionen und Einrichtungen werden hiervon berührt, und zwar nicht nur oberflächlich, sondern im Kern. Dennoch muß eine Auseinandersetzung erfolgen, die an die Wurzel der anstehenden Probleme herangeht. In einem zeitlich begrenzten Modell sollte der Versuch einer Verifizierung oder Falsifizierung eines solchen Integrationsmodelles angetreten werden.

Erfahrungen bei der Erfassung nichtnumerischer Informationen

P. KOEPPE

Die Datenverarbeitung regt, wie jedes neue und in Mode gekommene Gebiet, die Phantasie an und läßt Utopien entstehen, die in keiner Beziehung zu den realen Möglichkeiten stehen. Dagegen wäre an sich noch nichts zu sagen; ernster wird es dagegen, wenn jeweils die Lösung des Problems als "just around the corner" stehend dargestellt wird.

Diese Vorrede erschien mir aus zwei Gründen erforderlich. Aus ihr folgt für mich einmal der Zwang, von dem auszugehen, was wir tatsächlich gemacht haben, und weitere, allgemeinere Aussagen nur in Form vorsichtiger Extrapolation vorzunehmen, und zweitens, die Schwierigkeiten in den Vordergrund zu stellen; im übrigen auch deshalb, weil sie ohnehin interessanter sind.

Zunächst möchte ich das Datenverarbeitungssystem der Strahlenklinik vorstellen. Die erste Aufgabe ist der Echtzeitbetrieb eines Ganzkörper-Aktivitätszählers, einer Anlage zur Bestimmung der Gamma-Radioaktivität des menschlichen Körpers. Die Übernahme der spektralen Daten soll uns hier nicht beschäftigen, da es sich dabei um numerische Werte handelt. Die Eingabe der Patientendaten dagegen leitet bereits über zu dem Problem der Erfassung nicht-numerischer Informationen. Die Eingabe selbst erfolgt in einem Dialog zwischen Mensch und Maschine, wobei "per software" eine größtmögliche Plausibilitätsprüfung stattfindet. Hier begegnet uns ein signifikanter Unterschied: Nur numerische Informationen können hinreichend auf Plausibilität geprüft werden. Bei der (freien) Texteingabe können unsinnige Angaben z. B. Schreibfehler maschinell nicht mit Sicherheit erkannt werden. ZEMANEK (9) hat es allgemein so formuliert:

"Das semantische Problem ist bei der Verarbeitung unformatierten Textes nahezu unlösbar". Unter Semantik ist hierbei die Gesamtheit der Regeln einer Sprache

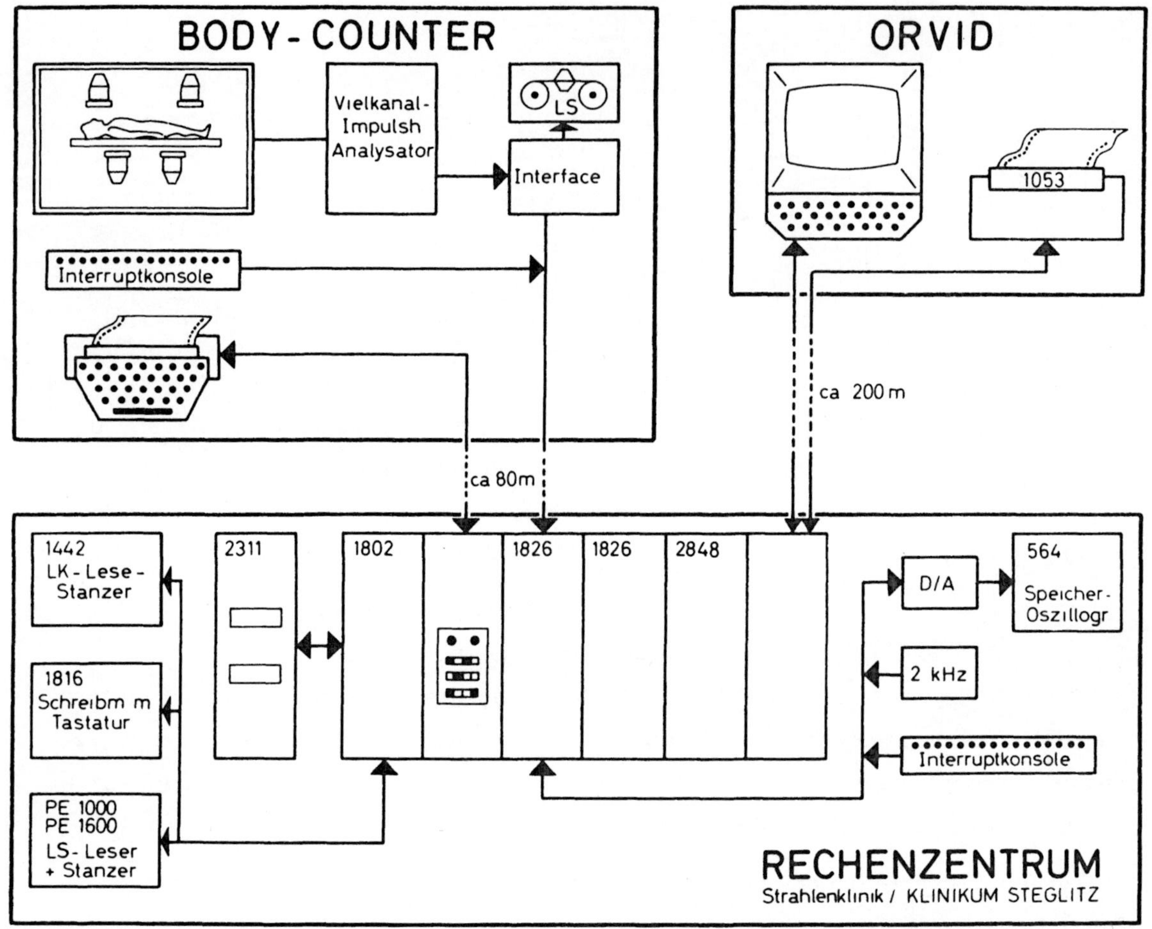

Abb. 1. Konfiguration der Datenverarbeitungsanlage der Strahlenklinik im Klinikum Steglitz der Freien Universität Berlin (Stand Anfang 1970)

verstanden, die für Sätze oder Satzteile in ihrer Bedeutung untereinander sowie für deren Beziehung zur Objekt-Welt als Gegenstand dieser Sprache gelten. Hiervon eine Untermenge ist der Bereich der Syntax, der formalen Regeln einer Sprache. Maschinell faßbar und damit gegebenenfalls korrigierbar sind nur syntaktische, nicht aber semantische Fehler.

Mit dieser Überlegung gelangen wir zu einer Verschärfung der Unterscheidung von nichtnumerischer und numerischer Datenverarbeitung: Entscheidend ist nicht die Verwendung von Ziffern einerseits bzw. Texten andererseits, sondern die Zugehörigkeit zum Bereich der Syntax bzw. der Semantik.

Und weiter: Das, was wir Datenaufbereitung nennen, besteht im Sinne dieser
Sprachphilosophie darin, Sachverhalte der verschiedensten Formen so zu transfor-
mieren, daß sie einer syntaktischen Prüfung zugänglich sind. Ein Ihnen allen bekanntes Beispiel ist die Verwendung eines Diagnoseschlüssels zur Kennzeichnung
eines Krankheitsbildes, für das es vielleicht ein Dutzend oder mehr verschiedene
Schreibweisen gibt.

Unser System ORVID muß man unter diesem Aspekt als einen Versuch sehen, Be-
schreibungen, Befunde und Diagnosen semantisch zu erfassen und zu schreiben,
aber syntaktisch zu speichern. Die Befunderhebung erfolgt in einem Dialogprinzip
durch Auswahl von Sätzen oder Satzteilen, ergänzt durch ein nicht vermeidbares
Minimum an freien Eingaben. Der fertige Befund kann anschließend den in den Dik-
tierkabinen aufgestellten Druckern entnommen werden, während der intern kodierte
und damit syntaktisch orientierte Sachverhalt auf einer Platte zur späteren Reproduktion und/oder statistischen Auswertung gespeichert wird.

Dieses Verfahren arbeitet seit fast auf den Tag genau zwei Jahren, davon immerhin seit März 1969 in der täglichen Routine, d. h. ohne konventionellen Nebenweg.

Wir möchten es als ein fortgeschrittenes Experiment bezeichnen, das noch keineswegs Serienreife erreicht hat. Hinreichend erprobte Satzbibliotheken stehen z. Zt.
nur für die Bereiche Oesophagus-Magen-Darm, Operierter Magen sowie für die
Mammografie zur Verfügung.

Das größte Problem, dem wir gegenüberstehen, ist das des erhöhten Zeitaufwan-
des für den befundenden Arzt im Vergleich zum bisher üblichen Diktat: Er arbeitet
im Durchschnitt etwa doppelt so lange; in schwierigen Fällen beträgt der Aufwand
sogar das Dreifache (8).

Man muß allerdings berücksichtigen, daß die bei dem Diktat erforderliche spätere Kontrolle fortfällt und daß alle sonstigen Folgearbeiten keinen individuellen Aufwand mehr erfordern. Diese Vorteile sind verständlicherweise demjenigen, der dafür u. U. eine Stunde länger arbeiten muß, ziemlich gleichgültig. An der zeitlichen
Mehrbelastung sind bei unserer Installation eine Reihe technischer Gründe (langsa-
mer Arbeitsspeicher und hohe Plattenzugriffszeit) maßgebend beteiligt, doch liegt
der wesentliche Grund tiefer. Hierfür sei als Beispiel für das allgemeine Problem
die Übermittlung eines medizinischen Befundes näher betrachtet.

In Abb. 2 ist unter 1. die ausschließlich verbale Form dargestellt, bei der die
unmittelbare Kenntnis des Befundes beschränkt ist auf den Zuhörerkreis. Hiermit

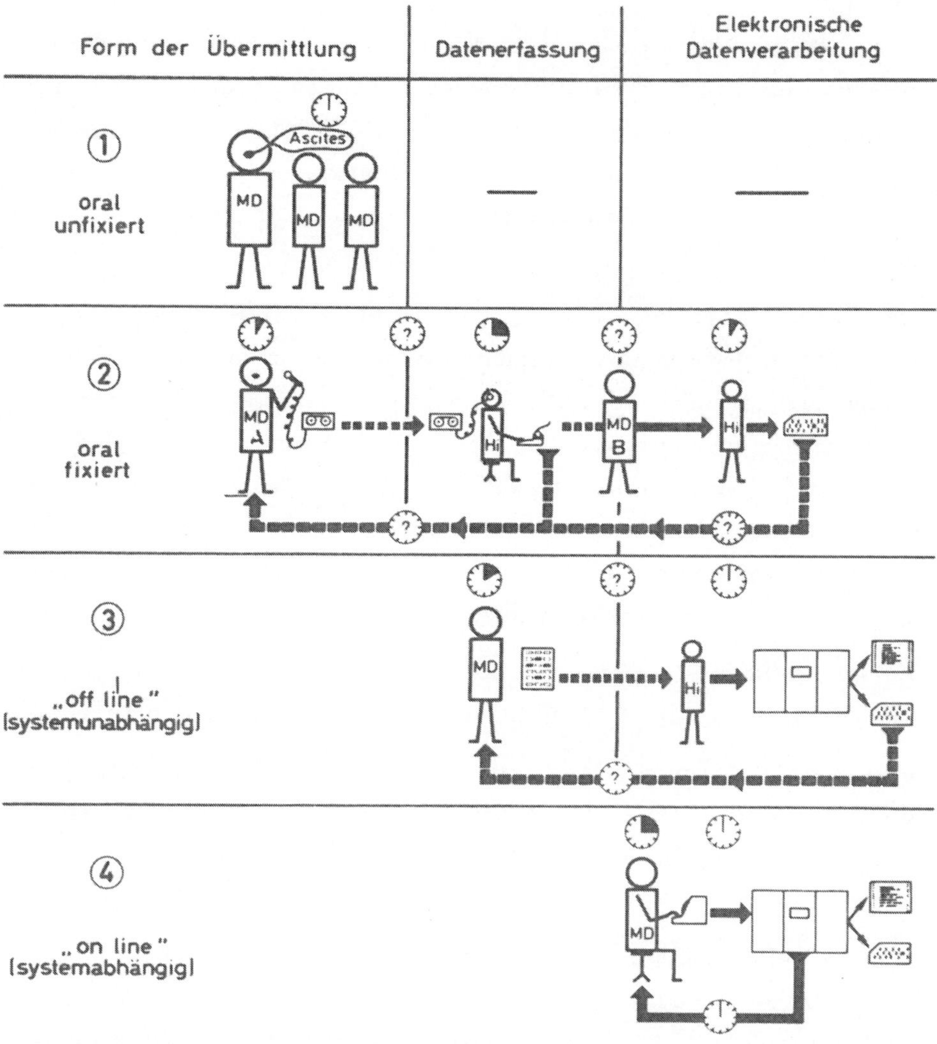

Abb. 2. Versuch einer Systematik von Übermittlungsformen medizinischer Befunde

ist weder eine Datenverarbeitung im konventionellen Sinne noch gar eine EDV verbunden. Wegen der offensichtlichen Unzulänglichkeiten eines solchen Verfahrens ist die heute übliche Form der zwar primär verbal formulierte, anschließend jedoch schriftlich fixierte Befund: Unter 2. (Abb. 2) diktiert der Arzt; eine Hilfskraft schreibt in einem zweiten Arbeitsgang.

Der Gewinn liegt in der Verfügbarkeit einer Referenzinformation, die einer Prüfung zugänglich ist. Hiermit in Zusammenhang steht der Kontroll- und Korrekturmechanismus im Sinne eines "feedback" bei unvollständigen und/oder falschen Angaben (in Abb. 2 gestrichelt dargestellt).

Für das "timing" sind zwei Gesichtspunkte zu beachten, die, wie wir noch sehen werden, nicht notwendigerweise miteinander verknüpft sind. Einmal benötigt der Mediziner in 2. für ein zusammenhängendes Diktat z.B. mit Begründung einer Diagnose mehr Zeit als der (Chef-)Arzt in 1. Unabhängig davon tritt eine nicht allgemein angebbare Verzögerung dadurch ein, daß der Befund praktisch erst mit seiner Niederschrift verfügbar ist. (Daß in Notfallsituationen eine sofortige verbale Vorinformation gegeben werden kann, ändert nichts an der grundsätzlichen Richtigkeit der Überlegung.)

Der Prozeß der Anfertigung einer schriftlichen Unterlage und ihre Einordnung in eine Krankenakte stellt durchaus eine Form von "Datenverarbeitung" dar, wenn auch nach heutigen Begriffen eine primitive.

Wichtig ist die Erkenntnis, daß dem Verfahren 2 zwar EDV-Methoden hinzugefügt werden können, aber nur im Sinne einer <u>Addition</u> und nicht einer <u>Integration</u>. So bedarf es z.B. erheblicher zusätzlicher Überlegungen, um aus einem oder weniger unsystematischen, in jedem Falle aber redundanten, diktierten Befund den EDV-gerechten Kern zu gewinnen. Entscheidend ist hierfür nicht die Speicherbarkeit "an sich", sondern die Beantwortung der Frage, welchen Wert die Daten in bezug auf Diagnose/Therapie des Patienten oder auf die Organisation der Krankenversorgung haben und in welcher Form und/oder Trennschärfe sie benötigt werden. Symbolisch steht für diese Arbeiten der Arzt "B" in Abb. 2.

Der nächste logische Schritt ist offensichtlich der, möglichst viele der genannten grundsätzlichen Überlegungen v o r der Bearbeitung eines aktuellen Falles anzustellen. Dieser Weg führt zum Entwurf EDV-gerechter Fragebögen, z.B. in Form von Markierungsbelegen.

Es wäre allerdings ein verhängnisvoller Trugschluß zu glauben, man könne eine vollständige Transformation erzielen; ein gewisser Arbeitsaufwand von "Dr. B." (Abb. 2) muß vom Arzt in 3 übernommen werden, was sich letzten Endes in erhöhtem Zeitbedarf niederschlägt.

Ein bekannter Nachteil bleibt bei dem Verfahren 3 bestehen: Die Zeit zwischen Anfertigung und Bearbeitung des Beleges ist nicht definiert. Ein besonderes Problem liegt darin, daß dementsprechend fehlerhafte Angaben auch erst später entdeckt werden. Man bedenke den Aufwand, der erforderlich ist, um nachträglich einen bestimmten falsch ausgefüllten Markierungsbogen in einem Stapel von einigen Tausend Stück zu finden.

Diese und andere Nachteile werden in dem systemabhängigen Verfahren 4 vermieden, bei dem im Dialogverkehr eine sofortige Prüfung und ggfs. Rückmeldung auf unvollständige und/oder formal falsche Eingaben erfolgt.
Der hierfür zu entrichtende Preis ist wiederum ein erhöhter Zeitbedarf.

Es sei jedoch nicht verschwiegen, daß diese Ansicht, die das Ergebnis mehrjähriger eigener Erfahrungen widerspiegelt, nicht unbestritten ist. Sicherlich wird man die durch die Hardware bedingten Verzögerungen weiter vermindern können, obwohl man auch hier vorsichtig sein sollte: Eine größere Maschine ist zwar schneller als z. B. unsere IBM 1800, bedarf aber zu einem wirtschaftlich vertretbaren Betrieb auch einer entsprechenden Ausnutzung. Ein realer Test, d. h. der gleichzeitige routinemäßige Betrieb von z. B. 80 - 100 Datenstationen plus einigen rechenintensiven Jobs wie EKG-Auswertung oder Isodosenberechnung, ist meines Wissens noch in keinem Krankenhaus gelaufen. Man sollte es daher nicht a priori als selbstverständlich betrachten, daß die jetzt verfügbaren Rechner der dritten Generation dieser Aufgabe voll gewachsen sind. Vielmehr ist durch entsprechende Software-Maßnahmen (z. B. Datei-Hierarchien) sicherzustellen, daß die immer noch durchaus endlichen Zugriffszeiten oder peripheren Speicher nicht zu sehr ins Gewicht fallen.

Wesentlicher als diese Betrachtungen sind Überlegungen, die die menschliche Seite des Problems betreffen, die "Manware", wie ich es an anderer Stelle genannt habe.

Schon bei der Eingabe numerischer Daten bedeutet das Vorhandensein eines mehr oder weniger intelligenten Partners in Gestalt eines dialogfähigen Systems einen erhöhten Stress, wie man bereits aus der täglichen Erfahrung ableiten kann. Es kommt hinzu, daß ein solches Terminal in der Regel zu teuer ist, als daß seine Verwendung lediglich zur (freilich reaktiven) Dateneingabe gerechtfertigt wäre: Ihre Bedeutung erlangt die Station erst als Hilfsmittel zur Entscheidungsfindung und -übermittlung unter Echtzeitbedingungen.

Bei klartextlichen Eingaben kommen zu den geschilderten Problemen mindestens zwei weitere, die mit der Entwicklung der Sprache und des Menschen zusammenhängen, hinzu. Gemeint ist die Neigung zu Unverbindlichkeit und (was kein Widerspruch ist) zu Wiederholung. Formulierungen wie "ich würde meinen, daß..." oder

gar "ich glaube sagen zu können. .." sind nicht nur Hinweise auf mangelndes Sprach-
gefühl, sondern Ausdruck einer inneren Einstellung, die zu Aussagen führt, die
einer maschinellen Analyse nicht zugänglich sind. Die zweite angeführte Neigung
bewirkt eine erhebliche Redundanz unserer Sprache, wobei uns hier nicht interessieren soll, ob sich die allgemeine Unfähigkeit des Menschen, dem anderen zuzu-
hören, post hoc oder propter hoc entwickelt hat.

Die praktische Nutzanwendung des letzten Gedankens veranlaßt mich, zum Ausgangspunkt zurückzukehren.
Unser System ORVID[+] ist ein Versuch, unter Vermeidung jeder Redundanz eine
"formatierte" Beschreibung des "harten Kerns" des Röntgenbildes vorzunehmen.
Aber wir sind uns über die Natur des harten Kerns nicht im klaren und wir fragen
uns gelegentlich, ob wir nicht eine Formatierung des Unformatierbaren anstreben.

Literatur

1. KOEPPE, P, SCHAEFER. P. , GUTENMORGEN, W. , SCHWOERER, I.: Das System Orvid: Ein Beitrag zur programmierten Dokumentation in der Röntgendiagnostik. Fortschr. Röntgenstr. Nukl. Med. 112, 103-110 (1970).

2. KOEPPE, P., SCHAEFER, P., GUTENMORGEN, W.: Das System Orvid: Der
   Versuch einer Real Time-Lösung für die Röntgendiagnostik IBM Nachr. 20,
   14-21 (1970).

3. KOEPPE, P., SCHAEFER, P.: Orvid: An on-line Roentgen Diagnosis Using Video
   Display and Including Documentation. Computers in Radiology. Proc. Int. Meeting Brüssels 1969. Karger Verl., Basel 328-332 (1970).

4. KOEPPE, P.: Experiences in the Use of an IBM 1800 Realtime System with Se-
   veral IBM 2260 Display units. Paper, European Region Common Meeting, Vienna 1-6 (1970).

5. KOEPPE, P.: Zum Problem der EDV- gerechten Erfassung medizinischer Befunde. Meth. Inf. Med. 10, 25-29 (1971).

[+] Das System ORVID ist eine Gemeinschaftsentwicklung zusammen mit Herrn Prof.
Dr. med. P. SCHAEFER, Oberarzt der Strahlenklinik, sowie weiteren Kollegen,
insbesondere Herrn Dr. med. J. TREICHEL. Die Programmierung erfolgte in
Zusammenarbeit mit Herrn W. Gutenmorgen. Unser Chef, Herr Prof. Dr. med.
H. OESER, hat an dem Projekt aktiven Anteil genommen.
Der Verfasser dankt weiterhin Herrn Prof. Dr. med. P. L. REICHERTZ, Medi-
zinische Hochschule Hannover, für zahlreiche Diskussionen und Anregungen.

6. SCHAEFER, P., HAASNER, E., KOEPPE, P.: Programmierte Dokumentation in der Roentgendiagnostik. Fortschr. Röntgenstr. Nukl. Med. <u>108</u>, 669-672 (1968).

7. SCHAEFER, P., KOEPPE, P.: Semantik des Röntgenbefundes am Beispiel des Thoraxbefundes. Fortschr. Röntgenstr. Nuklearmed., <u>115</u>, 654-659 (1971).

8. TREICHEL, J., HIRSCH, M.: Erfahrungen mit der routinemäßigen Anwendung einer automatisierten Röntgenbefundung (System Orvid). Meth. Inf. Med. <u>9</u>, 177-182 (1970).

9. ZEMANEK, H.: Future aspects of Information Processing Paper, European Region Common Meeting, Vienna 1-32 (1970).

Erfahrungen bei der Dokumentation von Krankengeschichten der Inneren Medizin in der II. Medizinischen Universitätsklinik Wien

G. Grabner

Als die Medizinische Fakultät Wien vor fünf Jahren auf Initiative von Prof. Fellinger durch eine großzügige Spende in den Besitz eines Computers IBM 360/30 kam, war uns klar, daß die anfallenden wissenschaftlichen Arbeiten, die nur mit Hilfe eines Computers zu lösen gewesen wären, ihrer Zahl und ihrem Umfang nach sicher nicht ausreichen würden, um einen Computer dieser Dimension ganztägig auszulasten. Wir haben daher nach einer "zeitraubenden" Aufgabe gesucht, und glaubten damals eine Vollbeschäftigung des Computerteams und der Maschine mit der Übernahme der Krankengeschichtendokumentation unserer Klinik zu finden.

Diese Annahme hat sich tatsächlich bestätigt. Auch heute noch, nachdem die Existenz eines Rechenzentrums an unserer Fakultät in das Bewußtsein der Theoretiker und Kliniker eingedrungen ist, wären wir nicht in der Lage, mit rein wissenschaftlichen Projekten, die nur durch einen Computer bewältigt werden können und die an uns von etwa 35 Instituten und Kliniken herangetragen werden, die maschinelle Kapazität des Computers voll auszunützen. Die Möglichkeit und auch die Notwendigkeit, die Maschine durch "Routine" auszulasten, ist daher für uns heute mehr denn je evident. Es geht darum, diese Alltagsarbeiten sinnvoll zu gestalten, so daß ein echter Beitrag für Forschung und Praxis durch den Computer geleistet wird. Wir sind heute überzeugt, daß dies auch durch eine sinnvolle Dokumentation der Krankengeschichten geschehen kann.

Die Ziele, die wir uns ursprünglich gesetzt hatten, lassen sich folgendermaßen zusammenfassen:

- Erleichterung der administrativen Arbeit von Arzt und Schwester
- Prüfung der Befunde auf Plausibilität
- Elimination wenig aussagekräftiger Befunde

- Optimale Koordinierung des Untersuchungsvorganges
- Abstimmung der Therapie auf die vom Computer verarbeiteten Befunde
- Versuch, aus den gespeicherten Daten diagnostische Richtlinien auszuarbeiten
- Wissenschaftliche Auswertung des gespeicherten Datenmaterials

Diese Ziele - dies sei vorweggenommen - wurden nur teilweise erreicht. Die Ursachen dafür sind mannigfaltig.

- Die definitorische Widerspenstigkeit der in logisch-mathematische Formen zu pressenden Materie
- Die Grenzen der menschlichen Genauigkeit bei der Tätigkeit am Krankenbett
- Die noch immer limitierte Dimension der technischen Ausrüstung

Aus diesen allgemeinen Gründen glauben wir auch, daß in den nächsten Jahren kaum ein System entwickelt werden kann, das klinisch-medizinisch und wissenschaftlich voll befriedigt und gleichzeitig auch ökonomisch zu rechtfertigen ist.

Bereits bei der Planung unseres Verfahrens hat es sich gezeigt, daß der organisatorische und Programmierungsaufwand für eine nachträgliche Dokumentation der erhobenen Befunde und der durchgeführten Therapie nicht um vieles kleiner ist, als wenn man den Computer gleich bei der Erhebung der Befunde und bei der Anordnung der Therapie in den Prozeß einschaltet. Es ist somit aus unserem ursprünglichen Konzept einer reinen Dokumentation ein einfaches Krankenhausinformationssystem geworden.

Wir versorgen gegenwärtig mit unserem System 130 bis 150 interne Betten. Dies beansprucht jeden Nachmittag 1 bis 1 1/2 Stunden Loch- und Prüfarbeit, sowie 3 - 4 Stunden Maschinenzeit. Mit der Arbeit wird nach Beendigung der klinischen Visiten, gegen Mittag, begonnen. Die Ergebnisse der Computertätigkeit liegen dann am Nachmittag vor.

Die <u>Identifikation des Patienten</u> erfolgt auf zwei Arten.

a) Mit Hilfe fünfstelliger "Arbeitsnummern" wird der Patient auf den klinischen Stationen bei der Durchführung der Untersuchungen und der Therapie durch Ärzte und Schwestern identifiziert. Diese Arbeitsnummern sollen, damit sie gut zu handhaben sind, möglichst kurz sein, andererseits auch gegen Irrtümer gesichert sein. Deshalb verteilen wir durch den Computer Zahlenreihen, die nach "Modulo 11" erstellt werden. Mit Hilfe dieser Prüfzahlen kann der Computer mit sehr hoher Sicherheit die etwa 2 - 3 % Fehler bei der Verwendung der Arbeitsnummern entdecken. Da es möglich ist, mit Hilfe dieser Nummern Namen und Station des Patienten zu ermitteln, bedeutet die Verwendung der Arbeitsnummern für die Schwestern und Ärzte eine wesentliche Arbeitserleichterung.

b) Daneben wird der Patient aber computerintern mit Hilfe der Wiener "Identifikationszahl" geführt, gleichgültig, ob er ambulant oder stationär, das erste oder wiederholte Male klinisch betreut wird. Sie besteht aus dem Geburtsdatum, aus dem Geschlecht, der Mehrlingseigenschaft und den ersten 6 Buchstaben des Familiennamens beim männlichen Patienten, bzw. des Mädchennamens bei weiblichen Patienten. Während die Arbeitsnummern bei jedem Aufenthalt neu vergeben werden, und daher wechseln, kann die Kontinuität der ärztlichen Betreuung durch die Klinik, unabhängig davon, wann und wo der Patient mit ihr in Berührung kommt, über diese Identifikation gesichert werden.

Die Elemente der Identifikation werden zunächst von der Schwester erhoben, dann aber wegen ihrer Wichtigkeit ein zweites Mal durch den bettenführenden Arzt erfaßt. Der Computer vergleicht beide Angaben und meldet Fehler, die nach Rücksprache mit der Station korrigiert werden müssen.

Der nächste Schritt bei der Anfertigung einer konventionellen Krankengeschichte ist die Niederschrift der <u>Anamnese</u>.

Wir müssen gestehen, daß wir in diesem Punkt sehr wenig fortgeschritten sind, vielleicht befangen durch die Vorstellung der klassischen Wiener medizinischen Schule, die neben der Erfassung der Beschwerden auch Hinweise auf psychologische, soziologische, epidemiologische und andere Gegebenheiten verlangt. Wir haben uns durch die Fülle dieser Wünsche etwas gelähmt gefühlt und sind nur bei unserem Wiener Differentialdiagnosesystem in diese Problematik vorgestoßen. Dabei mußten wir lernen, daß es offenkundig vom Standpunkt der Computer-Wissenschaften zwei Arten von Anamnese gibt. Jene, die nur der "reinen" Diagnose dient, und die unserer Erfahrung nach relativ gut standardisierbar, dadurch auch gut faßbar ist, und die vom Patienten eben wegen ihrer Einfachheit auch direkt und fast ohne fremde Hilfe zu beantworten ist. Daneben gibt es jedoch auch eine Anamnese, die der Therapie im weitesten Sinne, von somatischen Eingriffen bis zur psychischen Beeinflussung reichend, dient und die sehr komplex und daurch wenig computergerecht ist. Auch kann sie nicht ohne Hilfe des Arztes vom Patienten erhoben werden. Wir haben aus diesem Grunde diese Anamneseerfassung vorläufig zurückgestellt. Selbstverständlich bildeten vorausgeplante wissenschaftliche Aufgaben - wie etwa die Testung von Medikamenten oder die erwähnte Diagnoseunterstützung durch den Computer - hiervon eine Ausnahme.

Die Festlegung des physikalischen Status an unserer Klinik erfolgt getrennt nach numerischen Größen und nach qualitativen Merkmalen.

- Die Erfassung numerischer Größen erfolgt ohne Schwierigkeiten über Ablochbelege.
- Wesentlich interessanter sind jedoch die optischen Markierungsbelege, mit deren Hilfe wir die qualitativen Merkmale für die Krankengeschichte festhalten.

In der Abb. 1. ist der Beleg für den allgemeinen physikalischen Status dargestellt, mit dessen Hilfe jeder Patient der Klinik erfaßt wird. Die 1000 Plätze des Markierungsbeleges sind sehr dicht ausgenützt worden, mehr als 700 Merkmale sind angeführt, was jedoch nur in den allerersten Tagen der Benutzung den Ärzten Schwierigkeit bereitet. Nach kurzer Zeit ziehen Ärzte diese Formulare der konventionellen Niederschrift vor, so daß auch auf jenen Stationen, die noch nicht an den Computer angeschlossen sind, dieses Verfahren Anwendung findet. Zu den Vorzügen dieser Standardisierung gehört weiter, daß das Niveau der Untersuchung einheitlich ist, und zwar relativ hoch, denn die Ausarbeitung dieser Formulare erfolgte durch unsere besten Kliniker, so daß wirklich vieles und wesentliches "hineingepreßt" wurde.

Für die Erfassung der physikalischen Befunde bei Herz-Lungen-Krankheiten, in der Gastroenterologie, Hämatologie und Rheumatologie wurden Spezialbelege entwickelt. Hier hat sich nun gezeigt, daß für den Alltagsbetrieb solche Formulare schon zu kompliziert sind, es ist mit einer zu hohen Fehlerquote zu rechnen. Andererseits werden bei entsprechendem wissenschaftlichen Interesse auch schwierigere Aufgaben bewältigt. So haben sich z. B. die beiden Rheumablätter mit einer Fülle sehr komplizierter Daten bewährt. Sie werden erfahrungsgemäß gut ausgefüllt, weil alle daran Beteiligten an der wissenschaftlichen Auswertung interessiert sind.

Der Inhalt der optischen Markierungsbelege wird nach deren Umsetzung in Lochkarten auf Bändern gespeichert und für die konventionelle Krankengeschichte ausgedruckt.

Der Entwurf solcher und ähnlicher Formulare und damit die Auswahl der zu erfassenden Daten, berühren einen ganz wesentlichen Grundsatz, den wir ursprünglich nicht mit dieser Schärfe erkannt hatten. Nichts soll dokumentiert werden, was nicht leicht zu erfassen ist, es sei denn, daß man bereits im Stadium des Entwurfes in der Lage ist, mit Bestimmtheit zu sagen, welches komplizierter zu erfassende Merkmal tatsächlich später einmal ausgewertet werden wird. Unsere ursprüngliche Annahme, daß alles zu dokumentieren sei, was erfaßbar ist, weil die prospektive

COMPUTERSTATION DER MEDIZIN. FAKULTÄT WIEN
Leitung· Prof. Dr. K. Fellinger u. Prof. Dr. G. Grabner
ALLGEMEINER STATUS (A)
Name·
Stat.:
PAT-NR
TAG
JAHR
STATIONÄR
AMBULANT
AZ
HAUT
KOPF
HALS
THORAX
LUNGE
HERZ
LEIB
LEBER
DARM
RECTUM
NIEREN-LAGER
WS
EXTR. GEL.
ARTERIEN
VENEN
ENDOKRIN.
NEUROL.
BSR
PSR
ASR
BDR
IBM 9883/1/69

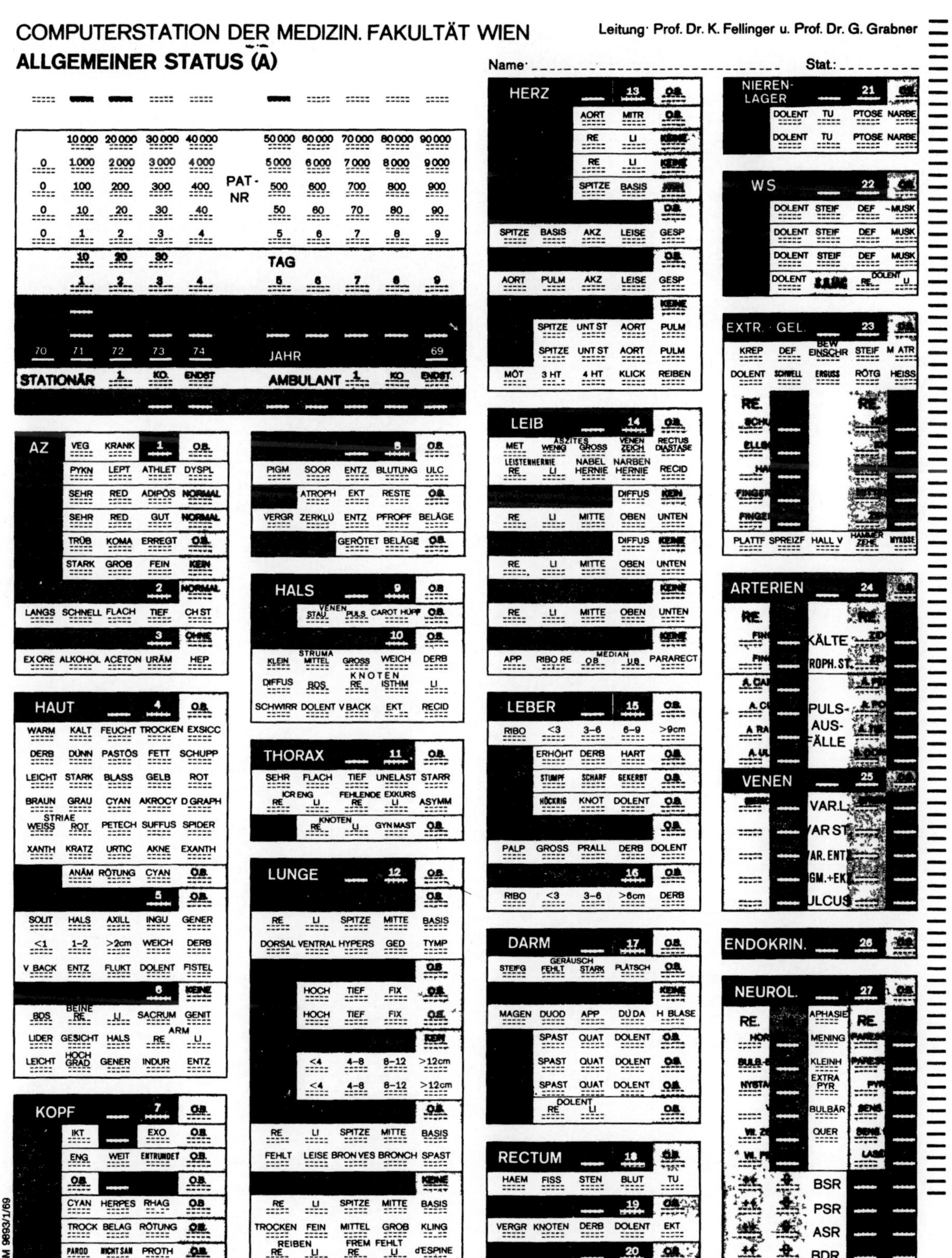

Abb. 1.

Bedeutung eines Merkmales heute nicht abzuschätzen ist, wurde ganz eindeutig durch diese und viele andere weit schmerzhaftere Erfahrungen widerlegt. Abgesehen von überflüssiger Mehrarbeit führen zu viele angeforderte Merkmale zwangsläufig zu fehlenden oder falschen Angaben, die eine Auswertung letztlich doch unmöglich machen.

Der nächste Schritt bei der Betreuung des Patienten beruht in der <u>Anordnung der weiteren Untersuchungen.</u> Wir verwendeten mit sehr gutem Erfolg ein verhältnismäßig einfaches "off-line" System. Während der Visite kennzeichnet die Krankenschwester alle jene Untersuchungen, die vom Oberarzt gewünscht werden, auf einem bestimmten Formular. Sie hat die Möglichkeit, Untersuchungen einmalig oder wiederholte Male, auch in einem bestimmten Rhythmus anzuordnen, sie kann selbstverständlich auch seltene Untersuchungen verlangen. Dieser Vorgang während der Visite ist sehr schnell, die Codes sind einfach und bereits nach kurzer Zeit wird dieses System von den Schwestern gerne akzeptiert.

Wir sehen vorläufig keinen besseren, und vor allem keinen billigeren Weg eine solche Vielfalt von Wünschen computergerecht zu verarbeiten. Wir glauben, daß dieses System weder bezüglich seiner Wirksamkeit, seiner Variabilität oder seiner Kosten, noch bezüglich der Geschwindigkeit in der Verarbeitung am Krankenbett und im Computer von optischen Markierungsbelegen, von Lochkarten-Systemen oder von der reinen Datenfernverarbeitung übertroffen werden kann.

Als Ergebnis der Computerarbeit erhalten u. a. die Krankenschwestern <u>Arbeitspläne</u> für den kommenden Tag. Die Hauptdienstschwester erhält mit dieser Liste eine genaue Aufstellung aller jener Eingriffe, die sie gemeinsam mit dem Arzt macht, seien es Blutentnahmen, seien es Injektionen. Die Aufschlüsselung geht sehr weit, sie findet Angaben darüber, für welchen Zweck dieses Blut abgenommen wird, in welches Labor und an welchen Arbeitsplatz es gelangen soll etc. Weiterhin werden die Medikamente genau spezifiziert, eventuell wird auch die Uhrzeit der Applikation angegeben. Diese Listen und alle anderen Arbeitslisten werden gerne benützt. Sie haben den Schwestern eine wesentliche Arbeitserleichterung gebracht. Dies läßt sich auch von den Etiketten für Eprouvetten und andere Gefäße behaupten, die gleichzeitig mit den Arbeitslisten den Schwestern ausgehändigt werden.

Am gleichen Tag und im selben Arbeitsgang erstellt der Computer Listen für die diversen Laboratorien, in die die Einzelresultate eingetragen werden. Sollten einzelne Proben im Labor nicht ankommen, oder die Proben mißlingen, kann dies besonders markiert werden. Kleine Rechnungen, wie z. B. die Bestimmung der Clearance, werden vom Computer übernommen. Auch diese Arbeitslisten haben sich im wesentlichen bewährt, sie werden jedoch mit der zweiten Version und verstärkten Automatisation unseres Labors zweifellos geändert werden.

Die Ergebnisse unserer Laboratorien werden abgelocht, vom Computer verarbeitet und auf Platten oder Bänder gespeichert. Daneben werden die Ergebnisse auf eigenen Listen ausgedruckt und am Nachmittag desselben Tages den einzelnen Stationen zugestellt. Alle bemerkenswerten Befunde sind durch einen Stern hervorgehoben, die nicht abgeschlossenen Untersuchungen mit Angabe des Grundes angeführt.

Mit Absicht haben wir nicht pathologische Werte gekennzeichnet, sondern "bemerkenswerte" Befunde markiert. Es war nämlich nicht möglich, sicher pathologische Werte anzugeben, weder aus der Literatur noch aus unseren eigenen Erfahrungen heraus. Wesentlich einfacher war dies jedoch mit allen Befunden, die mit hoher Wahrscheinlichkeit die Norm überschreiten, d.h. bemerkenswert sind. Hier bleibt es dem Oberarzt überlassen, ob er den betreffenden Befund als krankhaft oder als bedeutungslos betrachten will.

Diese Ergebnislisten und die Markierung besonderer Befunde haben sich in der Praxis sehr bewährt, denn die Zahl der Tests, die - bei gleichbleibender Bettenzahl - verlangt werden, nimmt jährlich zu. Unser Zentrallabor hat im Jahre 1964 82.000 Untersuchungen durchgeführt, im Jahre 1969 waren es bereits 195.000 Tests. Dazu kamen im gleichen Jahr noch 127.000 weitere Untersuchungen (EKG, Rö. etc.), sodaß unsere Oberärzte an Stoßtagen 300 bis 400 Befunde kritisch sichten müssen. Dies ist eine kaum zu bewältigende Aufgabe, die durch das Vorsortieren der Befunde wesentlich erleichtert wird.

Die Therapie-Anordnungen des Oberarztes werden ebenfalls auf besonderen Formularen von den Schwestern eingetragen. Mit einem sehr einfachen Code, der am Fuße dieses Formulares angeführt ist, werden Zeitpunkt, Dosis und Applikationsart eingetragen und das Medikament selbst mit seinem Alltagsnamen von der Schwester festgehalten. Die Verarbeitung durch den Computer erfolgt mit Hilfe der sogenannten Codexnummer, einer Nummer, die dem Verzeichnis der in Österreich zugelassenen Präparate entnommen wurde (Austria-Codex).

Auch dieses System zur Erfassung der durchzuführenden Therapie mit Hilfe des Computer hat sich in der Praxis sehr gut bewährt. Die Schwestern brauchen nicht besonders geschult zu werden, es wird keine exakte Kenntnis der kompletten Medikamentennamen verlangt, ja es können sogar Abkürzungen (wie "Cedi" für Cedilanid etc.) benützt werden. Diese Formulare werden von einer Dokumentationsassistentin übernommen, die sie rasch überprüft und nach Zuteilung der Codex-Nummer die Blätter zum Ablochen weitergibt.

Wir sehen mit einer gewissen Skepsis den an sich notwendigen Versuchen des Teleprocessing entgegen. Mit Hilfe einer fahrbaren Bildschirmeinheit wird die Krankenschwester während der Visite in einer direkten Verbindung mit dem Computer stehen. In einem Wechselgespräch wird die Möglichkeit gegeben sein, diagnostische und therapeutische Anordnungen durchzuführen und die neusten und auch frühere Laborbefunde anzufragen. Probeläufe haben gezeigt, daß z. B. die Therapieanordnung bei gewisser Übung zwischen 30 - 50 Sekunden beansprucht. Dies liegt nicht so sehr an der Geschwindigkeit des Rechners, als an den Zeiten, die auf die Bedienung der Tastatur zurückgehen. Wer die Geschwindigkeit kennt, mit der erfahrene Schwestern aus hingeworfenen Worten eine richtige Therapie niederschreiben, wird berechtigten Zweifel hegen, ob dieser Weg eine Arbeitszeitverkürzung mit sich bringen wird.

Resultate des Labors und die Therapie werden einmal wöchentlich in Wochenberichten zusammengefaßt. Diese Wochenberichte werden der konventionellen Krankengeschichte angefügt.

Nach gewissen Änderungen des Programmes könnten sie auch dazu verwendet werden, wöchentlich eine Abrechnung der verbrauchten Medikamente auf der betreffenden Station durchzuführen und die Reserven der Stationsapotheke entsprechend zu ergänzen. Selbstverständlich können auch Einzelabrechnungen über die durchgeführten Untersuchungen und verabreichten Medikamente (z. B. für Versicherungen) ausgedruckt werden.

Es wäre relativ einfach gewesen, solche Ergebnislisten für jeden Patient täglich neu mit den entsprechenden Ergänzungen erstellen zu lassen. Wir haben davon aber aus psychologischen Gründen Abstand genommen. Es scheint uns zweckmäßiger, wenn der bettenführende Arzt aus der allgemeinen Ergebnisliste die betreffenden Befunde auf die konventionelle Fiebertabelle übertragen muß, denn so kommt er mit den Daten wirklich nachweislich in Kontakt und kann sich, wenn er will, etwas dabei denken. Es besteht so auch die Möglichkeit, Befunde, die der Patient nicht zu Gesicht bekommen soll, zu unterdrücken.

Als letztes praktisches Problem soll noch die Erfassung der Entlassungsdiagnosen erwähnt werden. Wir speichern im Computer die Diagnosen mit Hilfe des WHO-Schlüssels, weil dieser - im Gegensatz zum IMMICH-Code - in ganz Österreich, also auch bei der Sozialversicherung und anderen staatlichen Stellen, in Verwendung steht. Nun hat dieser WHO-Code zweifellos viele Nachteile, unter anderem auch die Tatsache, daß Erkrankungen eines Organes unter mehreren verschiedenen Nummern gesucht werden müssen. Aus diesem Grund haben wir obligatorisch noch zwei weitere Ziffern angefügt, die den Hinweis auf das betreffende Organ geben. Schließlich steht es jedem Oberarzt frei, zur genaueren Spezifizierung von Krankheiten seiner engeren Fachrichtung dem sehr grobmaschigen WHO-Schlüssel seinen "Privat-Code" zuzufügen. Diese zusätzlichen zwei Stellen erlauben es, die grobe Unterteilung genügend zu verfeinern, ohne daß die Kompalibilität mit dem WHO-Schlüssel verloren ginge.

Wenn wir abschließend an unsere Ziele denken, die wir bei der Planung unseres Dokumentationssystemes vor Augen hatten, so läßt sich folgendes sagen:

1. Die Erleichterung der administrativen Arbeit ist zweifellos gelungen, auch wenn heute die Zahl der Formulare etwas höher zu sein scheint als vor der Einführung des Computers. Zweifellos können sich heute Ärzte und Schwestern in vermehrtem Ausmaße ihrer eigentlichen Aufgabe, der Betreuuung des Patienten oder wissenschaftlichen Arbeiten, widmen. Allerdings muß erwähnt werden, daß das Auffinden einer Krankengeschichte im konventionellen Archiv immer noch schneller möglich ist, als deren Reproduktion von den Bändern des Computerarchivs.

2. Die Plausibilitätsprüfung der Befunde erfolgt in diesem System nur stichprobenartig, am vollkommensten und konsequentesten für das Elektrokardiogramm. Nicht jede Fehlermeldung durch den Computer hat jedoch zu den notwendigen Konsequenzen geführt oder führen können, doch wurden wir uns immerhin der begrenzten Genauigkeit unserer Tätigkeit bewußt.

3. Es gelang, einige wenig aussagekräftige Befunde auf Grund der Computeranalysen aus dem Alltagsgebrauch zu eliminieren. Auch das kann als Positivum gewertet werden.

4. Die Optimierung des Untersuchungsganges ist uns nur teilweise gelungen. Es besteht kein Zweifel, daß der Computer die Durchführung der Untersuchungen sehr wirkungsvoll in Evidenz halten kann. Unserer Erfahrung nach ist aber anzunehmen, daß der Computer nicht eine definitive Zeiteinteilung für den Untersuchungsgang eines Einzelpatienten treffen kann, weil allzu viele unvorhersehbare Variablen - darunter auch eine "vorzeitig" erstellte Diagnose - eine längerfristige logisch-maschinelle Planung stören bzw. überflüssig machen kann.

5. Die Abstimmung der Therapie auf die Befunde mit Hilfe des Computers wird zweifellos erleichtert, dies vor allem deshalb, weil durch das Vorsortieren

der Befunde nach "normal" und "bemerkenswert" die Belastung des verantwortlichen Oberarztes beträchtlich verringert wird.

6. Auch die automatische Erarbeitung diagnostischer Richtlinien auf Grund der eingegebenen Befunde wird eines Tages möglich sein. Wir haben ein differentialdiagnostisches Programm in der Praxis bereits getestet, eine Art von "Screening-Programm" ist im wesentlichen fertig und wurde kürzlich publiziert. Es fehlt nur noch die Brücke zwischen diesen beiden Komplexen - Dokumentation einerseits, Screening und Differentialdiagnose andererseits - um auch in dieser Weise den Arzt zu unterstützen.

7. In der wissenschaftlichen Auswertung des gespeicherten Datenmaterials sehen wir heute die wesentliche Rechtfertigung für die großen finanziellen Belastungen, die die Anschaffung und Führung eines Computers für jede Klinik mit sich bringt. Nüchtern muß man sagen, daß es im gegenwärtigen Stadium der Entwicklung möglich sein dürfte, mit den gleichen Beträgen auch ohne Computer die Dokumentation der Krankengeschichten und den Informationsfluß im Krankenhaus wesentlich zu verbessern. Es ist weiterhin denkbar, daß auch die Kontrollfunktion durch den Computer auf konventionelle Weise realisiert werden kann. Sicher ist aber - und dafür liegen bereits Beweise vor -, daß trotz aller Zweifel an der Qualität mancher gespeicherter Daten mit Hilfe des Computers neue grundsätzliche und bedeutsame Erkenntnisse aus den Krankengeschichten gewonnen werden können, die sonst kaum zu erarbeiten und damit verloren wären.

Eine Informationsbank für den Arzt bei neuen oder ungewöhnlichen Krankheitsbildern

B. Leiber

Der durch die Konfrontation mit der weltweiten "Krise der Information" in der
Medizin besorgte Arzt kann mit einer gewissen Erleichterung feststellen, daß sich
gerade in letzter Zeit auch in unserem Lande auf zahlreichen Arbeitsgebieten der
"Medizinischen Informatik" mit und ohne unmittelbaren Computereinsatz unverkenn-
bare Fortschritte zeigen und hoffnungsvolle Neuentwicklungen angebahnt sind. Es
ist zu erwarten, daß auf diese Weise bereits in absehbarer Zeit, oft aus kleinen,
bescheidenen Anfängen heraus, zahlreichere, in größere Verbundnetze eingefügte
"Informationsbanken" entstehen werden, die den Arzt in Klinik und Praxis vor allem
dadurch wirksam bei seiner Arbeit unterstützen können, daß sie seine Entscheidungs-
möglichkeiten durch gute Informationsbereitstellung beträchtlich erweitern.

Von einer eben in der Entstehung begriffenen Keimzelle für eine Informationsbank
eigener Art auf dem Gebiete der klinischen Krankheitslehre, Syndromatologie und
Semiotik soll hier überblicksweise berichtet werden:

Mit finanzieller Starthilfe der Stiftung Volkswagenwerk wurde Ende 1969 die "Do-
kumentations- und Forschungsabteilung für klinische Nosologie und Semiotik am
Fachbereich Humanmedizin der Universität Frankfurt a.M." gegründet und in Betrieb genommen. Die dieser Gründung zugrundeliegenden ersten Überlegungen und
Planungen reichen allerdings schon in das Jahr 1961 zurück. Damals war in Deutschland gerade das Thalidomidunglück geschehen und man hatte begonnen darüber nach-
zudenken, wie man künftighin die Gefahr von solchen epidemieartigen Zwischenfäl-
len nach Arzneimittelanwendungen verringern oder verhüten könne. Als in der Folge
außerdem noch die Informationsflut auf dem Gebiet der "Syndromatologie" durch die
alljährliche Veröffentlichung von Hunderten von neuen klinischen Syndromen allmählich immer unübersehbarer zu werden begann, nahm der Plan, der schließlich zur
genannten Gründung führte, auch festere Gestalt an. Die Aufgabenstellung der Ab-

teilung geht von der Überlegung aus, daß es bei einer Zahl von etwa 30 000 gegenwärtig auf der Erde bekannten und unterscheidbaren Krankheitsbildern dem einzelnen Arzt nicht mehr möglich sein kann, alle diese Krankheitsbilder samt ihren Be-
zeichnungen und der dahinterstehenden vielfältigen Information im Gedächtnis und
jederzeit verfügbar zu haben. Zudem werden täglich weitere neue Syndrome beschrieben, so daß zu erwarten ist, daß sich diese Zahl von Krankheitsbildern in
spätestens 10 - 20 Jahren verdoppelt haben wird.

Alle vorhandenen Nachschlagewerke können solchem fortwährenden Informations-
zufluß schon lange nur noch ungenügend nachkommen. Aus dieser Situation gibt es
eigentlich nur den Ausweg, für den Arzt eine leistungsfähige Hilfsorganisation mit
Auskunftsfunktion zu schaffen, die sich der systematischen Erfassung, Dokumentation und Sammlung seltener, ungewöhnlicher und neubeschriebener Krankheitsbilder
annimmt. Auf diese Weise kann es vielleicht noch in letzter Minute gelingen, die
gegenwärtig bestehende und ständig größer werdende Informationslücke der Ärzteschaft auf dem Gebiete der Syndromatologie allmählich zu verringern.

Die neue Abteilung gibt dem Arzt auf Anfrage Auskünfte über alle syndromatologischen Fragen. Mit ihrer Hilfe wird es z. B. möglich sein, darüber etwas auszu-
sagen, ob, wo, wann und von wem ein bestimmtes seltenes, eigenartiges oder
schwer deutbares Krankheitsbild bereits zuvor schon irgendwo beobachtet wurde,
wie es zweckmäßig zu bezeichnen sei, wie (und evtl. auch wo) es behandelt werden
kann. Beobachter identischer, eindeutig neuer Krankheitsbilder, die voneinander
gewöhnlich nichts wissen, können durch das Auskunftszentrum miteinander zum Er-
fahrungsaustausch und zu Publikationszwecken in Verbindung gebracht werden.

Zur Früherkennung und Aufklärung von bis dahin unbekannten medikamentös oder
chemisch-toxisch bedingten Krankheitsbildern, vor allem aber bei der Erkennung
etwa gehäuft neuauftretender teratogener Mißbildungssyndrome (z. B. nach dem Mechanismus der sog. Thalidomid-Embryopathie), wird die Einrichtung eine besondere Bewährungsprobe zu bestehen haben, indem sie nach Art eines Radar-Warnsystems
beim Auftreten solcher Ereignisse möglichst frühzeitig, schon nach den ersten
gleichartigen Fällen, Alarm schlägt.

Sie kann ferner bei der Festlegung einer Beobachterpriorität mitwirken.
Die Aufgaben der Abteilung werden sich zweifellos im Laufe der nächsten Jahre noch
erweitern, denn durch ihre Arbeit werden schon bald neue ätiologisch-pathogeneti-
sche, statistische und semiotische Erkenntnisse gewonnen werden, die wiederum
auch neue Fragen aufwerfen. Vor allem die systematische Mißbildungsforschung

dürfte von ihr manche Bereicherung zu erwarten haben.

Bis zur Erreichung der vollen Funktionshöhe der Abteilung im geschilderten Sinne ist allerdings noch ein reiches Maß an Grundlagenarbeit zu leisten, zu der beispielsweise auch die Erstellung eines speziellen Symptomenlexikons (mit Definitionsfestlegung, Normierung der Nomenklatur, Erfassung aller Synonyme u. a. m.) und die Schaffung eines umfassenden Foto- und Diaarchivs für Zwecke der vergleichenden Diagnostik sowie für Lehre und Forschung gehören, um nur zwei Beispiele zu nennen.

Eine Auskunftserteilung von solcher Breite und Tiefe kann nur auf besonders leistungsfähige, eng logisch miteinander verknüpfte und verzahnte Informationspeicher und -register (konventioneller und automatisierter Art) gegründet sein. Sie allein machen es möglich, alle denkbaren syndromatologischen Fakten von jeder Anfragesituation aus zu erfassen und zuverkässig wiederzufinden.

Informationsgewinnung und Funktionsabläufe

Die zum Funktionieren des Auskunftsteils des Systems notwendigen syndromatologischen Informationen werden in der Hauptsache aus 2 Quellen gewonnen, nämlich aus

a) einer fortlaufenden und systematischen Auswertung der kasuistischen Weltliteratur

b) dem Informationsgehalt jeder einzelnen Anfrage an das System.

Den methodischen Ablauf dieser beiden Vorgänge haben wir in 2 Flußdiagrammen dargestellt. Die in ihnen angegebenen Funktionsabläufe und größeren Arbeitsschritte werden noch durch zahlreiche, in den Abbildungen nur angedeutete, als Unterprogramme (UP) bezeichnete kleinere Arbeitsvorgänge ergänzt und miteinander verknüpft.

Die Informationsgewinnung aus dem laufenden Schrifttum erfolgt überwiegend nach dem Gesichtspunkt, zunächst möglichst alle diejenigen Titel von Mitteilungen, Arbeiten u. dergl. zu erfassen, in denen genauere Berichte über neue, ungewöhnliche oder seltene Krankheitsbilder zu erwarten sind, Einblick in die Originale zu nehmen, sie gegebenenfalls auszuwerten und das gewonnene neue Informationsmaterial zu speichern.

Die Verwertung eingehender Anfragen als Informationsquelle geschieht in ähnlicher Weise. Kann mit Hilfe des Systems eine bestimmte Frage, z. B. nach der Bezeichnung, Natur, Art usw., eines symptomatologisch genau geschilderten Krank-

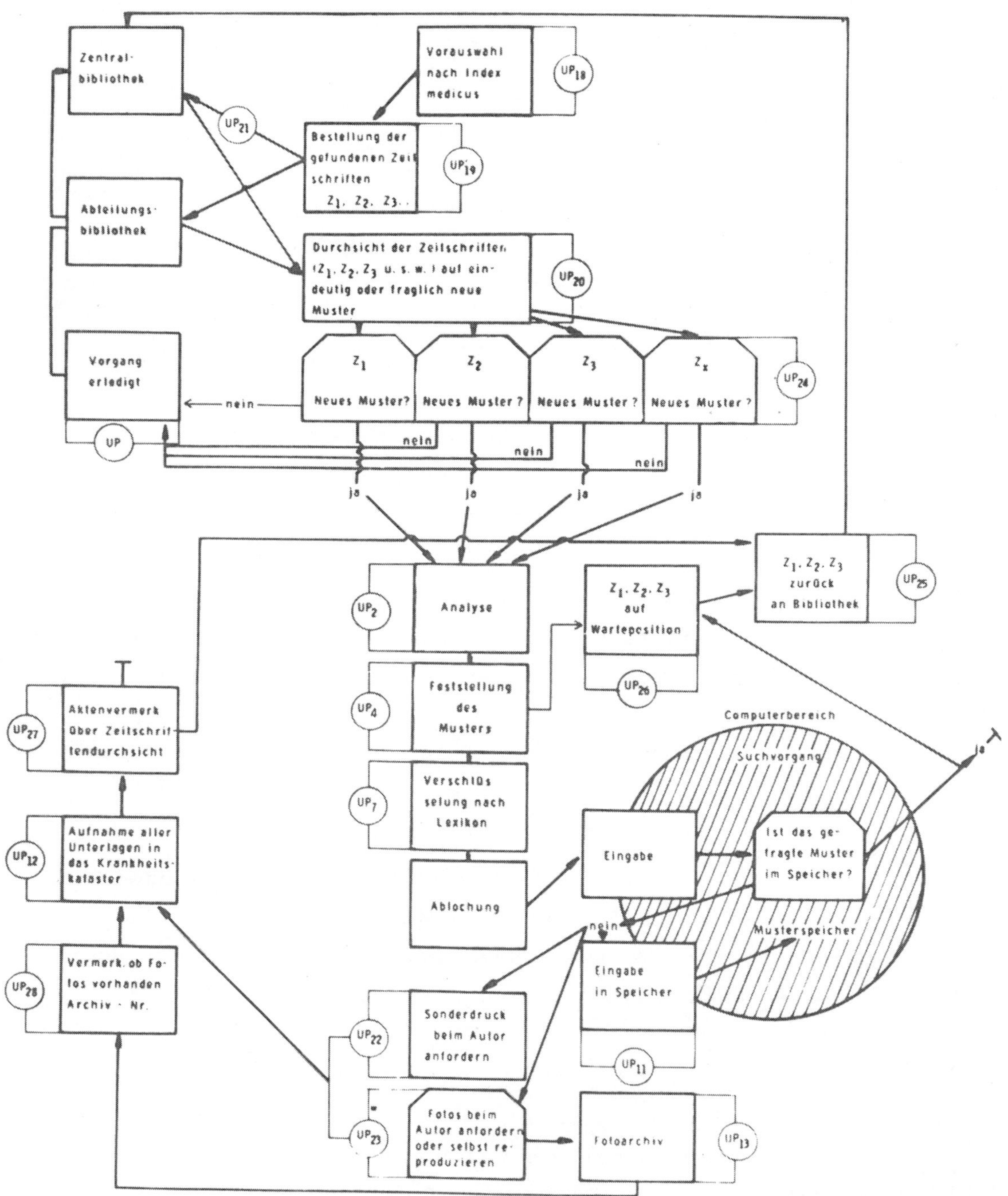

Abb. 1. Flußdiagramm über die Arbeitsabläufe bei der Informationsgewin-nung aus der Literatur, die im Prinzip den in Abb. 2 dargestellten Abläufen ähneln und ebenso wie diese durch zusätzliche Unterprogramme ergänzt werden

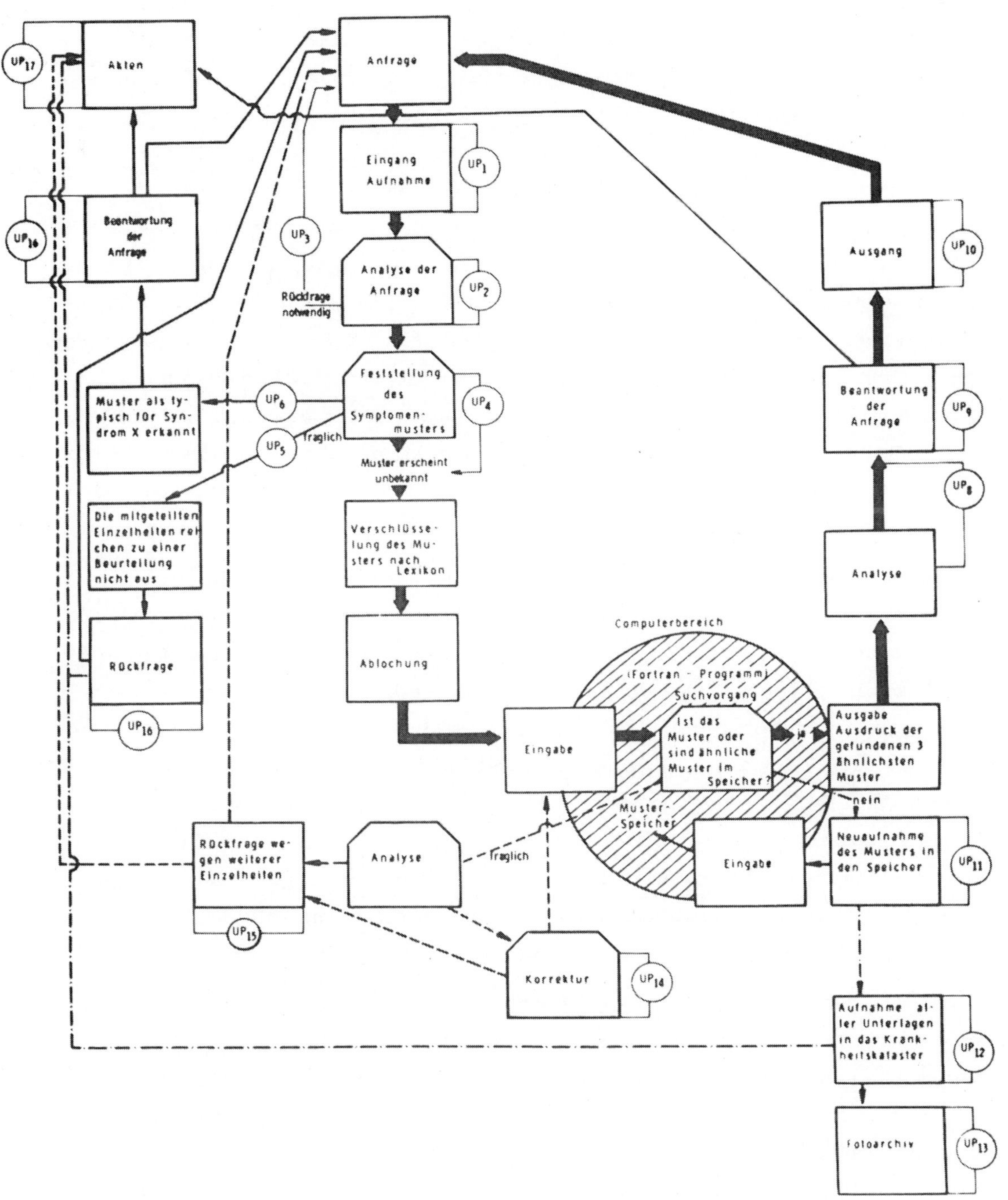

Abb. 2. Das Flußdiagramm zeigt den Ablauf eines Teils der Arbeit der Abteilung, nämlich die Art der Informationsgewinnung aus eingehenden Anfragen. Durch die so festgelegten Arbeitsabläufe wird sichergestellt, daß neue, bisher noch unbekannte Krankheitsbilder automatisch gespeichert und jederzeit wiederaufgefunden werden können. Zahlreiche der dargestellten Arbeitsschritte werden durch zusätzliche Unterprogramme (UP) ergänzt

heitsbildes nicht hinreichen oder gar nicht beantwortet werden, dann wird die in der Anfrage liegende Information sogleich oder nach einem Suchlauf als Neuinformation (z. B. als bisher unbekanntes oder neues Syndrom) behandelt und gespeichert. Der Anfragende kann in diesem Falle und in der ersten Aufbauphase zwar nicht mehr als die Antwort erhalten, daß das zur Debatte stehende Krankheitsbild keinem der im System gespeicherten Syndrome zuzuordnen war. Taucht dann später eine erneute Anfrage gleichen Inhalts auf, wird die zweite Anfrage automatisch mit der ersten zusammengeführt, ebenso eine dritte und vierte usw. Auf diese Weise lassen sich die Beobachter seltener, ungewöhnlicher oder neuer Krankheitsbilder unschwer direkt miteinander in Verbindung bringen. So wird sichergestellt, daß selbst seltenste Einzelbeobachtungen nicht verlorengehen, sondern gewissermaßen "gebündelt" und konzentriert werden. Dadurch wird auch erreicht, daß ihre "Seltenheit" relativ schnell geringer wird und daß früher oder später auch die in ihnen liegenden Regelhaftigkeiten (im klinischen wie im statistischen Sinne) klar erkannt werden können.

Dies hat eine besondere Bedeutung, weil das Vorhandensein einer bestimmten Symptomenkombination in nur einem einzigen Falle noch keineswegs ausreichend ist, um daraus schon auf eine tatsächliche neue biologische Krankheitseinheit zu schließen. Hierzu gehört vielmehr einerseits eine gewisse Häufung ähnlicher oder ganz entsprechender Beobachtungen und andererseits der schlüssige Beweis, daß das beobachtete Krankheitsbild keine rein zufällig entstandene Symptomenkombination sein kann. Deshalb muß für die endgültige Anerkennung einer solchen Beobachtung als eigenständige neue Einheit stets der Nachweis der Überzufälligkeit der aufgetretenen Symptomenkombination gefordert werden. Diese Bedingung kann aber nur im massenstatistischen Vergleich, d. h. nur durch das Zusammenlaufen mehrerer gleichartiger Beobachtungen erfüllt werden.

Die Flußdiagramme zeigen auch, in welcher Weise die Entscheidungen erfolgen, nämlich vor allem durch Symptomenmustervergleiche. Dabei lautet die Testfrage, ob ein beobachtetes (Anfrage) oder ein neubeschriebenes Syndrom (Literatur) tatsächlich auch ein neues, bisher im Thesaurus nicht vorhandenes Muster darstellt oder nicht. Dieser Vergleichsvorgang läuft bei beiden Arten der Informationsgewinnung gleichartig ab. Er wird vom Computer übernommen werden, wenn die definitorischen und nomenklatorischen Vorarbeiten erfolgt sind. Entsprechende Such-, Vergleichs- und Identifizierungsprogramme existieren bereits und haben ihre erste Bewährungsprobe zufriedenstellend bestanden.

Bei der Schilderung von Zielen, Aufgaben und Funktionen einer derartigen Einrichtung der medizinischen Informatik darf ein Problem nicht ganz vergessen wer-

den: Die Kompliziertheit des Dokumentationsgegenstandes, der bis in schwierigste
klinische Situationen hineinreicht, und die Auskunftsfunktion über Tatbestände am
Patienten, die unter Umständen nach Art eines ärztlichen Konsiliums zu unmittelbaren praktischen Auswirkungen am Kranken führt, machen es von vornherein un-
abdingbar, daß nicht nur die Planung der Einrichtung, sondern mehr noch die Umsetzung der Idee in die Wirklichkeit von einem mit allen Fragen der Syndromatologie besonders gut vertrauten Arzt geleitet und überwacht wird. Nur derjenige, der
auch die am Krankenbett auftauchenden Probleme aus eigener Erfahrung und An-
schauung bis in Einzelheiten kennt, dürfte garantieren, daß das ausschließlich der
Ärzteschaft und ihren Patienten dienende System stets unter rein ärztlich-klini-
schen Aspekten betrieben wird.

Besonders enge Verbindungen wird die Abteilung zweifellos mit allen speziell
der Diagnostik und der diagnostisch-differentialdiagnostischen Informatik dienenden
Institutionen aufzunehmen haben, mit denen ein regelmäßiger Informationsaustausch
vorgesehen sit. Dieser wird beiden Seiten vor allem dann sehr nützlich sein, wenn
bei der unmittelbaren Krankenbeobachtung ungewöhnliche, seltene oder neue Krankheitsbilder auftauchen, die mit den an der Beobachtungsstelle verfügbaren Informationsquellen nicht schnell oder gar nicht geklärt werden können.

Es ist zu erwarten, daß der Inhalt der spezifischen Thesauren der Abteilung dem
Wissensstand von konventionellen Informationsquellen diagnostischer Einrichtungen
stets ganz beträchtlich voraneilen wird. Denn durch die systematische und perma-
nente Sammel- und Dokumentationsarbeit ist gesichert, daß die Abteilung stets besonders dicht am neuesten Erkenntnisstand bleiben wird. So wird ihre Auskunftsfunktion den aktuellen Wissensstand vermitteln und die Wertigkeit eines besonders hochqualifizierten Konsiliums durch beste Sachkenner erreichen.

Die "Dokumentations- und Forschungsabteilung für klinische Nosologie und Semiotik am Fachbereich Humanmedizin der Universität Frankfurt a.M." ist eine
gemeinnützige Dienstleistungs- und Forschungseinrichtung zugleich. Sie steht mit
ihrem Auskunftsdienst Ärzten aller Disziplinen, ärztlichen Einrichtungen und Organisationen kostenlos zur Verfügung. Anfragen sollten nach Möglichkeit schriftlich,
unter formloser, aber genauer Darlegung der Fragesituation erfolgen. Für die Analyse des Krankheitsbildes und die Treffsicherheit der Auskunft kommt es vor allem
darauf an, daß die vom anfragenden Arzt beobachtete Symptomatologie des zur Frage stehenden Krankheitsfalles und alle für seine Deutung wichtigen sonstigen Fakten
(Anamnese, Verlauf, Laborbefunde, Röntgenbefunde usw.) in der Anfrage enthalten
sind. Die Miteinsendung von etwa vorhandenen Fotos oder Röntgenbildern zur Ein-
sichtnahme wird besonders empfohlen.

Zu betonen ist, daß es nicht in der Zielsetzung der Abteilung liegt, universellere oder umfassende Literaturzusammenstellungen zu liefern oder Literatur im Original zu beschaffen. Dies muß den hierfür speziell eingerichteten Literaturdiensten vorbehalten bleiben. Nichtsdestoweniger wird sie auch Literaturquellen nennen und auf wichtige Originalarbeiten dann aufmerksam machen, wenn dies für die richtige Einordnung des gefragten Krankheitsbildes von Bedeutung sein sollte.

Auch unmittelbare Krankenuntersuchungen werden in ihr nur ausnahmsweise ausgeführt werden.

Künftighin wird die Abteilung etwa neu entstehenden Zentren, die Diagnostik mit Computerhilfe betreiben, nicht nur fortlaufend neue Informationen zur Verfügung stellen können, sondern ihrerseits für diese in sachlicher wie methodischer Hinsicht wichtige Entwicklungsarbeit leisten: Vollzieht sich hier doch gewissermaßen ein Modellversuch auf einem zwar begrenzten, dennoch vom Einzelnen kaum noch überschaubaren Bereich der Krankheitslehre, der sich zudem in voller Expansion befindet. Heute wie in Zukunft wird gerade dieser Bereich eine zentrale Bedeutung in allen Fragen der medizinischen Diagnostik haben. Kein Zweifel, daß gerade er wegen seines übergroßen Informationszuflusses vordringlich und möglichst bald in den Automatisierungsprozeß der Diagnostik einbezogen werden muß.

Die praktische Medizin schickt sich soeben an, den Weg zur Diagnostik mit Computerhilfe zu beschreiten. Um diese aber ohne Rückschläge ausführen zu können, bedarf es noch recht umfangreicher Vorarbeiten eben von jener Art, wie sie nun z. B. durch die systematische Dokumentation der klinischen Syndrome in der beschriebenen Weise erstmalig in Angriff genommen werden.

Literatur

1. LEIBER, B.: Wege der Rationalisierung und Automation in der Krankheitsforschung. Ärztl. Mitt. 60, 839-842 (1963)

2. LEIBER, B.: Möglichkeiten und Grenzen der Computer-Diagnostik. Med. Klin. 63, 388-391 (1968)

3. LEIBER, B.: Computer-Diagnostik und ärztliche Praxis. Grundlagen - Möglichkeiten - Grenzen - Zukunftsaspekte. Almanch f. d. ärztl. Fortb. 243-266 (1969)

4. LEIBER, B.: Die praktische Medizin auf dem Wege zur Computer-Diagnostik. Arithmed $\underline{2}$, 20 (1969)

5. LEIBER, B. und G. OLBRICH: Die klinischen Syndrome. Urban und Schwarzenberg München, 5. Aufl. 1972/73.

Die Rolle des Computers in der Medizin

G. Wagner

Der Zuwachs an gesicherten Erkenntnissen im Bereich der Naturwissenschaften
vollzieht sich in immer schnellerem Tempo. Das Gesamtvolumen des Wissens soll
sich derzeit etwa alle 10 Jahre verdoppeln (10). Parallel dazu und bedingt dadurch
erleben wir eine ständig steigende Wachstumsrate technischer Erfindungen und
industrieller Innovationen, für deren Verwendung eine geschickt operierende Wer-
beindustrie Bedürfnisse erweckt, bevor sie vielleicht morgen schon überholt und
schrottreif sind. Der Mensch von heute muß sich - viel stärker als alle seine Vorfahren - bis in sein hohes Alter hinein diesem ständigen Wandel seiner Umwelt-
struktur anpassen. Er muß sich, wenn er weiterhin bestehen will, zwangsläufig
auch mehr als bisher mit seiner Zukunft beschäftigen (5).

Die wissenschaftliche Vorausschau - für die Ossip K. FLECHTHEIM 1943 den
Sammelbegriff "Futurologie" geprägt hat - gewinnt in der modernen Gesellschaft
zunehmend an Bedeutung. Ihre Methodik ist exakter als früher, ihre Aussagen
sind glaubwürdiger geworden. An die Stelle von utopischen Spekulationen sind
rationale Projektionen, d. h. Extrapolationen bestehender oder sich abzeichnen-
der Trends, getreten. Vom phantasievollen Hobby Einzelner ist die systematische
Beschäftigung mit dem Aussehen der Welt von morgen zur hauptamtlichen Tätigkeit ganzer Forschergruppen geworden. So stehen beispielsweise bei der Rand
Corporation in Santa Monica/Californien für die systematische Beschäftigung mit
unserer sich wandelnden Welt rund 200 Naturwissenschaftler, Ingenieure, Volks-
wirte, Soziologen und andere Spezialisten und ein Budget von jährlich rund 28 Millionen DM zur Verfügung (6).

Daß im Rahmen futurologischer Bemühungen die Medizin eine bevorzugte Stellung
einnimmt, sollte niemanden verwundern; dürfen wir doch wohl voraussetzen, daß
auch in Zukunft Gesundheit immer noch als eines der höchsten Güter der Menschen
angesehen werden wird.

In den letzten Jahren haben sich mehrere wissenschaftliche Symposien, Rund-
fragen, technische Reports und Buch- oder Zeitschriften-Publikationen speziell
oder unter anderem mit der Medizin der Zukunft - vorwiegend orientiert auf das
Jahr 2000 hin - beschäftigt. In allen diesen Prognosen spielen technische Hilfsmittel und Apparaturen - vor allem der Computer - eine entscheidende Rolle. Nach
GRAUL und FRANKE (9) beispielsweise, die eine Synopsis verschiedener Zukunfts-
prognosen versucht haben, werden im Jahre 1985 fast alle Gebiete der Medizin
"computerisiert" sein. Die biomedizinische Elektronik wird künstliche Organe,
elektronische Prothesen mit Servomechanismen und Radargeräte für Blinde entwickeln. Programmiertes Lernen, riesige Datenbanken, automatische Fremd-
sprachenübersetzungen werden selbstverständlich, Diagnostik und Therapie werden
weitgehend computergesteuert sein. Computer werden die Gesundheit der gesamten
Bevölkerung überwachen und die Krankheitsgeschichten jedes einzelnen Bürgers
von der Wiege bis zur Bahre so führen, daß alle gespeicherten Daten und Informationen auf Anfrage jederzeit sofort disponibel sind.

Eine bemerkenswerte Vorschau - übrigens eine der ganz wenigen von einem
Mediziner gestellten Prognosen - hat Dr. CREECH, der Präsident der amerikani-
schen Chirurgenvereinigung, für das Jahr 1990 abgegeben:

Private ärztliche Behandlungen wird es im Jahre 1990 kaum noch geben. Die
Ärzte sind dann Angestellte der Weltstaaten und leben von einem Pauschalgehalt.
Die Diagnose wird über einen Elektronenrechner erstellt. Jeder Bürger hat seinen
Gesundheitspaß, der auf dem laufenden gehalten wird. Die Behandlung der Kranken
wird sich in Formen vollziehen, die mit Fließbandarbeit vergleichbar sind. Die
Verwaltung der Krankenhäuser wie auch der Laborarbeiten erfolgt automatisch.
Automatische Registrierapparate, sogenannte Monitoren, kontrollieren, korrigie-
ren und planen alle therapeutischen Maßnahmen. Die meisten Ärzte werden um
1990 nur noch als biomedizinische Ingenieure ihren Beruf ausüben. Die alten traditionellen Disziplinen werden zerfallen und sich in neuen Formen integrieren (4).

Im Jahre 2020 - so will es der bekannte Gordon-Helmer-Report (8) - wird man
in der Lage sein, die Gehirntätigkeit des Menschen durch direkte elektronische
Schaltung zur Steuerung von Computern zu benutzen. Damit wird eine optimale
Computertätigkeit erzielt, zusammengesetzt aus den Denkprozessen des menschlichen Gehirns einerseits und der theoretisch beliebig hohen Speicherkapazität
eines Computers andererseits. Die Ehe zwischen Gehirn und Computer wird "in
harmonischer Symbiose" vollzogen sein.

Zu dieser "langersehnten Ehe zwischen dem Mr. Computer und unserem metaphysischen Blumenkohl" paßt dann auch das von SCHIPPERGES (20) sarkastisch ausgemalte "Medical Center" des Jahres 2000: Riesige Heilstädte mit Krankenhausmaschinen als selbstlernende Matrizensysteme, gewaltige Herden von "weißen Elefanten", umlagert von den Vorortvillen für die Hundertjährigen mit Scharen von Gerontessen, ganze Krankenlandschaften mit einem totalen medizinischen Service incl. dem total rotierenden Patienten im sanitären Fließband der Zukunft, überdimensionale Intensivstationen, überwacht vom unerbittlichen Auge der elektronischen Krankenschwester, nicht zu vergessen die künstlichen Mutterleiber der Intrauterininkubatoren wie auch die unterirdischen Frigidarien, um den eingefrorenen Kranken im künstlichen Koma die "Zeitreise" zu ermöglichen über Jahre oder Jahrhunderte oder bis zur Genesung - kurzum: das aus vorgefertigten Kunststoffelementen fabrizierte Wegwerfkrankenhaus der Zukunft, entworfen von Planungsstrategen, die, berauscht vom Sog des Kommenden, das neue Jahrtausend aufforsten wollen zu einer Globalopolis - und mitten darin die labyrinthischen Schluchten pathischer Existenz, der alte Zauberberg, ein chaotisches Zaubergebirge, über das schon Thomas Mann seinen Spruch schreiben wollte: "Wer hier nicht krank wird, darf als trotzig gelten".

Nun, zutreffende Vorstellungen über zukünftige Entwicklungen zu formulieren, ist überaus schwierig, und die Gefahr falscher Prognosen bei langfristigen Hochrechnungen entsprechend groß. Gerade auf dem Gebiet der sogenannten "Computermedizin" ist der bis heute erzielte Fortschritt hinter den allzu optimistischen Erwartungen der frühen 60er Jahre erheblich zurückgeblieben. Ich möchte meine Aufgabe nicht darin sehen, wissenschafts-futurologische Prognosen über die Rolle des Computers in der Medizin von übermorgen zu stellen - dazu halte ich mich auch für nicht kompetent genug -, sondern ich will versuchen, die heute schon bestehenden Möglichkeiten und erkennbaren Trends ein wenig weiter in die Zukunft zu verfolgen. Ich muß mich dabei aus zeitlichen Gründen auf eine kleine Auswahl aus der umfangreichen Materie beschränken.

Die Verarbeitung klinischer Daten und Informationen

Als Ganzes betrachtet trägt die praktische Medizin viele Züge eines Informationssystems. Sie befaßt sich eingehend mit der Gewinnung, Aufzeichnung, Speicherung, Übermittlung, Zusammenfassung, Analyse und Bewertung von Daten und Informa-

tionen. Die Anzahl der heute vom einzelnen Patienten anfallenden Daten steigt auf
Grund der ständig verfeinerten und ausgeweiteten Möglichkeiten der modernen
Diagnostik und Therapie ständig an. Der Kliniker und der in der Praxis tätige Arzt
stehen schon heute vor einem "embarras de richesse", der sich mit herkömmlichen
Methoden nicht mehr in adäquater Weise bewältigen läßt (23). So hat sich beispielsweise die Zahl der in den klinischen Laboratorien anfallenden Untersuchungen seit
Ende des 2. Weltkrieges ziemlich genau alle 5 Jahre verdoppelt. Das bedeutet
aber, daß bei gleichbleibendem Trend das klinische Laboratorium von 1975 rund
30mal soviel Tests durchführen wird wie das von 1950, und daß sich von heute bis
1985 der Arbeitsanfall im klinischen Laboratorium verachtfachen wird. Die Technik hierfür steht bereit: Allein die inzwischen in den USA installierten 1150 12-
Kanal-Autoanalyzer der Firma Technicon führen pro Jahr rund 17 Millionen bio-
chemische Profiluntersuchungen durch (27). Der in Schweden entwickelte Analysen-
roboter "Autochemist" ist in der Lage, 40 verschiedene Untersuchungen gleichzeitig durchzuführen; er schafft pro Tag viele Tausend Einzeluntersuchungen.

Diese mit der Analysenautomation ermöglichte Steigerung der Leistungsfähigkeit des Labors ist jedoch nur sinnvoll, wenn sie mit einer Rationalisierung der
Datenverarbeitung Hand in Hand geht (24).

Ärzte und Pflegepersonal werden durch administrative Schreibarbeit zunehmend
absorbiert. Heute verbraucht der klinisch tätige Arzt fast die Hälfte seiner Arbeitszeit mit dem Ausfüllen von Krankengeschichten, der schriftlichen Anordnung von
Untersuchungen, dem Diktieren oder Schreiben von Arztbriefen usw. Die Planungs-
kommission der British Medical Association kommt in ihrem Report "Computers
in Medicine" (2) zu der Empfehlung, daß alle Büroarbeiten und alle begrifflich
einfachen, aber ständig wiederkehrenden und ermüdenden Funktionen im Krankenhaus viel besser einem Computer überlassen werden sollten.

Zu diesen konzeptuell einfachen, aber mühsamen und ermüdenden Funktionen
gehört auch das sog. "Linkage of Information", d.h. das Zusammenführen von an
verschiedenen Stellen und zu verschiedenen Zeiten gewonnener, aber zusammengehöriger Informationen (beispielsweise die vollständige Krankheitsgeschichte einer Person über viele Jahre hin oder die Aufstellung von Familienstammbäumen
und Sippenkatastern für die genetische Forschung). Die Technik des Medical
Record Linkage wird - das lassen die erfolgreichen Pilot Studies in British-Colum-
bia (16) und in der Oxford Region (1) schon heute erkennen - in der zukünftigen
Medizin vor allem im Rahmen demographischer und epidemiologischer Untersuchungen, für die Genetik, die Medizinalstatistik und andere Bereiche der öffent-

lichen Gesundheitspflege eine große Bedeutung erlangen. Das Quellenmaterial für alle diese wissenschaftlichen Untersuchungen wird in sogenannten "Datenbanken" bereitgehalten und zusammengeführt werden. Es leuchtet ein, daß derartige Datenbanken umso effektiver arbeiten können, je weniger Information nach außerhalb der Grenzen eines solchen Systems verloren geht. Dieser Umstand hat zur Konzeption riesiger Systeme auf nationaler Basis geführt, die allerdings bis heute noch nirgendwo realisiert worden sind, bzw. zu sogenannten Daten-Verbund-Systemen, in denen mehrere regionale Computer mittels Datenfernübertragung zu einem Verbundnetz zusammengeschaltet sind und ihre Informationen austauschen können. Auf die sich bei derartigen Systemen sofort aufdrängenden Probleme rechtlicher Art (beispielsweise die Garantierung der Vertraulichkeit der Angaben und des Schutzes der persönlichen Intimsphäre) kann ich hier nicht näher eingehen. Sie sind Gegenstand vieler Publikationen und zahlreicher Konferenzen, ja sogar von Hearings vor dem US-amerikanischen Senat gewesen und werden die einschlägigen Experten, vor allem die Juristen, noch lange beschäftigen.

Die Verarbeitung biophysikalischer Signale

Mit der Entwicklung immer neuer und komplizierter werdender Apparaturen für Diagnostik und Therapie beschäftigt sich ein ganzer neuer Spezialistenzweig, der sogenannte Biotechniker oder Bioingenieur. Ein moderner Operationssaal ist ohne eine Vielzahl von technischen Aggregaten heute und in Zukunft gar nicht mehr denkbar. In steigendem Maße werden Computer zur Überwachung und Steuerung der Narkose benutzt; zunehmend funktionieren sogenannte "Monitor-Systeme" bei Frischoperierten und kritisch Kranken als "elektronische Schwestern", die jede bedrohliche Abweichung irgendeiner Körperfunktion sofort erfassen und entweder melden oder automatisch geeignete Gegenmaßnahmen einleiten. Die Überlebenschance von Patienten mit schweren Kreislaufschocks und von schwerstkranken Verunglückten konnte mit Hilfe derartiger elektronischer Monitor-Systeme deutlich verbessert werden (23).

Der Einfluß der Ingenieure wird sich vor allem in einer Verbesserung der diagnostischen Hilfsmittel auswirken (Biophysikalische Meßmethoden). Auf dem Gebiet der elektronischen Analyse der Herzstromkurven sind heute z. B. schon so entscheidende Fortschritte erreicht worden, daß die routinemäßige Computeranalyse nicht mehr eine wissenschaftliche, sondern nur noch eine organisatorische Frage ist.

Sog. "Computer-Diagnose"

Wesentlich reservierter müssen wir uns gegenüber der sog. "Computer-
Diagnose" verhalten. Schon der Begriff als solcher ist irreführend. Die Vorstellung,
der Computer könne in absehbarer Zeit den Arzt als Diagnostiker ersetzen, ist
sicher falsch.

Jeder Patient ist eine unteilbare Einheit von Körper und Seele; jeder einzelne
Mensch ein einmaliges Individuum mit einer ganz speziellen, im genetischen Material fixierten Reaktionsweise auf die Umwelt. "Niemals wird in der Medizin der
"allgemeine Fall" existieren oder zu beraten sein - immer geht es um das Problem,
wie diese oder jene unverwechselbare lebendige Einheit auf die Beeinflussung reagiert. In der Biologie und Medizin versagt lineares kausales Denken" (15). Die
ärztliche Diagnose ist auch mehr als eine bloße Addition von Symptomen und Zeichen; es wirkt dabei das mit, was wir - wohl nicht ganz korrekt - als die ärztliche "Intuition" anzusprechen pflegen; eine mnemonische Integrationsleistung, die
auf persönlich gesammelter Erfahrung aufbaut. Eine gute Diagnose zu stellen, ist
bis zu einem gewissen Grade eine kaum lernbare Kunst; umso mehr als die Medizin - im Gegensatz zu den exakten Naturwissenschaften - kein logisch aufgebautes
und einheitliches nosologisches Konzept besitzt. Jede ärztliche Diagnose stellt eine Abstraktion dar, und keine Maschine ist in der Lage, auch nur die elementarste
Abstrahierung durchzuführen (11).

Es soll aber keineswegs verkannt werden, daß der Computer eine wirkliche
Hilfe für den Arzt sein kann, wenn es darum geht, mehrere Wahrscheinlichkeiten
differentialdiagnostisch gegeneinander abzuwägen oder dem Arzt als Gedächtnis-
stütze zu dienen (13).

Die Symbiose Mensch - Maschine

Der Umgang mit dem Computer - für die heutige Generation noch vielfach ein
geheimnisumwittertes, respekteinflößendes Uberding - wird bei unseren Nachfahren zunehmend zwangloser und selbstverständlicher werden. Der Einsatz solcher technisch-geistiger Hilfsmittel wird sich mehr und mehr in Form des Dialogs
zwischen dem Menschen und dem System abspielen; es wird immer stärker zu einer Art von Symbiose "Mensch-Maschine" kommen. Das extremste Beispiel für
ein derartiges Zusammenspiel bietet heute die Weltraumfahrt, die weder ohne den
Menschen noch ohne den Computer möglich geworden wäre.

Erste Schritte in Richtung eines Dialogs zwischen Arzt und Computer bzw.

Patient und Computer sehen wir heute in den On-line-Systemen zur radiologischen
Befundung, in den Verzweigungsprogrammen zur Anamneserhebung oder etwa in
den Projekten eines automatisierten programmierten Unterrichts. Auf alle diese
Anwendungsgebiete, in denen der Computer die Rolle des kenntnisreichen Assistenten des Menschen spielt, kann ich hier leider nicht näher eingehen. Dagegen möchte
ich mich noch kurz mit der Rolle des Computers bei der zukünftigen Verabfolgung
von Behandlungs- und Pflege-Maßnahmen beschäftigen, also mit dem, was die
Angelsachsen als "patient care" bezeichnen. Stets sollte ja der Patient im Vordergrund aller Bemühungen in der Medizin stehen; die Verbesserung seiner Position
ist der Gradmesser für den Wert der elektronischen Datenverarbeitung in der
Medizin (25).

<u>Das Krankenhaus der Zukunft</u>

Das eingangs erwähnte Wegwerfkrankenhaus der Zukunft wird uns hoffentlich
erspart bleiben. Schon heute aber begegnen uns in einer modernen Klinik, auf In-
tensivpflegestationen und in Forschungslaboratorien auf Schritt und Tritt elektronische Geräte. Biomedizinische Technik und Elektronik werden sich in der Klinik
der Zukunft immer weiter ausdehnen. Die Ansprüche, die heute an eine mit allen
neuzeitlichen technischen, therapeutischen und medikamentösen Aufwand betriebene
Therapie gestellt werden, nehmen laufend zu. Das wirkt sich in einer dauernden
Steigerung der Krankenhauskosten aus, die beispielsweise in den letzten Jahren in
den USA um jährlich 12% angestiegen sind. Nach Schätzungen eines vom Senator
Philipp A. HART (Michigan) geleiteten Senatsausschusses werden um 1980 für jeden Krankenhaustag eines Patienten im Durchschnitt 1000 Dollar aufzubringen sein.
Die durchschnittliche Behandlungsdauer wird sich allerdings gleichzeitig verkürzen
und so einen Teil der Verteuerung wieder wettmachen.

Zu der Vorhersage, daß die Kosten für den Gesundheitsdienst bis in die 90er
Jahre schneller ansteigen werden als das Bruttosozialprodukt, kommt übrigens
auch das Office of Health Economics in London (22).

Noch bis vor kurzem konzentrierten sich in den USA die Bestrebungen auf die
Einführung umfassender sog. Hospital-Informationssysteme auf Real-Time-Basis,
d. h. auf Systeme, die alle in einem Krankenhaus anfallenden Informationen und
Daten sofort in den Computer übertragen und von diesem bearbeiten lassen wollten.
Nachdem aber alle bisherigen Bemühungen, solche umfassenden Systeme zu schaf-
fen, vorerst gescheitert sind, geht man heute mehr und mehr dazu über, Hospital-
Informations-Systeme schrittweise nach dem Vorbild des Baukastenprinzips zu

konzipieren bzw. spezielle Computer für spezielle Aufgabenbereiche zu entwickeln. Hier bleibt auch für die Zukunft noch viel zu tun, denn die heutigen Vielzweckcomputer sind ursprünglich für ganz andere Zwecke konstruiert worden und entsprechen den an sie in der Klinik gestellten Aufgaben keineswegs optimal. Auch von der Technologie her sind also Verbesserungen in Zukunft zu erwarten.

Der Einbruch der Technik in das Krankenhaus wird auch hinsichtlich der traditionellen soziologischen Struktur des Krankenhauses entscheidende Umwälzungen bringen, Veränderungen, in denen wir heute schon stecken, ohne oftmals ihre Richtung und Tendenz zu sehen. Ärzte, Schwestern, technisches Hilfspersonal, Verwaltungsangestellte und Arbeiter in der Klinik sind Angehörige einer therapeutischen Kommune (20). Medizin im Krankenhaus ist ein Interaktionssystem, wobei die Rollendifferenzierung in der Status-Hierarchie durch Status-Symbole markiert wird. Die Spitze der Hierarchie bildet der Arzt, dessen Monopolstellung in Zukunft aber vom Bio-Techniker angetastet werden wird, der schon heute auf dem Standpunkt steht, daß die Medizin ein viel zu breites und viel zu wichtiges Feld sei, um allein den Ärzten überlassen zu bleiben.

Der praktische Arzt der Zukunft

Eine Prognose über die Zukunft des praktischen Arztes zu stellen, ist offenbar noch schwieriger als eine solche für das Krankenhaus der Zukunft. Die Vorstellungen verschiedener Autoren weichen hier noch sehr weitgehend voneinander ab. Die sachgerechte Bedienung der immer komplizierter werdenden Apparaturen wird vom Arzt immer neue und erweiterte Spezialkenntnisse verlangen. Als Konsequenz hiervon wird sich die praktische Medizin von morgen im Sinne eines kollegialen Teamworks mit verteilten Sachkompetenzen ausrichten. LUSTED (14) sieht in der Gruppenpraxis die beste Form, Zeit und Kenntnisse des Arztes der Zukunft möglichst effektiv zu nutzen. Aus ähnlichen Gründen - wegen der Uferlosigkeit der Fakten und der immer spezialistischer werdenden Details - hat übrigens auch Hans SCHAEFER (18) die Gruppenarbeit als Grundvoraussetzung einer modernen und zukünftigen Forschung angesehen.

Noch radikaler äußert sich der bereits eingangs genannte Dr. CREECH (4): "Die Freiheit des ärztlichen Berufes geht zu Ende. Privatärztliche Behandlung wird im Jahre 1990 kaum noch existieren. Ärzte sind dann Angestellte der Weltstaaten und leben von einem Pauschalgehalt".

Die meisten der einschlägigen Projektionen gehen davon aus, daß der frei

praktizierende Arzt in Zukunft verschwinden wird. Was aber steht eigentlich dagegen, den frei praktizierenden Arzt in die Lage zu versetzen, die zukünftig möglich werdenden Gesundheitsdienste besser als bisher zu vermitteln? Wenn wir eine verstaatlichte, zentralisierte Medizin ablehnen und die freie Arztwahl befürwor-
ten, dann müssen wir allerdings auch dafür sorgen, daß der Hausarzt von morgen
in den Genuß der Vorteile der Automation kommt. Er muß dann beispielsweise auf
seinem Schreibtisch ein Datenendgerät haben, mit dem er über eine Übertragungs-
leitung im Time-Sharing-Betrieb an einen regionalen Großcomputer angeschlossen
ist (17), der ihm auf Anfrage alle wesentlichen Informationen über seinen jeweiligen Patienten zuspielt, die Diagnosenfindung erleichtert und eventuelle Vorschläge
hinsichtlich der Therapie macht - kurz und gut: der Computer muß auch den Arzt
in der Praxis von langweiligen und langwierigen geistigen Routinen entlasten, so
daß er bei weniger Arbeitszeit mehr Patienten effektiver behandeln kann als bisher.

Von diesem Aspekt ausgehend sieht LEIBER (12) in diametralem Gegensatz zu
den meisten anderen Autoren in den Jahren 1980 bis 2000 eine neue Blütezeit für
den Hausarzt heraufziehen, während er dem Spezialisten in der freien Praxis eine
weniger gute Chance gibt, weil dessen Funktionen zum Teil von der Klinik, zum
Teil vom Praktiker übernommen werden.

Zukünftige Formen der ärztlichen Versorgung
der Bevölkerung

Eine entscheidende Frage bleibt schließlich noch zu beantworten: Wird sich die
Verabfolgung der ärztlichen Dienste auch weiterhin in den herkömmlichen Bahnen
der kurativen Medizin zwischen praktizierendem Arzt und Klinik bewegen?

Hier wird man wohl relativ einschneidende Veränderungen annehmen dürfen.
Zweifellos werden in einer zukünftigen Medizin Prophylaxe und Früherkennung
von Körperschäden und Krankheiten eine viel größere Bedeutung erlangen als bisher. Amerikanische Experten sagen voraus, daß der Aufwand für präventivmedizi-
nische Maßnahmen, der derzeit bei ca. 10% der gesamten Aufwendungen für das
Gesundheitswesen liegt, die Gesamtkosten der kurativen Medizin bereits in rund
10 Jahren übersteigen wird.

Vielfach nimmt man an, daß ein großer Teil der hohen Kosten weitgehend automatisierter Systeme der Vorsorgeuntersuchung bzw. periodischen Gesundheitstestung sich allein schon dadurch bezahlt machen wird, daß durch Früherkennung
von Krankheiten unter Umständen eine später notwendig werdende wesentlich teure-

re Behandlung vermieden werden kann. Stimmt das aber tatsächlich?

Ein 1968 publizierter britischer Bericht über "Screening in Medical Care" (26) stellt u. a. folgende Fragen:

1. Verhindert die Behandlung einer symptomatischen Bakteriurie in der Schwangerschaft eine Pyelonephritis und ist sie in der Lage, die perinatale Sterblichkeit zu senken?

2. Ermöglicht es der Nachweis abnormer Zellen, einen invasiven Cervixkrebs durch frühzeitige Konisation zu verhüten?

3. Verhindert die frühzeitige Behandlung einer Hyperglykämie die klinische Manifestation eines Diabetes?

4. Kann durch die Behandlung eines asymptomatischen Augenhochdrucks dem Verlust der Sehkraft vorgebeugt werden?

Wenn wir ehrlich sind, müssen wir eingestehen, daß wir auf Fragen dieser Art keine Antwort haben und bisher nicht wissen, wie nützlich Vorsorgeuntersuchungen eigentlich sind.

Dennoch ist das Konzept der periodisch wiederholten automatisierten Gesundheitsuntersuchung sicherlich eines der faszinierendsten der modernen Medizin überhaupt. Zur Zeit sind allein in den USA rund 150 Projekte des Health Screening - oder, wie man neuerdings sagt: des Automated Multiphasic Health Testing (AMHT) in Entwicklung bzw. in Betrieb. Das bekannteste dieser Projekte ist der von Morris F. COLLEN (3) aufgebaute Multiphasic Health Checkup des Kaiser-Permanente-Plans in Oakland. Das Medical Care Programm dieser nach dem Erbauer der Liberty-Schiffe des 2. Weltkrieges benannten Krankenversicherung bietet für eine jährliche Prämie von 100 Dollar seinen mehr als 2 Millionen Versicherten u. a. diesen weitgehend automatisierten Gesundheitsüberwachungsdienst kostenlos an.

Der Direktor des Kaiser-Permanente-Programms, Dr. Sidney R. GARFIELD, hat im April 1970 im "Scientific American" (7) Vorstellungen über die zukünftige Art der medizinischen Versorgung der Bevölkerung geäußert, die hier abschließend wenigstens kurz gestreift werden sollen. Dieses System unterscheidet in der Sprache der Systemanalyse den Input (das ist der zum Arzt oder in die Klinik kommende Patient), die Datenverarbeitungsanlage (das sind Ärzte und Krankenhäuser) und den Output (das ist der - hoffentlich - geheilte oder gebesserte Patient). Der Input setzt sich zusammen aus Gesunden, besorgten Gesunden, Kranken im Frühstadium und manifesten Kranken. Die Mischung der ärztlichen Klientel aus diesen 4 Gruppen hat zu einer hoffnungslosen Überfüllung der ärztlichen Praxen geführt. Ein gewisses Regulativ dieses Systems ist die Kostenbeteiligung des Patienten, denn niemand wünscht für nicht benötigte ärztliche Hilfe zu zahlen. Die Rückseite der Medaille ist aber, daß nur der manifest Kranke, nicht aber der Patient im Frühstadium den Arzt aufsucht. Einen neuen und besseren Regulator sieht GARFIELD in der vorausbezahlten kostenlosen periodischen Gesundheitstestung. Diese Prozedur kann den Input in seine echten Komponenten: die wirklich Gesunden einerseits und alle Arten von latent und manifest Kranken andererseits einwandfrei zerlegen. Konsequenterweise wird sich das Gesundheitssystem der Zukunft in 4 Abteilungen gliedern:

1. den Health Testing und Referral Service - zur Vorsiebung von Gesunden und Kranken;

2. das Sick-Care-Center - entsprechend dem heutigen Krankenhaus zur Behandlung der manifest Kranken;

3. den Preventive Maintenance Service - zur Präventivbehandlung und Rehabilitation;

4. das Health-Care Center - zur Beratung der Gesunden in Fragen der Gesundheitserziehung und Betreuung.

Drei dieser Zentren könnten vorwiegend von ärztlichem Hilfspersonal unter ärztlicher Aufsicht geführt werden; nur das Sick-Care Center wäre auch weiterhin "arztintensiv".

Das Herzstück des gesamten Systems ist der Computer, der den Patientenstrom reguliert und alle Informationen zwischen den einzelnen Zentren bevorratet, steuert und auswertet. Die Ideen von Dr. GARFIELD haben in den USA ungewöhnliches Aufsehen erregt und sind zur Zeit Gegenstand eingehender Diskussionen.

Ich kann es mir nicht versagen, meine Ausführungen mit einer Zukunftsvision auf das Jahr 2000 zu schließen, die Dr. COLLEN, der Stellvertreter von Dr. Garfield und Direktor des Medical Method Research Institute der Kaiser Foundation, vor kurzem anläßlich einer Tischrede (27) gemalt hat:

Da wird der Bürger, der einen Checkup wünscht, beim Durchschreiten der chromblitzenden Eingangstüren den Lichtstrahl zu einer Fotozelle unterbrechen und damit das Abspielen einer Schallplatte auslösen, die ihn folgendermaßen begrüßt: "You are now entering an automated multiphasic health testing program. Every procedure is completely automated under computer control. We will provide you with an automated health questionnaire, heart examination, lung examination, visual acuity check, hearing check, kidney tests, chemical tests and urine tests. Please enter booth No. 7, and be seated in the chair. Place your finger on the push button labelled "Identifier". Your fingerprint will automatically be recorded in our centralized data computer bank which will check your prior history, and create for you a special automated history for your own needs. Under computer quality control the tests will be performed with maximum accuracy. Nothing can possibly go wrong, go wrong, go wrong-."

Literatur

1. ACHESON, E.D.: Medical Record Linkage. London-New-York-Toronto: Oxford University Press, 1967.

2. BRITISH MEDICAL ASSOCIATION, PLANNING UNIT: Computers in Medicine, Planning Unit Report No. 3. London: B.M.A. House, 1969.

3. COLLEN, M.F.: Multiphasic Screening as a Diagnostic Method in Preventive Medicine. Meth. Inform. Med. $\underline{4}$, 71-74 (1965).

4. CREECH, Dr.: zit. bei Schweisheimer.

5. FLECHTHEIM, O.K.: Warum Futurologie? Futurum $\underline{1}$, 3-22 (1968).

6. GALL, M.W.: Computer verändern die Medizin. Schriftenreihe der Bezirks- ärztekammer Nordwürttemberg Nr. $\underline{15}$, 2. Aufl. Stuttgart: A.W. Gentner Verlag 1969.

7. GARFIELD, S.R.: The Delivery of Medical Care. Scient.Amer. $\underline{222}$, 15-23 (1970).

8. GORDON, T.J. and HELMER, O.: Report on a Long-Range Forecasting Study. Santa Monica/Calif.: Rand Corp. 1964.

9. GRAUL, E.H. und FRANKE, H.W.: Futurologie und Medizin. II. Versuche zur Vorausschau medizinischer Entwicklungen. Dtsch.Ärzteblatt $\underline{66}$, 800-804 (1969).

10. HÖHN, K.: Biologie und Medizin von morgen, Futurum $\underline{1}$, 50-65 (1968).

11. KASSIRSKIJ, J.: Technik und Medizin. Ideen des exakten Wissens, 437-441 (1970).

12. LEIBER, B.: Die praktische Medizin auf dem Wege zur Computerdiagnostik. Tendenzen und Stationen bis zum Jahre 2000. Arithmed-Internat. $\underline{1}$, 20-22 (1969).

13. LEIBER, B.: Computer-Diagnostik und ärztliche Praxis. Grundlagen - Möglichkeiten - Grenzen - Zukunftsaspekte. Almanach für die ärztl. Fortbildung 1969, 243-266. München: J. F. Lehmanns Verlag, 1969.

14. LUSTED, L. B.: Computers in Medicine - A personal Perspective. J. chron. Dis. $\underline{19}$, 365-372 (1966).

15. MANSTEIN, B.: Leistungen und Grenzen moderner Medizin. Futurum $\underline{2}$, 78-88 (1969).

16. NEWCOMBE, H. B.: Record Linkage: Concepts and Potentialities. In Med. Res. Council: Mathematics and Computer Science in Biology and Medicine. London: H. M. S. O. , 1965.

17. REICHERTZ, P. L.: Dialog zwischen Arzt und Computer. IBM-Seminar über "Datenverarbeitung und Medizin", Bad Liebenzell 1969. (IBM-Form 80 748-0).

18. SCHAEFER, H.: Die Medizin heute. München: R. Piper & Co. Verlag, 1963.

19. SCHIPPERGES, H.: Entwicklung moderner Medizin, Probleme, Prognosen, Tendenzen. Schriftenreihe der Bezirksärztekammer Nordwürttemberg Nr. 10. Stuttgart: A. W. Gentner Verlag, 1968.

20. SCHIPPERGES, H.: Perspektiven des Krankenhauses im Horizont der Zukunft. Krankenhausarzt $\underline{42}$, 264-272 (1969).

21. SCHWEISHEIMER, W.: Wie wird sich die Medizin bis 1990 umgestalten? Mat. Med. Nordmark $\underline{20}$, 50-52 (1968).

22. TEELING-SMITH, G. (Edit.): Medicines in the 1990's. A technological Forecast. London: Office of Health Economics, 1969.

23. WAGNER, G.: Computer - Hilfsmittel der modernen Medizin. IBM-Nachrichten $\underline{16}$, 304-312 (1966).

24. WAGNER, G.: Moderne Methoden der Datenverarbeitung im klinischen Laboratorium. In Fritze-Wagner (Hrsg.): Automatisierung des klinischen Laboratoriums. Stuttgart-New York: F. K. Schattauer Verlag, 1968.

25. WINGERT, F.: Krankenhaus und Computer. Bild der Wissenschaft $\underline{7}$, 461-467 (1970).

26. ANONYMUS: Screening in Medical Care; Reviewing the Evidence. Published
for the Nuffield Provincial Hospitals Trust by the Oxford University Press.
London 1968.

27. ANONYMUS: Automated Multiphasic Health Testing in the Seventies.   Bericht über eine Tagung der Westchester-County Medical Society in Rye; N.Y.;
14. Jan. 1970. (Broschierter Sonderdruck).

Sachverzeichnis

Analogcomputer in Chemie und Biologie

Eine Einführung.
Von H. Röpke und J. Riemann
198 Abb. VII, 184 Seiten. 1969
Geb. DM 38,00; US $14.10
ISBN 3-540-04694-1

In der Hauptsache werden Anwendungsprobleme dargelegt. Es wird gezeigt, welche Fragen aus Chemie, Biologie und Medizin mit dem Analogcomputer zu lösen sind und wie dabei vorzugehen ist. Mathematische Ableitungen und apparative Erklärungen werden nur insoweit gegeben, als sie für das Verständnis unerläßlich sind. Das Werk behandelt die auftretenden Fragen in elementarer Weise und steckt den großen Rahmen der verschiedenen Problemstellungen ab, der mit Hilfe des umfangreichen Literaturverzeichnisses aufgefüllt werden kann.

Computeranwendungen bei Wachstumsproblemen in Biologie und Medizin

Einführung in die Theorie und exemplarische Darstellung der Praxis besonders an den Ergebnissen der Entwicklung des Zentralnervensystems.
Von H. J. Kretschmann und F. Wingert
124 Abb. XI, 261 Seiten. 1971
DM 38,00; US $14.10
ISBN 3-540-05401-4

Das Buch beschreibt mathematische Verfahren und den Gebrauch neuer Computerprogramme zur Analyse des biologischen Wachstums. Als Beispiel werden Ergebnisse über die quantitative Entwicklung des Gehirns und seiner Regionen demonstriert.

Computer: Werkzeug der Medizin

Kolloquium Datenverarbeitung und Medizin, 7.-9. Oktober 1968 Schloß Reinhartshausen, Erbach im Rheingau
Herausgegeben von
C. Th. Ehlers, N. Hollberg und A. Proppe
41 Abb. XI, 258 Seiten. 1970
DM 22,00; US $8.20
ISBN 3-540-05067-1

Über den Einsatz des Werkzeuges Computer in verschiedenen Bereichen der Medizin, über Notwendigkeit und Nützlichkeit des Einsatzes, vorliegende Erfahrungen, Pläne und Tendenzen informiert dieses Buch. Die darin aufgezeigten Probleme sollten zum Basiswissen jedes modernen Arztes gehören.

Diagnostik-Informationssystem

Integrierte elektronische Datenverarbeitung für die ärztliche Diagnostik.
Beschreibung des Systems der Medizinischen Universitätsklinik in Tübingen mit einem Erfahrungsbericht.
Herausgegeben von H. E. Bock und M. Eggstein
98 Abb. XIV, 217 Seiten
(13 Seiten in Englisch). 1970
Geb. DM 18,00; US $6.70
ISBN 3-540-04791-3

Durch direkte Verbindung der Analysegeräte in den Laboratorien mit einem Prozeßrechensystem werden 80% der anfallenden Untersuchungen ausgeführt, ausgewertet und übersichtlich eingeordnet. Damit wird medizinisch-technisches Pflege- und Hilfspersonal erheblich entlastet und dem Arzt die Diagnostik erleichtert.

Medizinische Diagnostik – Grundlagen und Praxis

von R. Gross. 12 Abb. und 14 Tab. XII, 218 Seiten. 1969
(Heidelberger Taschenbücher, Bd. 48)
DM 9,80; US $3.70
ISBN 3-540-04544-9

Die Befragung und unmittelbare Untersuchung der Kranken, die ergänzenden physikalischen und chemischen Verfahren sowie die neue mathematisch-maschinelle Diagnostik wurden berücksichtigt. Besondere Kapitel sind den subjektiven und objektiven Ursachen von Fehldiagnosen sowie den Grenzen und Möglichkeiten in der Allgemeinpraxis gewidmet.

Computer: Werkzeug der Information

von P. Goldscheider und H. Zemanek
76 Abb. XI, 217 Seiten. 1971
DM 14,80; US $5.50
ISBN 3-540-05406-5

Die beiden Autoren einer gleichnamigen Fernsehserie vermitteln auch in ihrem Buch eine allgemeinverständliche Begegnung mit der Welt des Computers. Sie weihen den Leser in die Geheimnisse des mächtigsten Werkzeugs unseres Jahrhunderts ein, ohne ihn mit einer Fülle technischer Informationen zu überfordern. Sie zeigen, wie der Computer entstand und machen die breite Skala seiner Anwendungsmöglichkeiten begreifbar.

Preisänderungen vorbehalten.

Informatik

Eine einführende Übersicht.
Erster Teil von **F. L. Bauer**
und **G. Goos**
110 Abb. XII, 213 Seiten. 1971
(Heidelberger Taschenbücher,
Bd. 80, Sammlung Informatik)
DM 9,80; US $3.70
ISBN 3-540-05303-4

Inhaltsübersicht: Information
und Nachricht. Begriffliche
Grundlagen der Programmierung. Maschinenorientierte
algorithmische Sprachen.
Schaltnetze und Schaltwerke.

Informatik

Eine einführende Übersicht.
Zweiter Teil von **F. L. Bauer**
und **G. Goos**
70 Abb. XII, 200 Seiten. 1971
(Heidelberger Taschenbücher,
Bd. 91, Sammlung Informatik)
DM 12,80; US $4.80
ISBN 3-540-05487-1

Inhaltsübersicht: Dynamische
Speicherverteilung. Hinter-
grundspeicher und Verkehr mit
der Außenwelt, Grundpro-
gramme. Automaten und
formale Sprachen. Syntaktische
und semantische Definition
algorithmischer Sprachen. Zur
Geschichte der Informatik.

Eine für Studienanfänger ge-
dachte, einführende Übersicht
über die Informatik. Sie zeigt
die Zusammenhänge auf, die
zwischen einzelnen speziellen
Gebieten der Informatik bestehen, und bietet die Grundlage für eine Praxis des Pro-
grammierens.

Elektronik-Praktikum
für Informatiker

von **W. Hahn.**
177 Abb. VIII, 136 Seiten. 1971
(Heidelberger Taschenbücher,
Bd. 85, Sammlung Informatik)
DM 10,80; US $4.00
ISBN 3-540-05364-6

Das Elektronik-Praktikum gibt
eine Einführung in die physikalische Wirkungsweise der
Grundelemente digitaler
Rechenanlagen.

Datenfernverarbeitung

von **H. Hofer.**
168 Abb. XI, 200 Seiten. 1973
(Heidelberger Taschenbücher,
Bd. 120) DM 16,80; US $6.30
ISBN 3-540-06139-8

Mit dem Vordringen der Datenverarbeitung in nahezu alle
Bereiche der Industrie und
Wirtschaft gewinnt die Datenfernverarbeitung schnell an
Bedeutung. Bei dieser Technik
sind mehrere, zum Teil weit
entfernte Außenstellen über
Leitungen mit einer zentralen
DV-Anlage verbunden, die die
ihr übermittelten Daten annimmt und verarbeitet und die
Ergebnisse, wenn notwendig,
wieder rücküberträgt. Das Buch
vermittelt einen Überblick über
die Grundlagen dieses Zweiges
der Datentechnik.

Programmiermethodik

von **O. Komarnicki.**
80 Abb. VIII, 149 Seiten. 1971
(Heidelberger Taschenbücher,
Bd. 93) DM 14,80; US $5.50
ISBN 3-540-05446-4

Dieses Buch enthält eine Zusammenstellung praxiserprobter
Methoden, durch deren An-
wendung das Programmieren
systematisiert und die Programme optimiert werden
können. Es ist eine echte Ar-
beitsunterlage für jeden EDV-
Fachmann.

Handbook for
Automatic Computation
Vol. II

Linear Algebra.
By **H. J. Wilkinson** and
C. Reinsch
4 figs. IX, 439 pages. 1971

(Grundlehren der mathema-
tischen Wissenschaften, Bd. 186)
Cloth DM 72,00; US $26.70
ISBN 3-540-05414-6

The authors present ALGOL
procedures for the most
important algorithms in linear
algebra, together with a
description of their main
properties and comparative
assessments of related
algorithms.

Fortran für Anfänger

von **M. Constam.**
VI, 145 Seiten. 1971
(Lecture Notes in Operations
Research and Mathematical
Systems, Vol. 48)
DM 16,00; US $6.00
ISBN 3-540-05471-5

Dieser Lecture Notes-Band
wurde als Lehrheft für Basic
Fortran konzipiert. Nach seiner
Lektüre ist man in der Lage,
einfache Programme (mit
Unterprogrammen, Lesen von
Lochkarten, Drucken von
Resultaten) zu verfassen.

Preisänderungen vorbehalten
Prices are subject to change
without notice

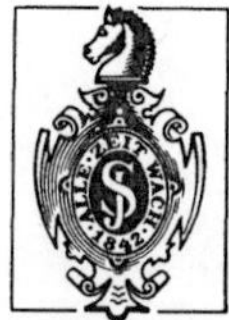

**Springer-Verlag
Berlin
Heidelberg
New York**

München · London · Paris
Sydney · Tokyo · Wien